LUST AUF
Tantra

Christine Janson

LUST AUF Tantra

DER WEG ZU MEHR LIEBE
UND LEIDENSCHAFT

südwest

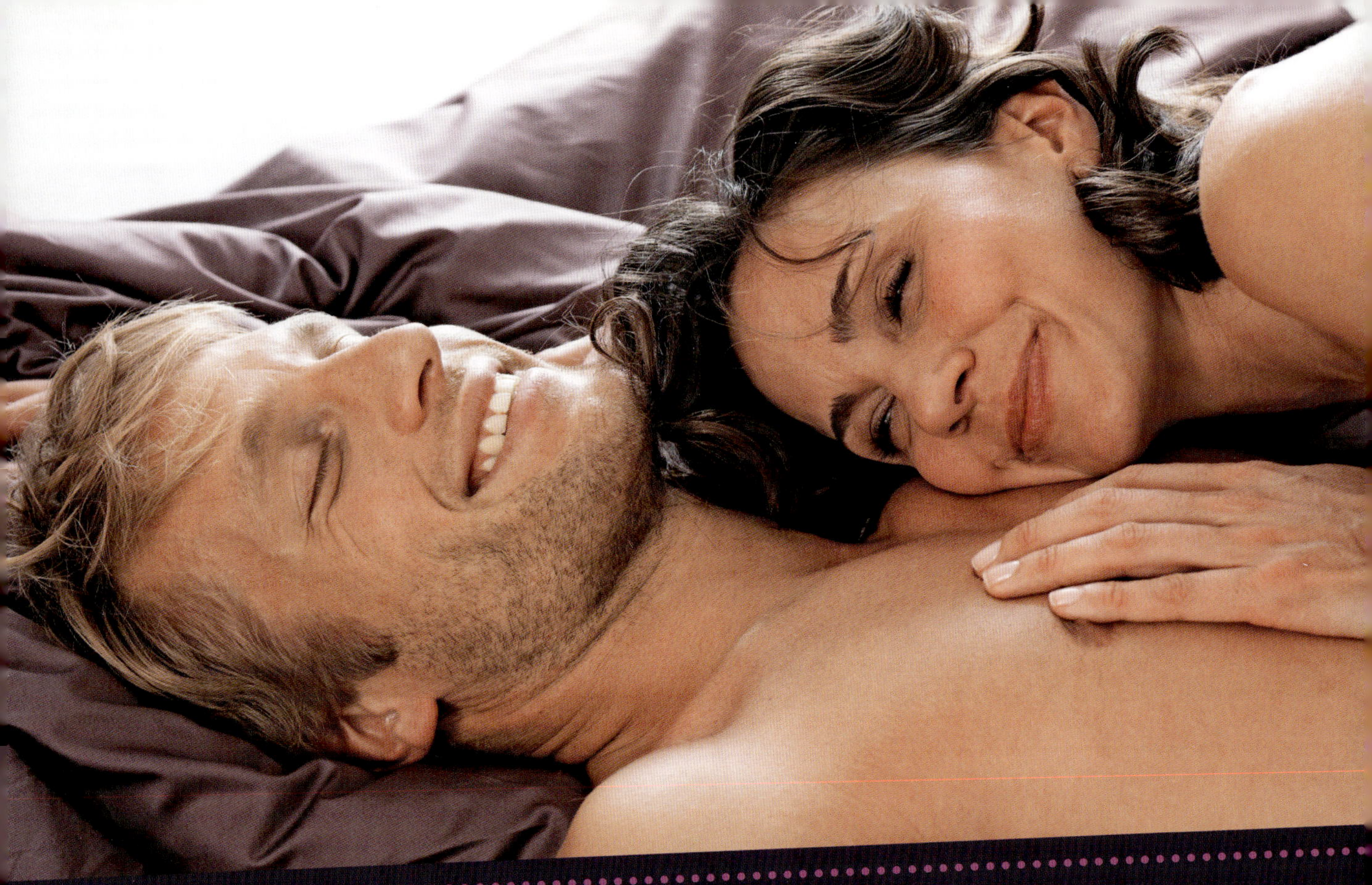

Vorspiel

8 Einleitende Worte
12 Tantra als sinnlicher Weg zu mehr Lebensfreude
16 Das Geheimnis glücklicher Paare
20 Ein Orgasmus kommt selten allein
26 Sinnliche Rituale statt Burnout

Zeit für mich

32 Tantra-Yoga
44 Erotische Tiefenentspannung
50 Sinnliche Selbstmassage
60 Mein erotisches Tagebuch

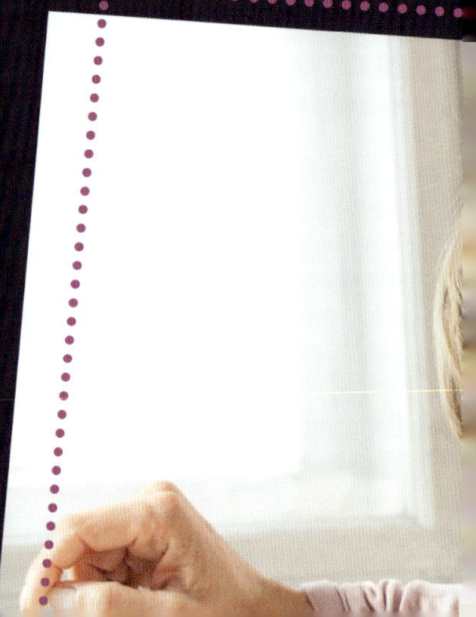

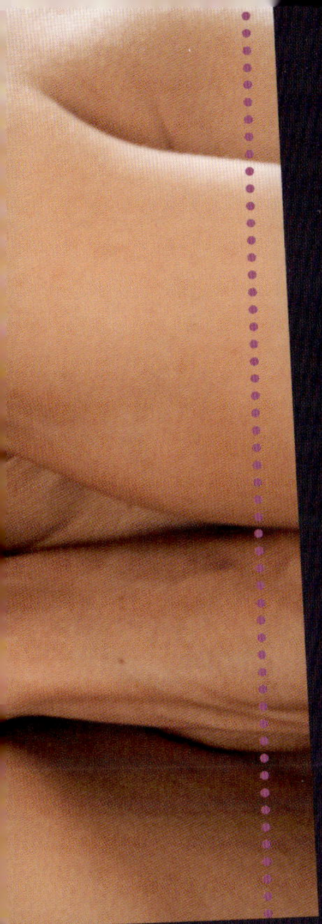

Mit allen Sinnen lieben

66 Kamasutra-Stellungen für Ungeübte
75 Rosenritual zum Verlieben
78 Sprich mit mir! Ein Ritual der Kommunikation
86 Lippenbekenntnisse
91 Erotische Skulptur
94 Body-Painting
102 Massagen zum Verwöhnen
112 Sinnliche Fußwaschung
114 Maithuna – Die tantrische Vereinigung

Zeit für Leidenschaft

126 Exhibitionismus für Schüchterne
128 Erotische Fantasien
133 Das besondere Dessert
134 Indische Liebesnacht
138 Wer ist hier die Frau?
142 Fremde Haut
144 Ungewöhnliche Sinnesreize
147 Blind Dinner
150 Dark Side of the Moon
154 Aphrodisiaka

Anhang

157 Glossar
159 Interessante Tantralinks
160 Interessante Bücher über Tantra
160 Quellenverzeichnis

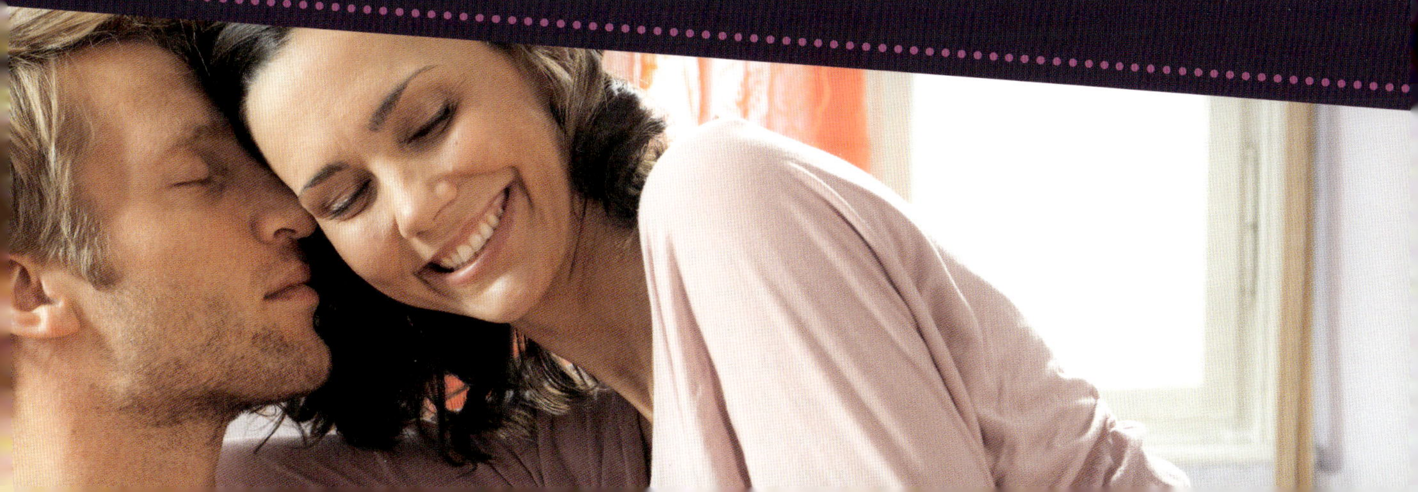

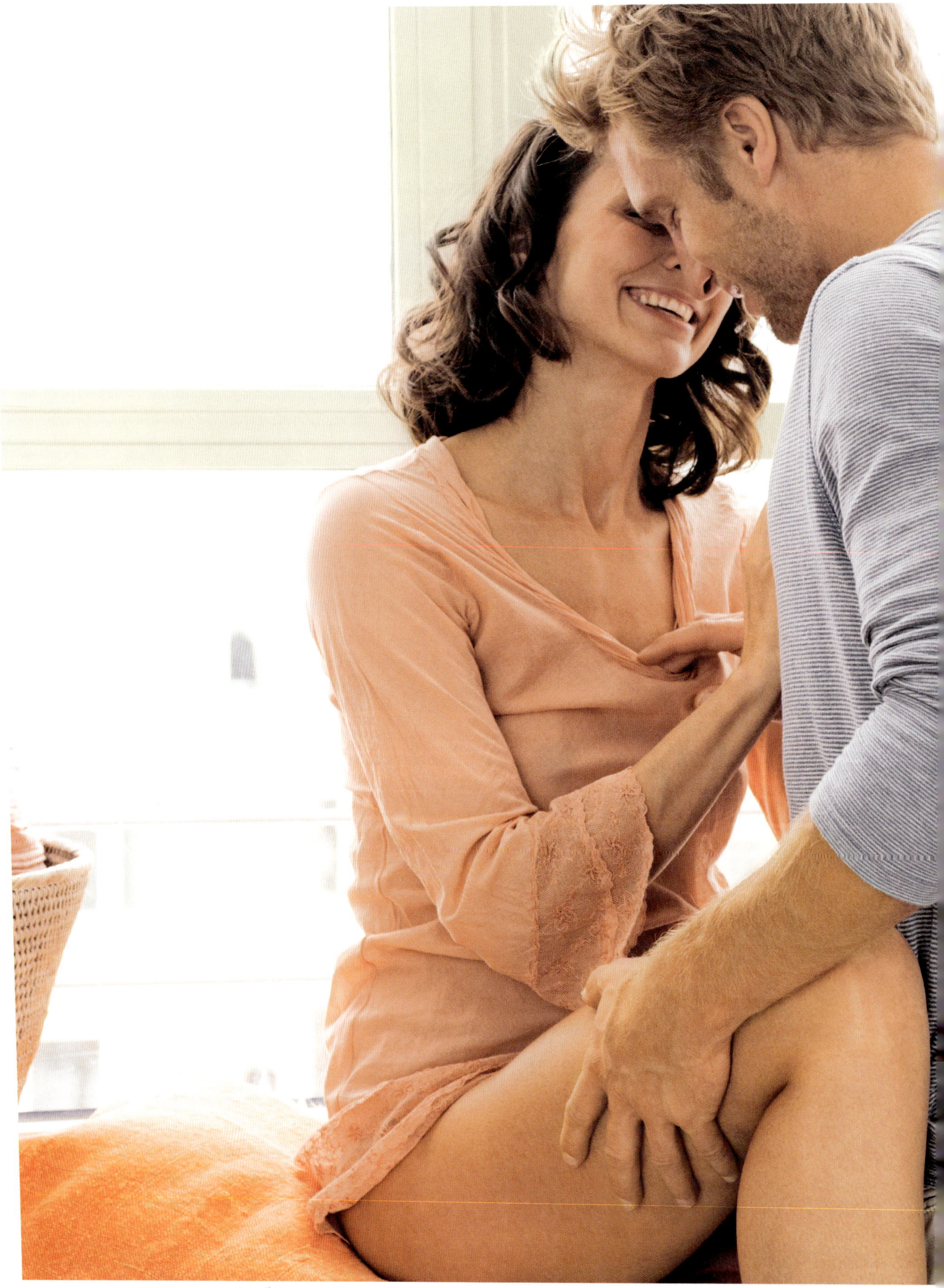

Vorspiel

WER DEN WEG DES TANTRA BESCHREITET, DARF SICH AUF EINE ABENTEUERLICHE REISE FREUEN: SINNLICH, AUFREGEND UND VOLLER ÜBERRASCHUNGEN!

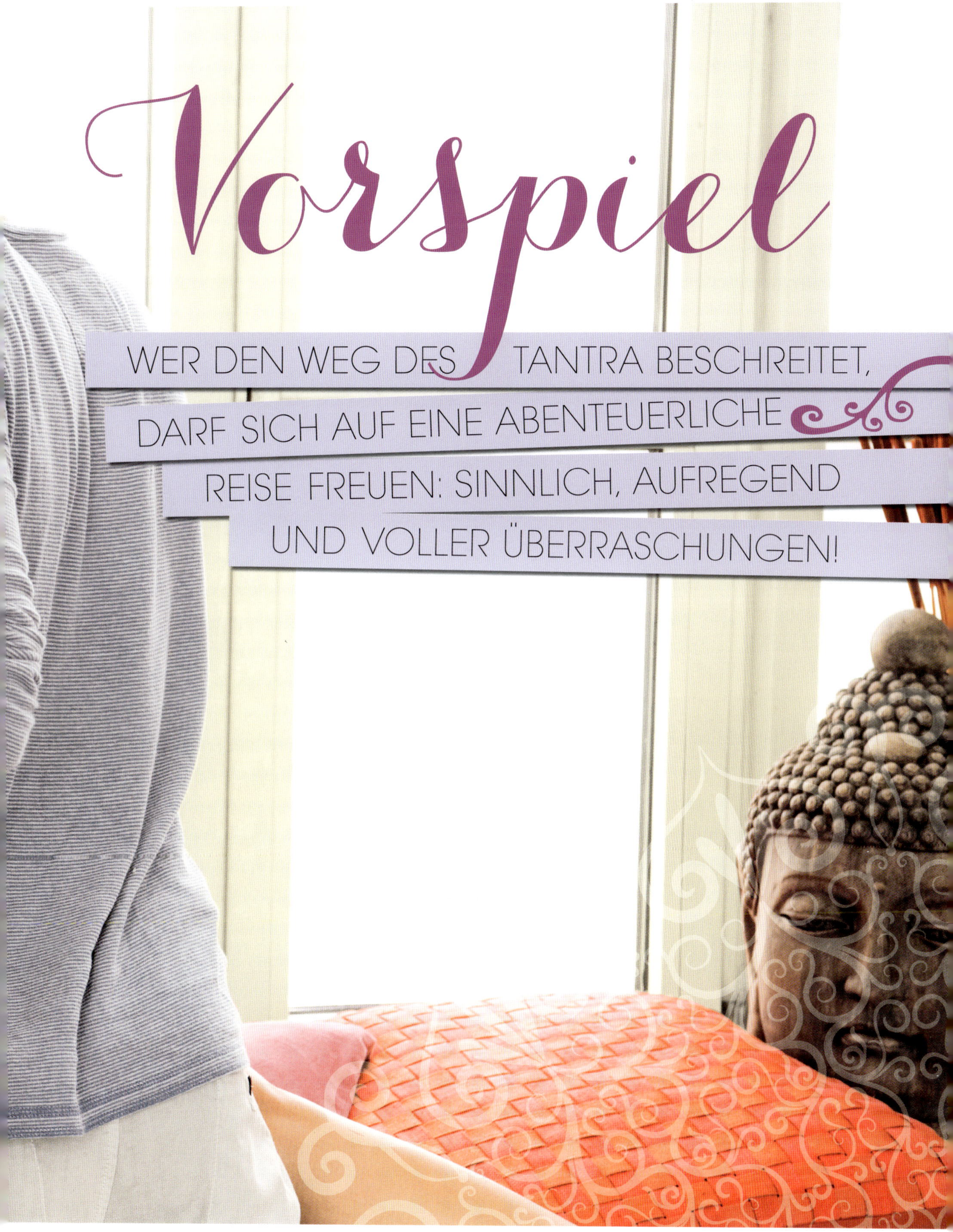

Einleitende Worte

Schon immer fühlte ich mich von Indien magisch angezogen. Prunkvolle Paläste, wohlriechende Bazare und wunderschöne Frauen in farbenprächtigen Saris – dieses geheimnisvolle Land wollte ich unbedingt hautnah erleben. Nach meinem Germanistikstudium war es dann so weit: Ich füllte einen Rucksack mit unpraktischen Klamotten, die ich später verschenkte, vermietete unsere Wohnung für ein Jahr und machte mich mit meinem Mann zu einer langen Abenteuerreise nach Asien auf.

Mein Einstieg in diese fremde Kultur war allerdings recht ernüchternd: Statt der herrlichen Paläste erwarteten mich in Delhi zunächst dreckige Slums und in Lumpen gekleidete Bettler. Nach Rupien schreiende Kinder verfolgten mich auf Schritt und Tritt und in meinem ersten Curry fand ich einen lebenden Wurm. Es dauerte eine Weile, bis ich mich an diese fremde Kultur gewöhnt hatte. Ich wusste nicht genau, wonach ich suchte, aber mir war bewusst, dass ich nicht mehr so oberflächlich wie bisher weiterleben wollte. In meiner Ehe fühlte ich mich schon lange nicht mehr wohl, aber loslassen konnte ich meinen Mann auch nicht, und so wollten wir auf dieser Reise auch etwas für unsere Beziehung tun.

»Lass es uns mit Tantra versuchen«, schlug mein Mann vor, als wir auf dem schäbigen Balkon eines kleinen Hotels in Delhi saßen. Damals war mir der Begriff Tantra noch ganz fremd. Mein Mann zeigte mir ein kleines Buch mit erotischen Kamasutra-Positionen.

»Diese Verrenkungen soll ich machen?«, fragte ich etwas misstrauisch. So richtig überzeugt war ich nicht von dieser Idee.

Als wir später in Nepal drei Wochen lang durch das Annapurna-Massiv wanderten und eines Abends vor unserer Herberge saßen und auf schneebedeckte Bergriesen blickten, fiel mir das Buch wieder ein. »Was ist denn jetzt mit diesem Tantra, das du ausprobieren wolltest?«, fragte ich ihn. »Ach, ich glaube, das ist doch nichts für uns«, wich mein Mann mir aus. Erst viele Jahre später erzählte er mir, dass er das Buch gelesen hatte und immer wieder war im Text betont worden, dass man Tantra nur praktizieren könne, wenn zwischen den Partnern absolute Ehrlichkeit herrsche. Leider trug mein Partner damals ein großes Geheimnis mit sich herum. Ich hatte keine Ahnung, wieso er auf einmal einen Rückzieher machte, aber wenn man innerlich bereit ist für Veränderung, dann findet das Leben Mittel und Wege, einem die Augen zu öffnen. Als wir uns einige Wochen später am Strand von Goa von den Strapazen der langen Trekkingtouren in Nepal erholten, spielte mir das Schicksal einen seltsamen Brief in die Hände. Ich fand ihn, als ich im Rucksack meines Mannes nach einer Nagelfeile suchte: »Ich vermisse dich so sehr, mein Schatz «, las ich und wusste zunächst überhaupt nicht, was dieser Brief zu bedeuten hatte. Doch dann fiel es mir wie Schuppen von den Augen: Mein Mann hatte eine Geliebte. Selten habe ich mich so verloren gefühlt.

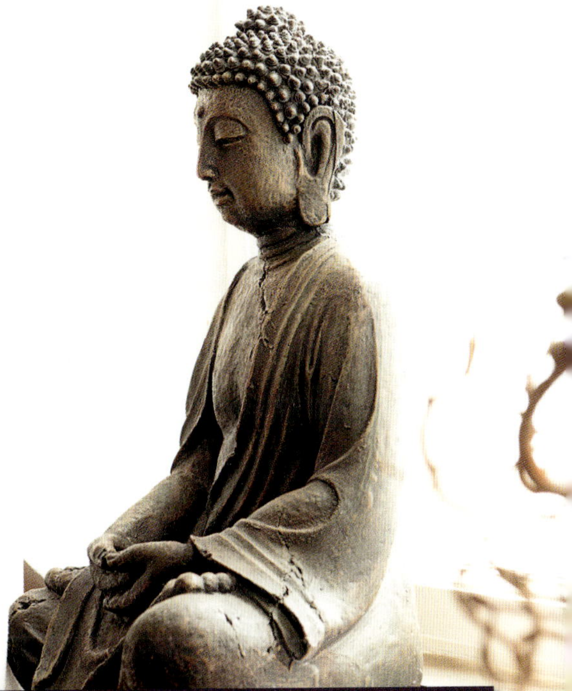

Faszinierend und interessant: Lebensanschauungen und althergebrachte Traditionen aus fremden Kulturen.

Sie merken schon, diese Reise war kein reiner Vergnügungsurlaub, aber sie war überwältigend und der erste Schritt zu einem tantrischen Lebensgefühl. Unter Tantra verstehe ich nämlich nicht nur spirituellen Räucherstäbchensex, sondern den tiefen Wunsch nach einem authentischen Leben, in dem Trauer genauso ihren Platz haben darf wie Freude, Liebe und Sinnlichkeit. Erst wenn wir gelernt haben, allen unseren Gefühlen Ausdruck zu verleihen, fühlen wir uns lebendig – und auch Sexualität ist letztendlich nichts anderes als geballte Lebenskraft. Wir bewerten oft Gefühle und wollen nur die sogenannten »positiven« Seiten des Lebens zulassen, die unangenehmen Dinge unterdrücken wir lieber oder schieben sie ganz weit weg. Aber unsere sexuelle Energie liegt jenseits von Beurteilung, sie entsteht dadurch, dass wir uns dem Fluss des Lebens und des Liebens hingeben können. Und was für unsere Entwicklung letztendlich wirklich positiv ist oder nicht – wer weiß das schon? Oft erkennen wir die Bedeutung eines Ereignisses erst im Nachhinein. Auf meiner Asienreise trennte ich mich zwar von meinem Mann und war auch entsetzlich traurig darüber, aber diese Lebensveränderung hat mich auch befreit und dazu gebracht, meine Eifersucht und meine erstarrten Vorstellungen von Partnerschaft zu hinterfragen. Es hat mich vorbereitet für neue Begegnungen mit Menschen, die viel besser zu mir passten und mit denen ich später auch die sinnlichen Freuden von Tantra erleben durfte.

In diesem Buch möchte ich Ihnen den Weg des Tantra vorstellen und Ihnen viele Anregungen geben, wie Sie mit diesen alten Weisheiten mehr Intimität, aber auch erotisches Knistern in Ihre Partnerschaft bringen können. Tantra ist ein Weg der Ehrlichkeit und wenn Sie Ihrem Partner mit tiefer Verbundenheit begegnen wollen, dann sind Offenheit und eine lebendige Kommunikation wichtig. Gerade wenn man schon länger das Leben gemeinsam meistert, werden manche Konflikte unter den Teppich gekehrt, weil viele Menschen sich Harmonie wünschen und Angst haben, den anderen zu verletzen. Aber erst wenn Sie den Mut haben, sich so zu zeigen, wie Sie sind, und auch Ihren Partner so sein lassen können, wie er ist, werden Sie wirkliche Innigkeit spüren. Auch Sexualität kann dann wieder zu einer völlig neuen Erfahrung werden und Ihnen ungeahnte Höhepunkte bescheren. Die tantrische Reise hört nie auf, und je mehr Sie sich mit den sinnlichen und spirituellen Aspekten der Sexualität beschäftigen, desto mehr Türen öffnen sich Ihnen.
Sie müssen kein Yogi sein, um Tantra zu erlernen. Die Kamasutra-Positionen in diesem Buch sollen Sie zu neuen Liebesstellungen inspirieren, aber nicht zu akrobatischen Verrenkungen oder Bandscheibenvorfällen führen. Die

Übungen sind nicht dazu gedacht, sie genau zu imitieren, sondern dazu eigene Entdeckungen anzuregen. Ich habe auch ganz bewusst auf viele indische Ausdrücke verzichtet, wie etwa Yoni und Lingam als Bezeichnung der Geschlechtsteile. Denn ich möchte dieses Buch auch Lesern zugänglich machen, die sich weltlicher fühlen und es deshalb befremdlich fänden, ihre lustvollsten Körperteile mit seltsam klingenden Begriffen zu benennen.

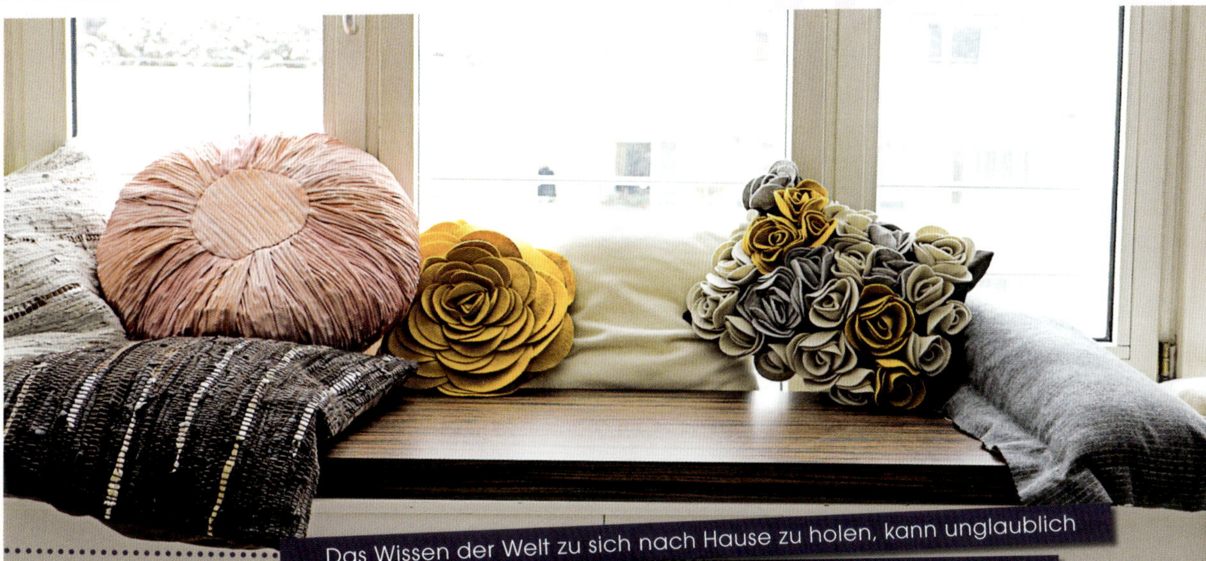

Das Wissen der Welt zu sich nach Hause zu holen, kann unglaublich spannend und bereichernd sein.

Tantra ist kein erstarrtes Lebensmodell einer vergangenen Kultur, sondern sollte harmonisch in den Alltag integriert werden und Ausdruck unserer modernen Zeit sein. Deshalb ist es mein Anliegen, in diesem Buch die Essenz des Tantra auf eine zeitgemäße Art darzustellen und Ihnen Lust zu machen auf eigene sinnliche Entdeckungen. Willkommen zum Tantra des 21. Jahrhunderts!

Sinnliche Grüße von Christine Janson

PS: Ganz lieben Dank an Giuseppe, der mich beim Schreiben des Buches sehr unterstützt hat ... mit Pasta und Amore :-).

Tantra als sinnlicher Weg zu mehr Lebensfreude

> Das Glück kommt nicht von der äußeren Frau. Es kommt nicht von dem äußeren Mann; es kommt von deinem innersten Kern.
> (Osho)[1]

Tantra ist eine Lebensphilosophie, die vor etwa 2000 Jahren in Indien bekannt wurde und zu großer Glückseligkeit führen sollte. Im Gegensatz zu anderen Religionen, die Askese und Verzicht in den Vordergrund stellen, werden beim Tantra auch Sinnlichkeit und Sexualität gefeiert. Kein Wunder also, dass sich viele Menschen davon angezogen fühlten.

Der Begriff Tantra stammt aus dem Sanskrit, der alten indischen Gelehrtensprache, und bedeutet: »miteinander verwoben sein«. Damit ist gemeint, dass man ein harmonisches Leben führen soll, in dem körperliche Gesundheit, Liebe und geistige Tiefe im Einklang miteinander stehen. In der Sexualität sollte der Tantriker offen sein und nichts bewerten: animalische Lust gehört genauso zum Liebesspiel wie Zärtlichkeit, Vertrauen und Experimentierfreude. Die meisten indischen Texte, die sich mit Tantra befassen, sind zwischen dem 2. und dem 13. Jahrhundert entstanden und geben Hinweise darauf, wie der Mensch mit Hilfe von speziellen Ritualen, Mantras (heiligen Lauten), Yantras (symbolischen Bildern), Atemübungen und anderen Techniken zur Ekstase und ewigen Glückseligkeit gelangen kann. Grundsätzlich unterschied man im Tantra zwischen dem linkshändigen Pfad, der gesellschaftliche Tabus brach und bei dem beispielsweise zu sexuellen Ritualen sogar Prostituierte eingeladen wurden, und dem gemäßigteren rechtshändigen Tantra, bei dem die sinnliche Vereinigung mit verschiedenen Göttinnen und Göttern visualisiert wurde. Hier im Westen war es vor allem der indische Guru Osho, der in den 1960er-Jahren den Begriff Tantra stark geprägt hat und mit Übungen zur Selbsterfahrung und dem Plädoyer für einen freieren Umgang mit Sexualität eine große Anhängerschaft in seinen indischen Ashram zog. Hier im Westen wurde Tantra später dann allerdings oft auf die sexuelle Ebene reduziert, aber wer sich intensiv mit Tantra und den Übungen in diesem Buch beschäftigt, wird feststellen, dass Sexualität letztendlich immer auch ein Ausdruck unserer gesamten Lebensweise ist. Das beginnt mit ganz einfachen Dingen, die so selbstverständlich sind, dass wir sie oft vergessen: Wie starte ich in meinen Tag? Hetze ich – schon viel zu spät und ohne gefrühstückt zu haben – zur Arbeit und ärgere mich dann auch noch über den Stau, der daran schuld ist, dass ich mein erstes Meeting verpasse? Gönne ich mir eine Mittagspause, oder glaube ich, unersetzlich zu sein und auch noch die letzte E-Mail bearbeiten zu müssen? Bewege ich mich ausreichend – oder habe ich immer eine Entschul-

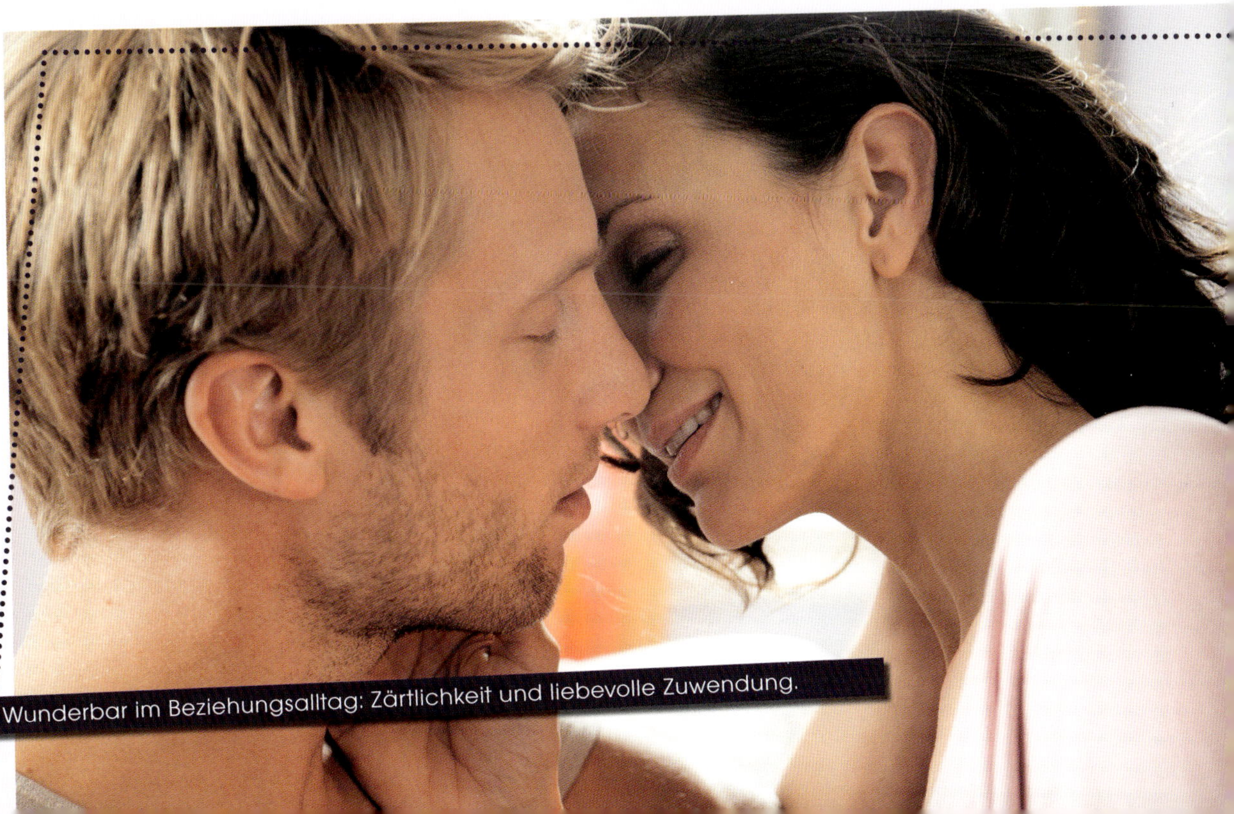

Wunderbar im Beziehungsalltag: Zärtlichkeit und liebevolle Zuwendung.

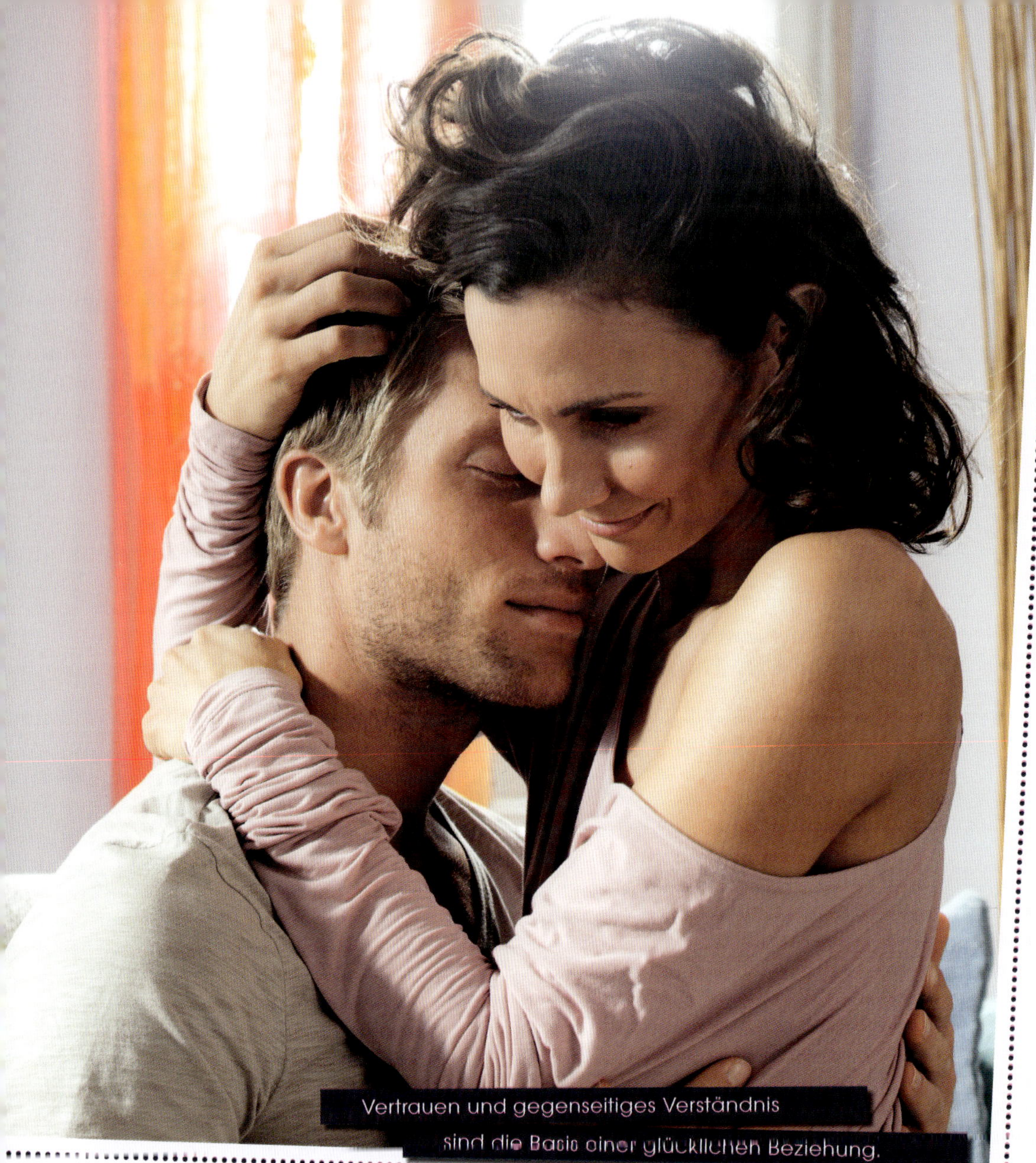

Vertrauen und gegenseitiges Verständnis sind die Basis einer glücklichen Beziehung.

digung parat, wieso es mit dem Fitnessstudio heute leider wieder nicht klappt? Gebe ich meinem Partner die Aufmerksamkeit, die er verdient? Und wie wichtig ist mir Liebe überhaupt? Stellen Sie sich eine Skala von 0 bis 10 vor: Welche Bedeutung hat für Sie Liebe, welchen Wert auf der Skala würden Sie ihr zuordnen? Wie groß ist Ihr Bedürfnis nach Sexualität und Sinnlichkeit? Und wie sieht es damit in Ihrem Leben tatsächlich aus? Wann haben Sie das letzte Mal mit Ihrem Partner geschlafen? Ihn mit einer

Streichelmassage verwöhnt oder gemeinsam ein köstliches Mahl zubereitet? Liebe hat so viele Ausdrucksformen. Für manche Paare gehört Sex zu den wichtigsten Dingen überhaupt. Andere bevorzugen Kuschelorgien. Und dann gibt es Menschen, die finden es am schönsten, zusammen wandern zu gehen. Wichtig ist letztendlich nur, dass Sie beide damit glücklich sind und dass Sie miteinander wunderschöne Erlebnisse teilen. Meiner Meinung nach ist eine befriedigende Sexualität in einer Beziehung sehr hilfreich und kann auch helfen, kleinere Streitigkeiten aus dem Weg zu räumen.

Du hörst mir nie zu«, beschwerte ich mich zum Beispiel neulich bei meinem Freund. Ich ärgerte mich, weil er seit Stunden in irgendwelche Facebook-Aktionen vertieft war. »Make love, not war«, sagte mein Freund abwesend, bevor er das nächste Mal auf *gefällt mir* klickte. Jetzt hatte ich die Wahl, ihm einen langen Vortrag über männliche Ignoranz zu halten und darüber, dass ich mich nicht genügend gewürdigt sähe. Oder ich konnte einfach sagen: »OK, lass uns Liebe machen«, mir meinen Freund schnappen und gemeinsam mit ihm Kamasutrastellungen üben. Ich entschied mich für die zweite Variante – und danach fühlten wir uns beide großartig. Im Englischen gibt es eine Redewendung: »Don't sweat the small stuff«, was so viel heißt wie: »Reg dich nicht über jeden Mist auf«. Auch das gehört zum Tantra: das Wesentliche im Leben zu erkennen. Sie können lernen, glücklichere Beziehungen zu haben – mit sich selbst und mit anderen Menschen. Tantra ist ein Weg der Sinnlichkeit und je weiter Sie Ihre Augen öffnen für die Schönheit, mit der Sie umgeben sind, desto glücklicher und zufriedener werden Sie leben. Auch Ihre Sexualität wird sich positiv verändern und noch geiler, zärtlicher und hingebungsvoller werden. Jeden Tag so intensiv zu leben, als ob es kein Morgen gäbe – das ist Tantra.

Das Geheimnis glücklicher Paare

In der Phase der ersten Verliebtheit haben wir noch Respekt vor der Eigenart des anderen. Da findet er es süß, wenn sie sich für ihn schön macht und Stunden im Bad verbringt, um falsche Wimpern anzukleben. Später heißt es dann nur noch: »Was? Du bist immer noch nicht fertig?« und »Wozu brauchst du denn ein neues Kleid? Du hast doch den ganzen Schrank voller Klamotten«. Und sie kann es nicht nachvollziehen, dass er lieber mit Freunden in seiner Stammkneipe abhängt, statt mit ihr den nächsten Sommerurlaub zu planen. Anstatt Ihre Energie auf das Projekt »Wie verändere ich meinen Partner« zu verschwenden, sollten Sie sich selbst etwas Gutes tut und den anderen so lassen, wie er ist. Verändern können Sie Ihren Partner sowieso nicht – sondern nur sich selbst! Wenn Sie sich zum Beispiel darüber ärgern, dass Ihr Partner nicht so viel Zeit mit Ihnen verbringt, wie Sie sich das wünschen, dann gibt es mehrere Möglichkeiten, damit umzugehen. Viele Menschen beginnen in dieser Situation einen Streit, machen dem anderen Vorwürfe und ein

> Mit der Erkenntnis des Herzens
> als einziger Stütze
> ist der Tantrika allwissend und lebt
> mit der Welt in Harmonie.
> (Daniel Odier) [2]

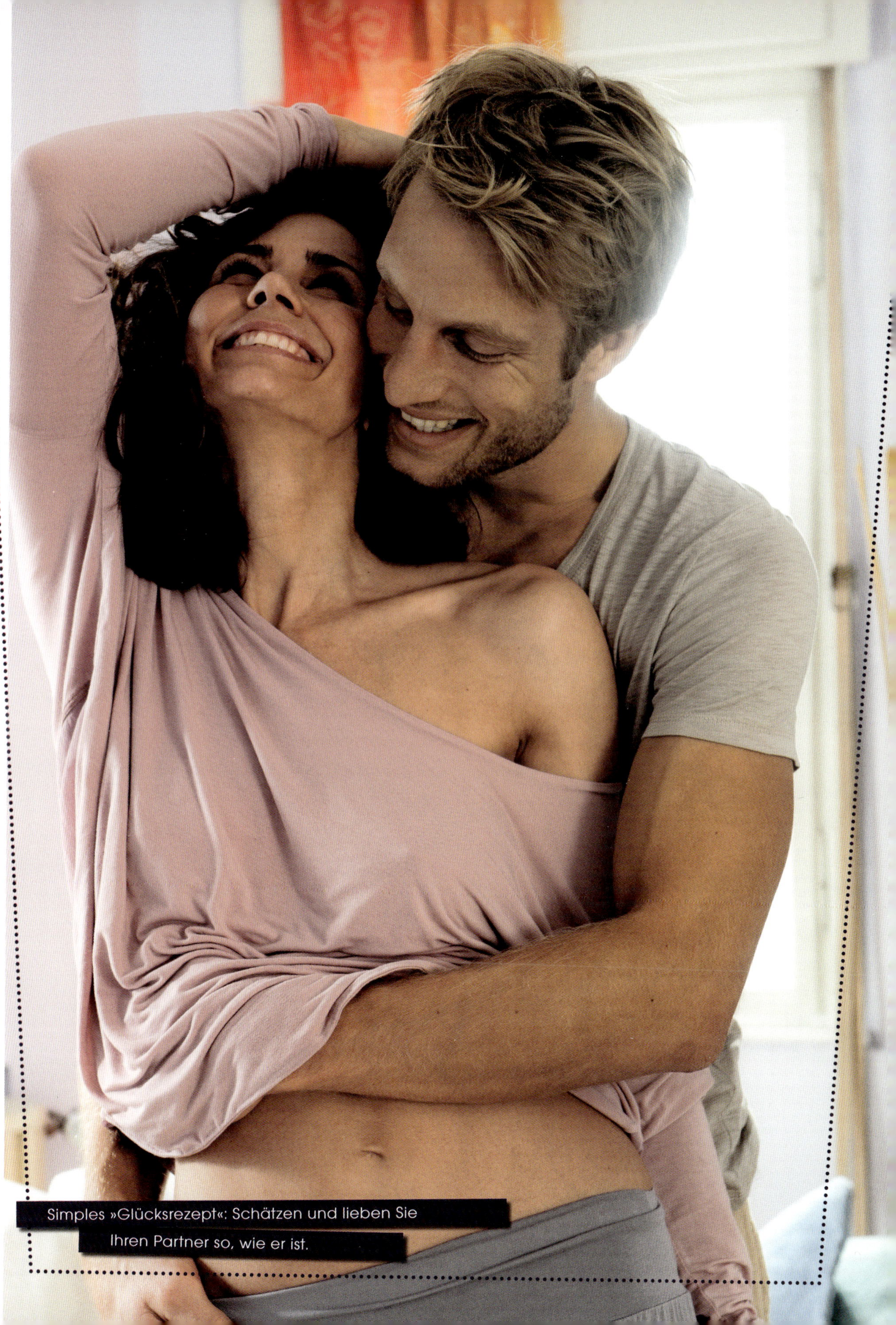

Simples »Glücksrezept«: Schätzen und lieben Sie Ihren Partner so, wie er ist.

schlechtes Gewissen. Oft sind sie damit auch zunächst erfolgreich. Aber auf Dauer rächt sich das und der andere entwickelt tiefen Frust und Abneigung. Oft zeigt sich das dann auch in mangelndem Interesse an Sex, der Partner zieht sich immer mehr zurück. Viel klüger wäre es, dem anderen den Freiraum zu geben, den er benötigt, und sich selbst ein wenig unabhängiger zu machen. Gehen Sie doch mal mit dem netten Kollegen Kaffee trinken. Denken Sie darüber nach, was Sie schon immer mal tun wollten: Sie haben eigentlich eine Schwäche für Pferde, aber Sie sind nicht sicher, ob das Reiten etwas für Sie wäre? Nehmen Sie Reitstunden! Oder buchen Sie mal einen Urlaub allein in einem Club. Da werden Sie sicher nicht lange allein bleiben und durchtrainiert und bester Laune wieder nach Hause kommen. Ich erinnere mich noch sehr genau an die Situation, in der ich meinen ersten Mann in Griechenland kennengelernt hatte. Wir lagen zusammen am Strand und eine braungebrannte Schönheit machte sich an meinen Lover heran. Sie hatte wohlgeformte wunderschöne Brüste und eine frisch rasierte Scham, die sie ihm am Nacktbadestrand schamlos präsentierte. Ich merkte, wie scharf er auf sie wurde und dass er sich Gedanken machte, ob er nicht mit ihr etwas anfangen sollte. Ich war damals 18 Jahre alt, frisch verliebt und zutiefst verletzt. Wir kannten uns ja erst ein paar Wochen und ich wusste, dass ich meinen Lover auch sehr schnell wieder verlieren konnte. Aber schon damals war mir klar, dass ich nichts gegen seinen Willen tun konnte und jegliches Klammern hätte zum Bruch geführt. Also entschloss ich mich zu einem anderen Vorgehen: Am nächsten Morgen stand ich heimlich ganz früh auf und nahm das Ausflugsboot, das mich zu einem wunderschönen einsamen Strand bringen sollte. Ich hinterließ ihm eine Nachricht: »Einen Vogel sollte man nicht in einen Käfig sperren, sondern fliegen lassen.«

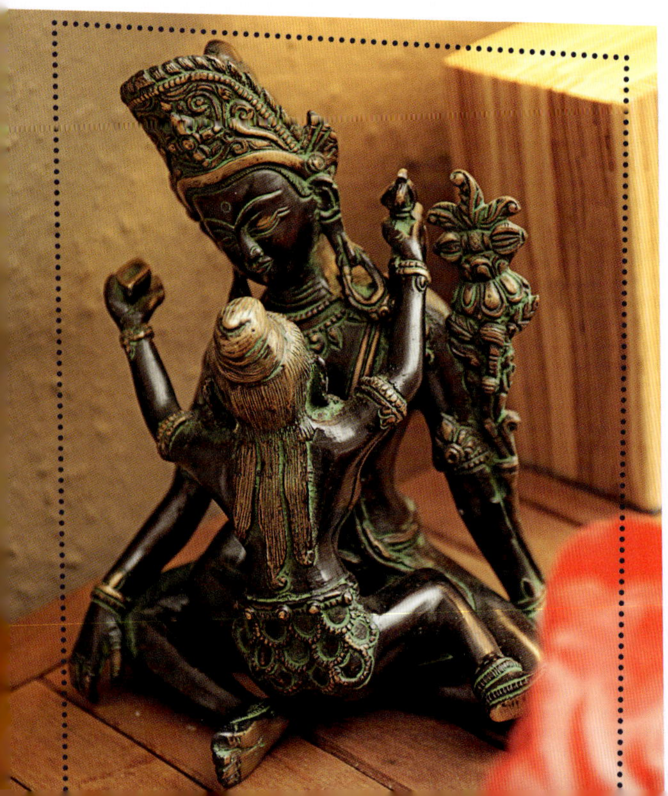

Ich sehe den wunderschönen Strand noch vor mir, an dem ich an diesem Tag ohne ihn im klaren Wasser spielte. Natürlich war ich traurig. Innerlich hatte ich mich bereits damit abgefunden, dass meine große Liebe leider nur kurze Zeit gedauert hatte. Als ich an diesem Abend in unser Hotelzimmer zurückkehrte, fand ich meinen Lover völlig verstört und in großer Sorge vor. Den ganzen Tag hatte er überall am Strand vergeblich nach mir gesucht.

»Als du mich so frei lassen konntest, wurde mir auf einmal bewusst, was für eine tolle Frau du bist und wie sehr ich dich liebe«, sagte er mir und drückte mich fest an seine braungebrannte Brust.

Natürlich muss sich jedes Paar die Frage stellen, wie weit die gegenseitige Freiheit gehen soll. Es gibt Grenzen, die sie selbst bestimmen dürfen und die sich im Laufe einer Beziehung auch verändern können. Wichtig finde ich auf alle Fälle, dass man authentisch bleibt und sich immer wieder ehrlich mit seinem Partner austauscht.

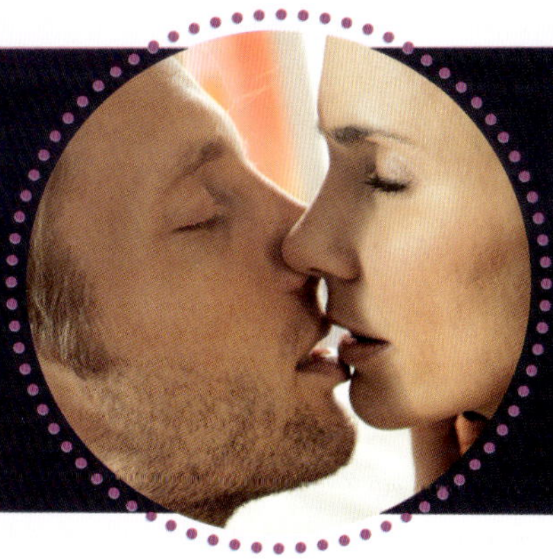

Reden Sie über alles, was Ihnen am Herzen liegt. Letztendlich sind es die Heimlichkeiten, die zur Entfremdung führen, denn ohne Intimität gibt es keine Liebe.

Eine glückliche Beziehung braucht meiner Meinung nach die Ausgewogenheit von Nähe und dem Mut zum Abenteuer. Nichts ist langweiliger als ständig dem gleichen Trott zu folgen und jeden Tag das Gleiche zu tun. Wenn Sie jemanden lieben, sollten Sie ihm Freiheit lassen. Und wenn dieser Mensch Ihre Liebe wertschätzt, wird er immer wieder zu Ihnen zurückkehren.

Ein Orgasmus kommt selten allein

Vor einigen Wochen kam ein Paar in meine Erotik-Coaching-Praxis, das sexuelle Probleme hatte. Nennen wir die beiden Nicole und Stefan.

»Ich finde unseren Sex langweilig«, erzählte Nicole. »Es ist immer wieder der gleiche Ablauf, erst streichelst du über meine Brüste, dann beschäftigst du dich ein wenig mit meinem Genitalbereich und anschließend haben wir etwa fünf Minuten Sex. Nachdem du gekommen bist, schläfst du meist gleich ein. Ich habe schon gar keine Lust mehr, überhaupt erst anzufangen.«

Stefan saß betreten neben ihr und schaute mich Hilfe suchend an.

»Wie empfinden Sie denn Ihr Liebesleben?«, versuchte ich ihn aus der Reserve zu locken.

»Ja, meine Frau hat schon recht, ich bin nicht sehr einfallsreich im Bett«, gab er zu, »aber das liegt auch daran, dass sie mir nicht sagt, was sie denn anders haben möchte.«

Für viele Frauen ist die eigene sexuelle Befriedigung immer noch »Männersache«, und auch meine Klientin wollte für ihre Befriedigung keine Verantwortung übernehmen.

»Ich habe das Gefühl, dass ich nie auf meine Kosten komme«, sagte Nicole. »Manchmal tue ich sogar so, als ob ich auch einen Orgasmus hätte«, gab sie dann zögernd zu. »Ich will dir natürlich auch nicht wehtun und ich möchte, dass du dich als guter Liebhaber fühlst«, setzte sie noch nach. Meiner Erfahrung nach haben bestimmt drei Viertel aller Frauen im Bett schon mal einen Orgasmus vorgetäuscht. Das geschieht entweder, weil sie dem Liebsten die Versagensängste ersparen möchten, oder weil sie vielleicht einfach ihre Ruhe haben wollen, denn die vergeblichen Versuche des Mannes, die Liebste zum Orgasmus zu lieben, zu lecken oder zu massieren, kann mit der Zeit ganz schön anstrengend sein – für sie und für ihn. Dabei sollte das Liebesspiel doch eigentlich Spaß machen.

»Was ist Ihnen an der Sexualität am wichtigsten?«, fragte ich die beiden.

»Ich möchte einen möglichst geilen Orgasmus haben«, sagten Nicole und Stefan fast gleichzeitig.

»Aber was halten Sie davon, wenn ein Orgasmus nicht nur ein paar Sekunden andauert, sondern sich über einen langen Zeitraum aufbaut und Sie auf einer ekstatischen Welle reiten, die viele Stunden anhalten kann?«, fragte ich Nicole und Stefan.

»Was kann ich mir unter einer ekstatischen Welle denn vorstellen?«, fragte Nicole interessiert nach.

»Wenn sich die sexuelle Energie nicht in einem körperlichen Orgasmus entlädt und man sie stattdessen ganz bewusst durch den eigenen Körper fließen lässt, dann entsteht ein Gefühl von prickelnder Ausdehnung. Die körperlichen Grenzen scheinen sich aufzulösen, die Zeit stillzustehen ... und es ergibt sich eine ganz innige erotische Verbindung mit dem Partner. Jeder Mensch erlebt diesen Zustand ein wenig anders, aber es ist ein Gefühl von tiefem Glück und innerer Zufriedenheit. «

»Kann man so etwas lernen?«, fragte Stefan zweifelnd.

Ja, wenn man sich mit Tantra beschäftigt, kann man das lernen. Aber dazu gehört zunächst einmal, dass man die krampfhafte Suche nach dem körperlichen Orgasmus völlig aufgibt und ihn sogar bewusst zurückhält. Das klingt paradox, aber Tantra hat mit scheinbaren Widersprüchen zu tun. Der Weg ist das Ziel: Erst wenn man das Liebesspiel als solches genießen kann, wenn man die eigene Sinnlichkeit wieder intensiver erlebt, dann stellt sich eine andere

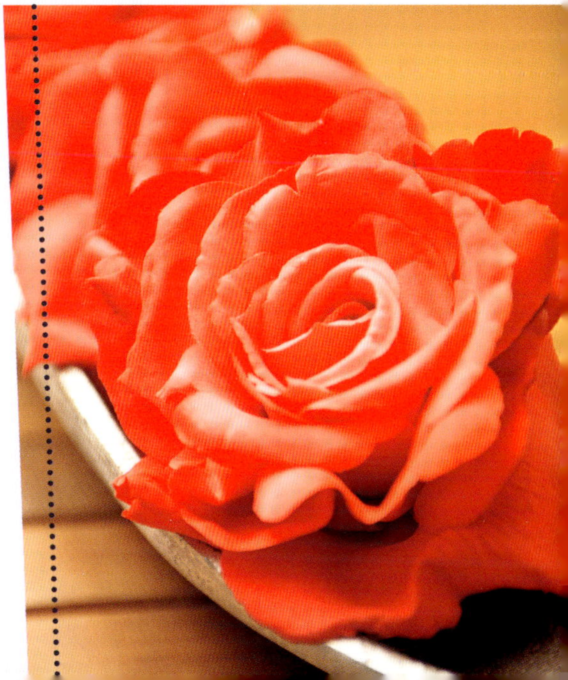

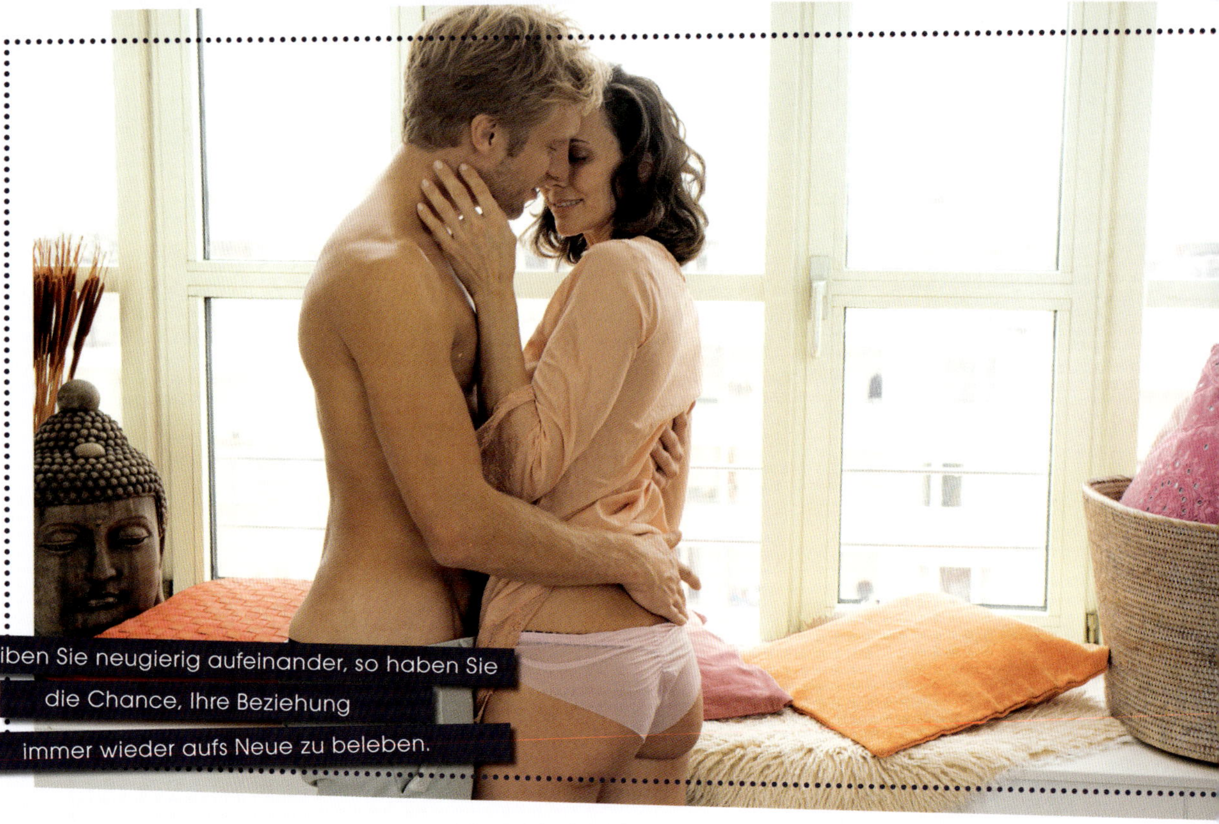

Bleiben Sie neugierig aufeinander, so haben Sie die Chance, Ihre Beziehung immer wieder aufs Neue zu beleben.

Art von Höhepunkt ein, der viel schöner sein kann als eine Ejakulation. Und natürlich gibt es dafür auch Übungen, die ich Ihnen zeigen kann.«
Meine Klienten waren zwar noch etwas skeptisch, aber da sie auch neugierig waren, ließen sie sich auf eine spannende Entdeckungsreise ein, bei der sie eine völlig neue Art von Sinnlichkeit und Erotik kennenlernten. Viele Paare sind so sehr auf den körperlichen Orgasmus fixiert, dass sie vergessen, die emotionale Nähe zu genießen. Dabei gibt es so viele andere Möglichkeiten, ein intensives sexuelles Erlebnis zu haben und den körperlichen Orgasmus lange Zeit unter Kontrolle zu halten: Sie können Ihren Partner mit den verschiedensten Sinnesreizen verführen, ihn streicheln, kneten, drücken, küssen, beißen, kratzen oder auch nur liebevoll festhalten. Sie können mit exotischen Düften oder mit aphrodisierenden Köstlichkeiten Ihre Sinne stimulieren. Sie können lernen, mit speziellen Körpertechniken die Libido aufzuheizen, Ihre sexuelle Kraft im ganzen Körper zu spüren.
In diesem Buch finden Sie dazu viele spannende Anleitungen. Wenn Sie einen tantrischen Orgasmus erleben möchten, sollten Sie sich zunächst damit beschäftigen, wie ein ganz »normaler« Orgasmus im Körper abläuft.

Was genau passiert bei einem körperlichen Orgasmus?

Bevor es zu einem Höhepunkt kommt, muss ein auslösender Impuls gegeben sein. Dieser ist sehr individuell: Es kann eine körperliche Berührung sein, ein Kuss, eine erotische Fantasie, ein handfester Porno... auch der Gedanke an einen geliebten Menschen oder dessen Stimme kann erregend sein.

Erregungsphase

In dieser ersten Phase laufen folgende Prozesse im Körper ab:

* Puls und Atmung werden beschleunigt und der Blutdruck steigt.
* Bei der Frau schwellen Schamlippen und Klitoris an. Die Scheide wird feucht, länger und weiter, um das Eindringen des Penis zu erleichtern.
* Beim Mann fließt mehr Blut in die Schwellkörper, dadurch wird der Penis größer, steif und richtet sich auf.

Plateauphase

In dieser Vorstufe zum Höhepunkt nimmt die Erregung zu und bleibt dann auf einem hohen Niveau (Plateau) bestehen. Die körperlichen Reaktionen laufen so ab:

* Die Muskelspannung steigt an und die Kontrolle über den Körper lässt nach.
* Blutdruck, Puls und Atemfrequenz steigen weiterhin an, bis die größtmögliche Intensität erreicht ist.
* Bei der Frau sondern die Bartholin-Drüsen, die im Scheidenvorhof zwischen den beiden kleinen Schamlippen liegen, ein Sekret ab und die Vagina wird noch feuchter. Die Schamlippen verfärben sich rötlich-violett.
* Beim Mann tritt aus der Harnröhrenöffnung eine besondere Flüssigkeit hervor, der so genannte Lusttropfen, der auch schon einige Spermien enthalten kann. Die Hoden schwellen weiter an und die Eichel verfärbt sich rötlich-violett.

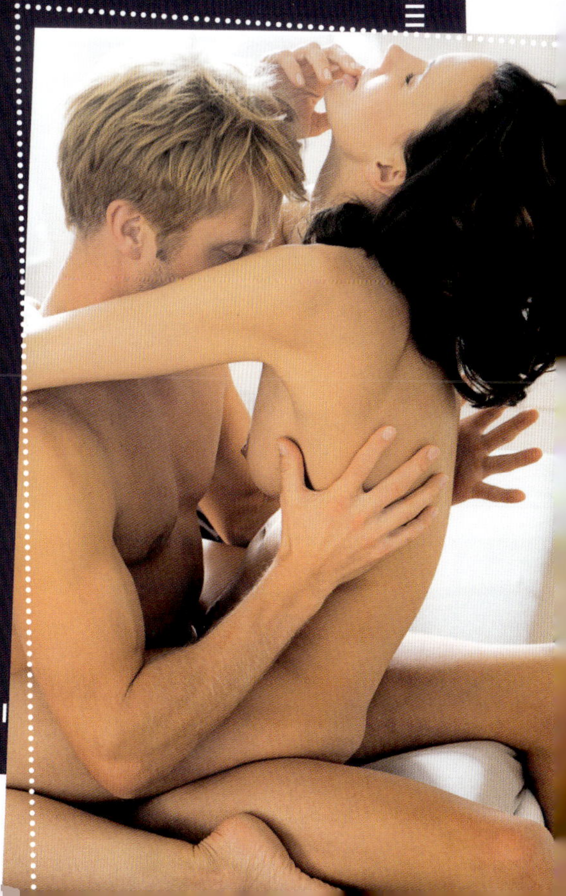

Orgasmusphase

- Der körperliche Höhepunkt ist mit der größtmöglichen Muskelanspannung, einer explosionsartigen Entladung des Ejakulats und einer anschließenden Entspannungsphase verbunden.
- Bei der Frau zieht sich die Muskulatur von Vagina, Beckenboden und der Gebärmutter viele Male rhythmisch zusammen. Es kann ein weißes Ejakulat fließen, das sich in den Bartholin-Drüsen gebildet hat.
- Beim Mann zieht sich der Beckenboden zusammen, es wird Sperma ejakuliert, das in den Hoden produziert wurde.

Der tantrische Ganzkörperorgasmus

Beim tantrischen Ganzkörperorgasmus wird das Ejakulat nicht nach außen gegeben, sondern die sexuelle Energie wird im ganzen Körper verteilt und dieser ekstatische Zustand kann dadurch viele Stunden lang anhalten und sich immer wieder neu aufladen.

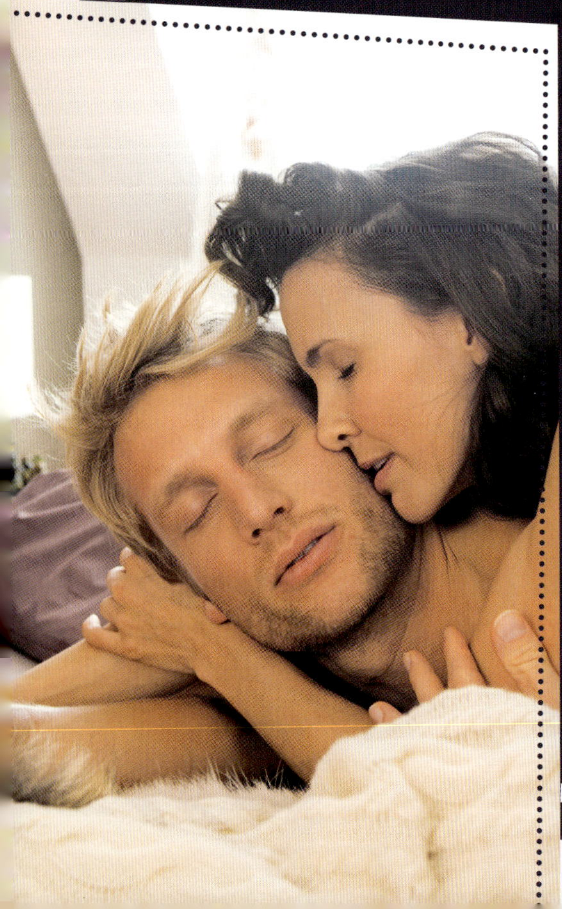

Erregungsphase

Die körperlichen Reaktionen gleichen denen beim normalen Orgasmus. Allerdings wird die Erregung bewusster gesteuert und es wird mit unterschiedlichen Sinnesreizen wie Tüchern, Federn, Düften und liebevollen Berührungen gespielt.

Plateauphase

Auch hier sind die physischen Reaktionen ähnlich wie beim üblichen Orgasmus. Aber die Erregung wird vor allem durch Intimität und Nähe und nicht durch unpersönliche Geilheit beeinflusst: Augenkontakt, körperliche Berührungen und gemeinsame Atmung verstärken das Gefühl von Verbundenheit und Liebe.

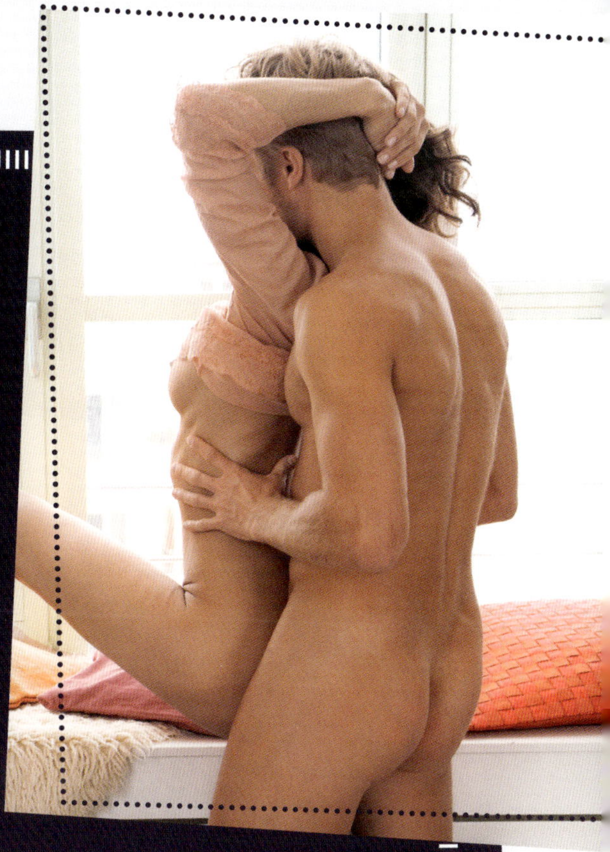

Orgasmusphase

Anders als beim normalen Höhepunkt kommt es beim tantrischen Ganzkörperorgasmus nicht zu einer körperlichen Entladung, sondern im Zustand der höchsten körperlichen Anspannung wird der Körper bewusst entspannt, indem man tief atmet und die sexuelle Energie über die Wirbelsäule nach oben leitet. Dadurch kann diese höchste Erregung im ganzen Körper erlebt werden und stundenlang anhalten.

Übung: Orgasmuskontrolle

Bevor Sie mit Ihrem Partner den beschriebenen tantrischen Ganzkörperorgasmus erleben können, sollten Sie beginnen, selbst die Kontrolle über ihren eigenen Höhepunkt zu erlernen.

* Sorgen Sie für eine ungestörte, angenehme Situation und beginnen Sie mit der Selbstbefriedigung.
* Stellen Sie sich im Kopf eine Erregungsskala von 1 bis 10 vor (10 entspricht der höchsten Erregungsstufe).
* Steigern Sie Ihre Erregung einige Male bis zu Stufe 8 und kurz vor dem »Point of no return« lassen Sie die Erregungskurve immer wieder abflachen, um sie dann erneut zu steigern.
* Nehmen Sie Ihre körperlichen Reaktionen in den verschiedenen Erregungsstufen bewusst wahr.
* Atmen Sie kurz vor dem Höhepunkt ganz bewusst tief und entspannt und stellen Sie sich vor, wie die sexuelle Erregung von den Genitalien nach oben steigt und sich in Ihrem gesamten Körper verteilt.
* Schließen Sie dann die Augen und spüren Sie allen Empfindungen nach, die sich jetzt einstellen, wie zum Beispiel Gefühle des Glücks oder auch prickelnde Leichtigkeit.

Sinnliche Rituale **statt Burnout**

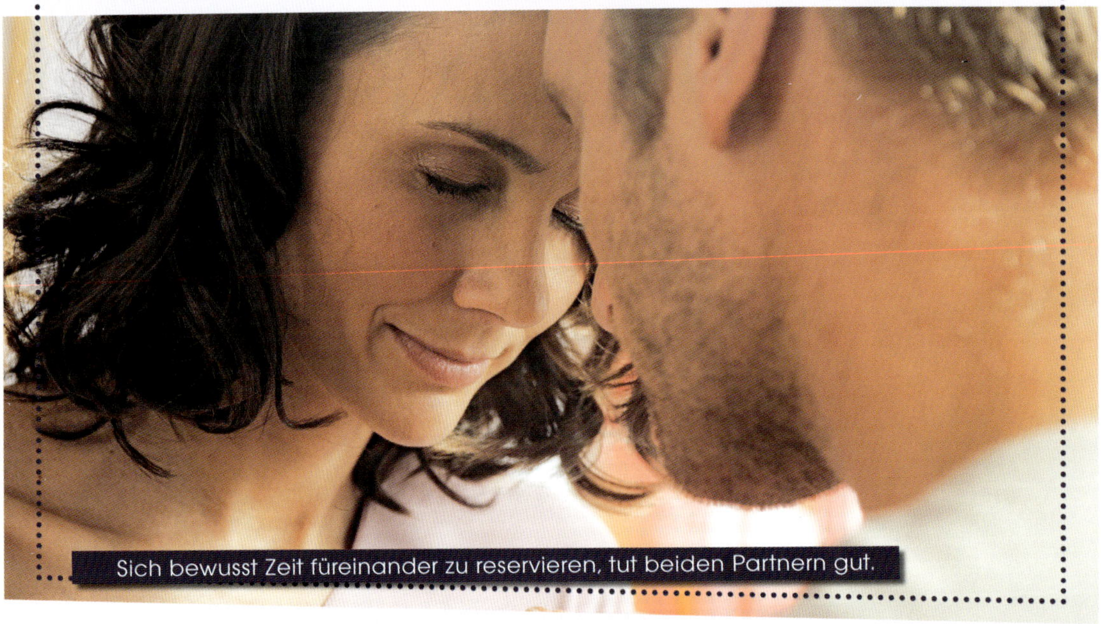

Sich bewusst Zeit füreinander zu reservieren, tut beiden Partnern gut.

Vielleicht kennen Sie das Gefühl: Der Terminkalender ist mit Geburtstagsfeiern, Essenseinladungen, sportlichen Events und spannenden kulturellen Veranstaltungen ausgefüllt und trotzdem fühlen Sie sich innerlich leer. In den letzten Jahren hat sich der Begriff Work-Life-Balance etabliert: Das Privatleben und die Arbeit sollten sich in einem ausgewogenen Verhältnis zueinander befinden. Leider verstehen viele das falsch und letztendlich bedeutet das dann leider oft, dass wir in unsere Freizeit möglichst viele Aktivitäten hineinpacken, so wie ins Berufsleben auch. Dadurch kann ein Gefühl der Überforderung entstehen. Um ein harmonisches Leben zu führen, sollten Phasen der Aktivität mit Zeiten der Ruhe und Entspannung abwechseln.

Als ich vor einigen Jahren eine zehntägige Schweigemeditation in Thailand machte, erklärten uns die buddhistischen Mönche die Bedeutung des Atems: »Es ist nicht wichtig, komplizierte Meditationen zu machen, es reicht aus, wenn man sich auf den Atem konzentriert. Einatmen und ausatmen, das ist das Geheimnis des Lebens. Auf jede Anspannung sollte auch eine Entspannung erfolgen. Alles ist im Fluss. Wir können nichts festhalten.«
Mich hat diese einfache Meditation sehr beeindruckt. Diese Übung kann Ihnen helfen, sich kleine Auszeiten zu gönnen, wenn der Tag sehr hektisch war und Sie zur Ruhe kommen wollen, oder wenn Sie sich auf eine wunderschöne Liebesnacht mit Ihrem Partner vorbereiten möchten. Sie können diese kleine Achtsamkeitsübung jederzeit machen und müssen sich dafür keinen besonderen Ort und keine spezielle Uhrzeit aussuchen. Atmung und Gefühle stehen in einem engen Zusammenhang. Wenn wir aufgeregt oder nervös sind, atmen wir schnell, flach oder halten die Luft an. Wenn wir langsam und bewusst atmen, können wir unsere Nerven beruhigen und wieder Ruhe finden.

Übung: Atemmeditation

* Legen oder setzen Sie sich bequem hin.
* Halten Sie die Augen geschlossen und konzentrieren Sie sich auf Ihre Atmung: Spüren Sie, ob Sie länger ein- oder ausatmen? Atmen Sie eher durch das linke oder durch das rechte Nasenloch?
* Wenn störende Gedanken oder Sorgen auftauchen, lassen Sie es zu. Vertiefen Sie sich aber nicht in die Gedanken, sondern lassen Sie sie vorbeiziehen. Konzentrieren Sie sich dann wieder auf Ihren Atem.
* Versuchen Sie, mindestens fünf Minuten auf Ihren Atem zu achten, und dann dürfen Sie wieder in den Alltag zurückkehren.
* Gönnen Sie sich diese kleine »Verschnaufpause« einige Male am Tag und beobachten Sie, wie Sie sich danach fühlen. Was hat sich verändert?

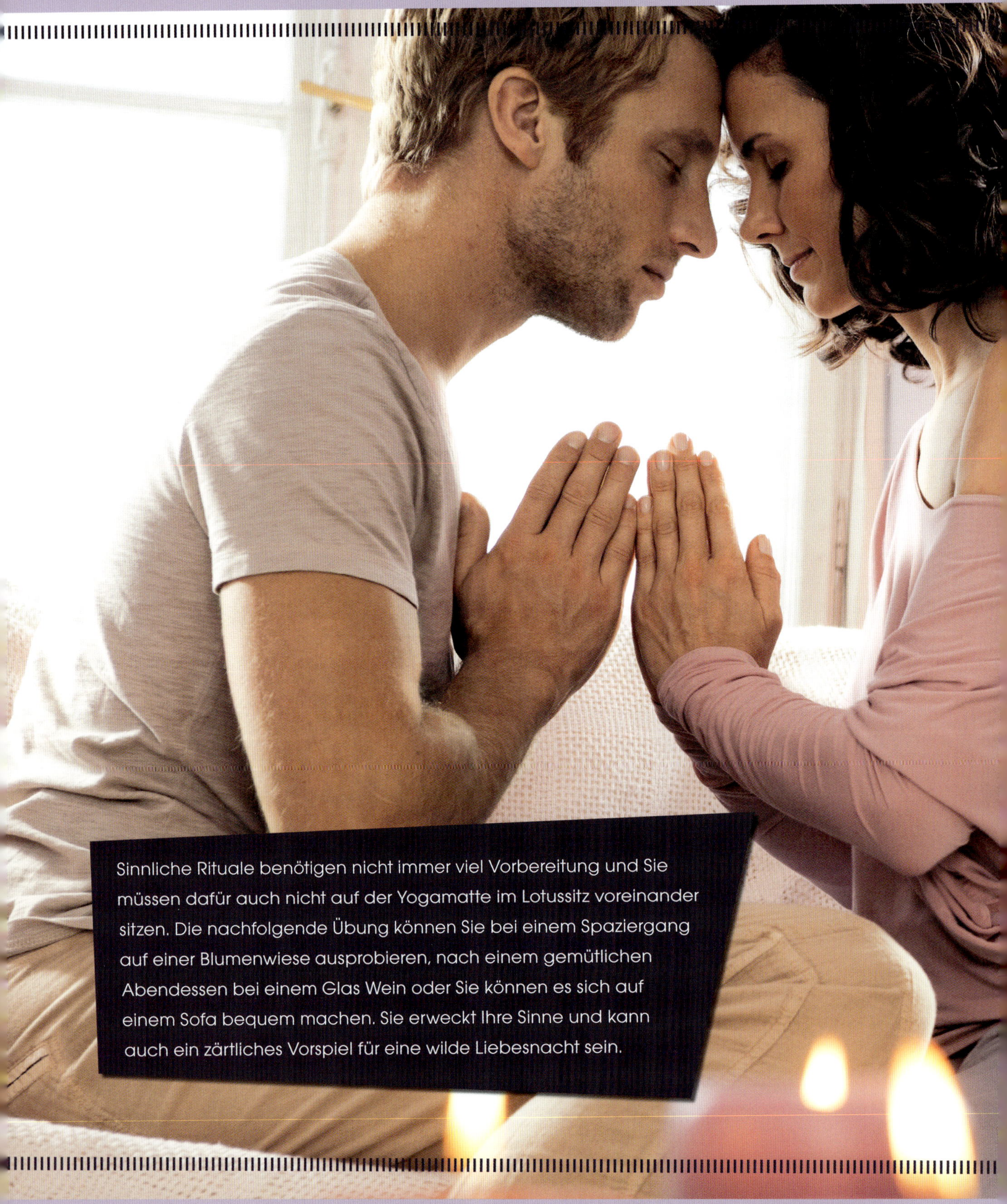

Sinnliche Rituale benötigen nicht immer viel Vorbereitung und Sie müssen dafür auch nicht auf der Yogamatte im Lotussitz voreinander sitzen. Die nachfolgende Übung können Sie bei einem Spaziergang auf einer Blumenwiese ausprobieren, nach einem gemütlichen Abendessen bei einem Glas Wein oder Sie können es sich auf einem Sofa bequem machen. Sie erweckt Ihre Sinne und kann auch ein zärtliches Vorspiel für eine wilde Liebesnacht sein.

Übung: Sinnliches Ritual für Liebende

* Sitzen Sie voreinander, ohne sich zu berühren.
* Schauen Sie Ihrem Partner in die Augen, solange es Ihnen Freude macht. Lassen Sie Ihre Blicke dann über den Körper des Liebsten gleiten. Worauf fällt Ihr Blick zuerst? Welche Stellen des Körpers lieben Sie am meisten? Wie fühlt es sich an, so intensiv beobachtet zu werden?
* Einer von Ihnen beginnt, das Gesicht des Partners auf unterschiedliche Weise zu berühren. Sie können mit einer Fingerspitze streicheln, mit dem Handrücken, mit der ganzen Hand – was fällt Ihnen sonst noch ein? Nach einigen Minuten darf der andere den Partner berühren.
* Sagen Sie Ihrem Partner, was Sie besonders schön finden an ihm.
* Stellen Sie sich vor, dass Sie zum Tier werden und sich gegenseitig beschnüffeln. Wann haben Sie das zum letzten Mal gemacht? Ganz ehrlich?
* Jetzt dürfen Sie sich gegenseitig abschlecken und den Partner mit den Lippen und der Zunge erkunden.
* Open end: Sie dürfen sich nun umarmen, wild übereinander herfallen oder hemmungslos zärtlichen Sex haben.

Sinnliche Atmosphäre schaffen

In einer freundlichen Atmosphäre können Sie sich besser entspannen und auch Liebe, Sex und Zärtlichkeit genießen. Mit folgenden kleinen Tricks können Sie Ihre Wohnung in eine sinnliche Oase verwandeln.

* Stellen Sie viele Kerzen auf: Kerzenlicht zaubert nicht nur ein paar Falten weg, sondern sorgt auch für eine geheimnisvolle Stimmung.
* Frische Blumen bringen Leben und Farbe in die Wohnung.
* Mit ätherischen Duftölen können Sie die Stimmung Ihres Liebsten beeinflussen. Lavendel beruhigt die Nerven, Rosenduft weckt romantische Gefühle, Sandelholz führt zu größerer Innigkeit und Moschus weckt das Raubtier in Ihnen.
* Denken Sie daran, das Handy ab und zu mal auf lautlos zu stellen, damit Sie niemand in Ihrer Zweisamkeit stört.

Zeit für mich

VERGESSEN SIE NIE:
SIE SELBST SIND DER WICHTIGSTE
MENSCH IN IHREM LEBEN!
SORGEN SIE GUT FÜR SICH.

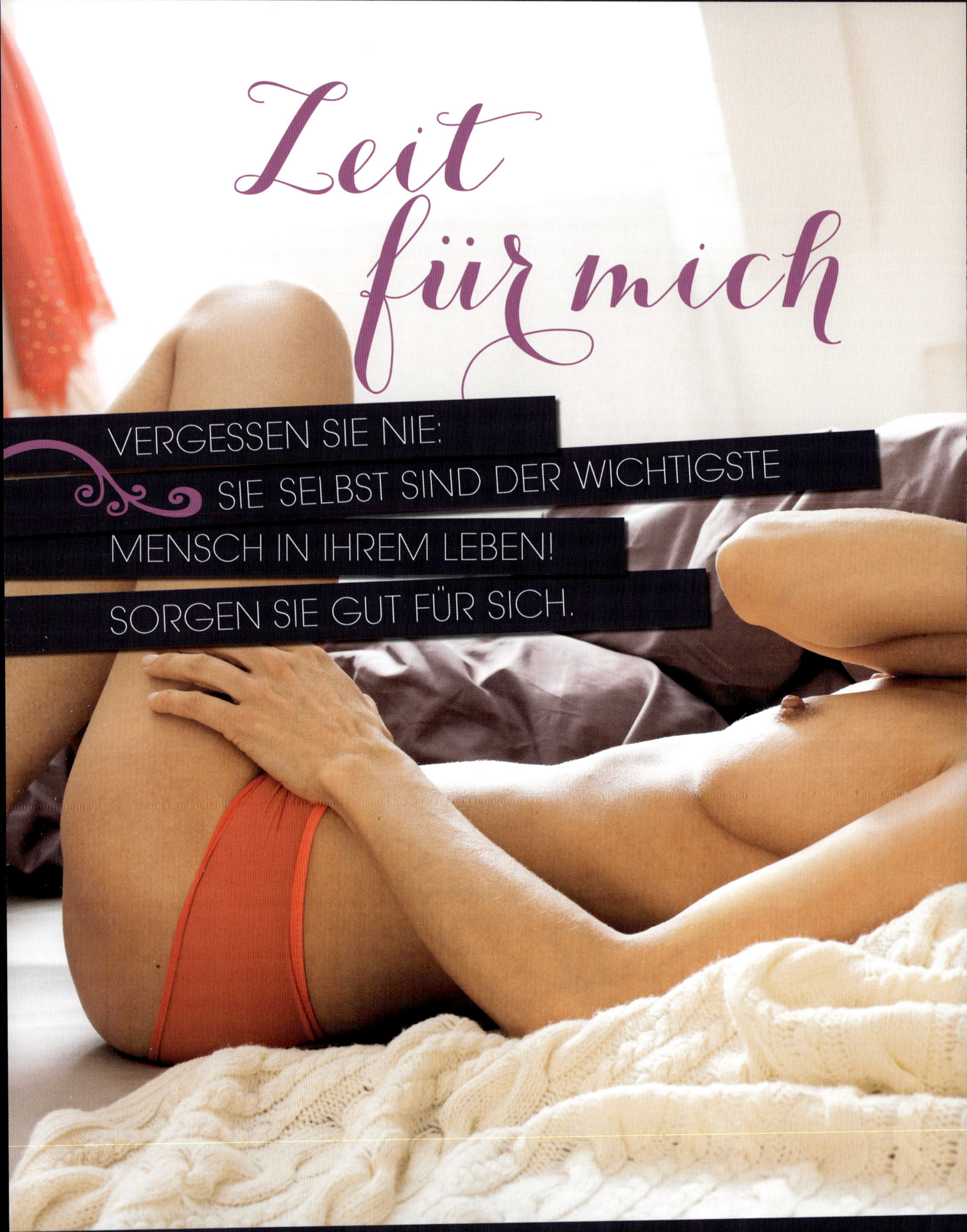

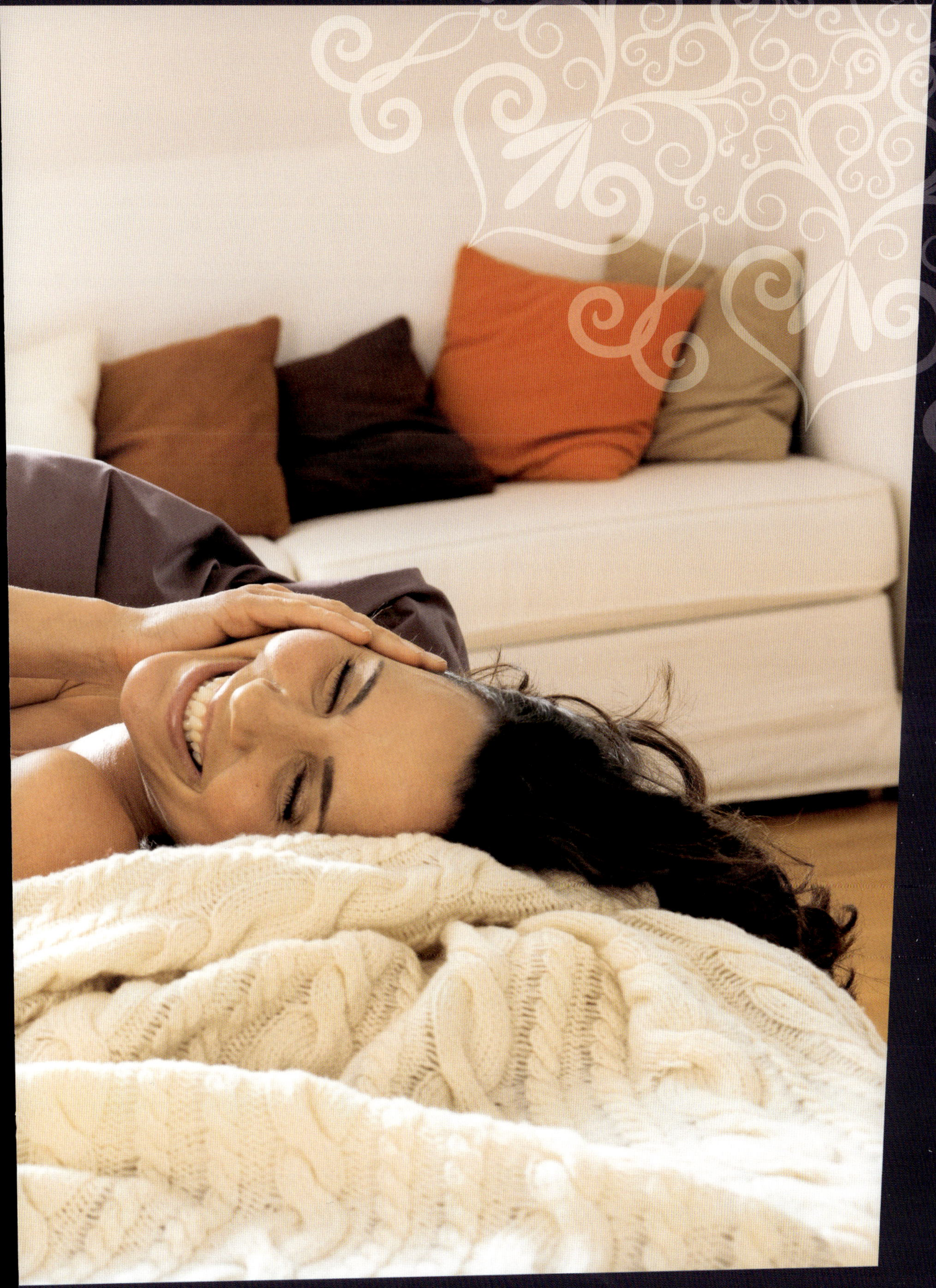

Tantra-Yoga

Vor vielen Jahren bekam ich eine Einladung zu einem Tantraseminar in der Schweiz, das von einem indischen Meister abgehalten wurde. Ich war neugierig darauf, in geheime sexuelle Rituale eingewiesen zu werden.

»Tantra starts with yoga«, erklärte uns der Inder. Statt wilde Orgien zu feiern, musste ich mich in akrobatische Verrenkungen quälen, komplizierte Atemübungen machen und eigentlich war ich ein wenig frustriert, weil ich ganz andere Erwartungen gehabt hatte. Erst später habe ich verstanden, dass man zum Tantra auch einen gesunden Körper benötigt und dass mit diesen Übungen die sexuelle Energie, die sogenannte Kundalinikraft, geweckt wird.

Kundalini: ***Im indischen Tantra wird die Lebenskraft als zusammengerollte Schlange am unteren Ende der Wirbelsäule visualisiert. Im Laufe der menschlichen Entwicklung erwacht diese Schlangenkraft und wandert durch alle sieben Chakren (Energiezentren im Menschen) die Wirbelsäule nach oben.***

Ein Blick in die Chakrenlehre

In der indischen Philosophie geht man davon aus, dass ein Mensch nicht nur seinen sichtbaren Körper hat, sondern auch einen unsichtbaren Energiekörper. Dieser besteht aus sieben Energierädern, Chakren genannt, die entlang der Wirbelsäule platziert sind. Diese Energiezentren sind mit den verschiedenen Organen, mit bestimmten Farben (siehe ab Seite 95), Lebensaufgaben und Emotionen verbunden. Erst wenn alle Chakren aktiviert sind, lebt man ein ausgewogenes Leben. Folgende Chakren gibt es:

ERSTES CHAKRA:
Das Wurzelchakra (Farbe Rot) liegt im Bereich des Beckenbodens und ist verbunden mit dem Anus und dem Darm. Dieses Chakra hängt mit Stabilität, Vertrauen und animalischer Lust zusammen.

ZWEITES CHAKRA:
Das Sakralchakra (Farbe Orange) liegt etwas unterhalb des Nabels und ist mit den Geschlechtsorganen, mit Niere und Blase verbunden. Es sorgt für Sinnlichkeit und Erotik.

DRITTES CHAKRA:
Das Solarplexuschakra (Farbe Gelb) liegt in der Magengegend. Es ist verbunden mit Magen, Leber, Milz und verantwortlich für die Durchsetzungskraft.

VIERTES CHAKRA:
Das Herzchakra (Farbe Rosa oder Grün), in der Höhe des Herzens in der Mitte des Brustkorbs ist mit dem Herzen verbunden und stärkt Mitgefühl, Liebe und Hingabe.

FÜNFTES CHAKRA:
Das Kehlkopfchakra (Farbe Blau) liegt im Kehlkopfbereich. Es ist verbunden mit Lunge und Kehlkopf und verantwortlich für den kreativen Ausdruck im Leben.

SECHSTES CHAKRA:
Das Stirnchakra (Farbe Violett) liegt zwischen den Augenbrauen. Es ist verbunden mit dem Kleinhirn und den Sinnesorganen und stärkt die Intuition.

SIEBENTES CHAKRA:
Das Kronenchakra (Farbe Weiß oder Gold) liegt oberhalb des Scheitels in der Aura des Menschen. Es ist verbunden mit dem Großhirn. Dieses Chakra steht für die Verbindung mit dem Kosmos.

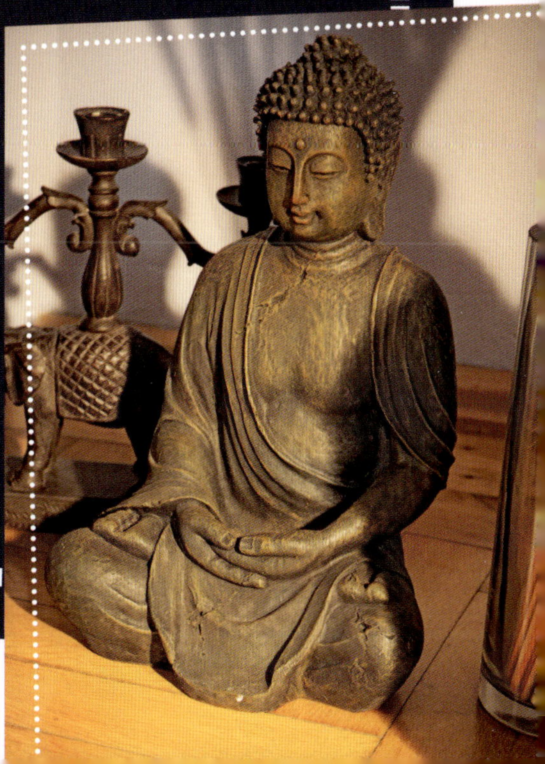

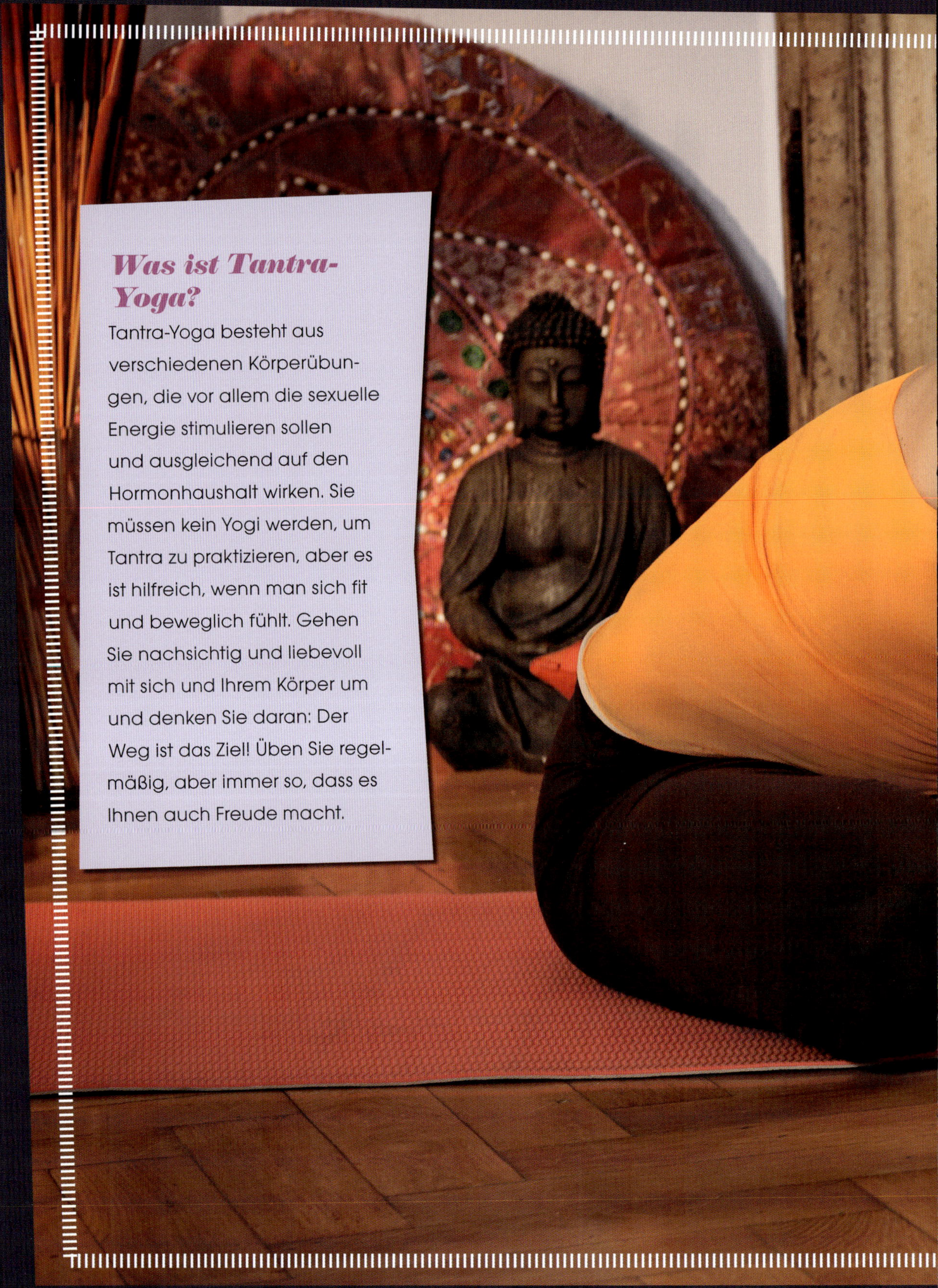

Was ist Tantra-Yoga?

Tantra-Yoga besteht aus verschiedenen Körperübungen, die vor allem die sexuelle Energie stimulieren sollen und ausgleichend auf den Hormonhaushalt wirken. Sie müssen kein Yogi werden, um Tantra zu praktizieren, aber es ist hilfreich, wenn man sich fit und beweglich fühlt. Gehen Sie nachsichtig und liebevoll mit sich und Ihrem Körper um und denken Sie daran: Der Weg ist das Ziel! Üben Sie regelmäßig, aber immer so, dass es Ihnen auch Freude macht.

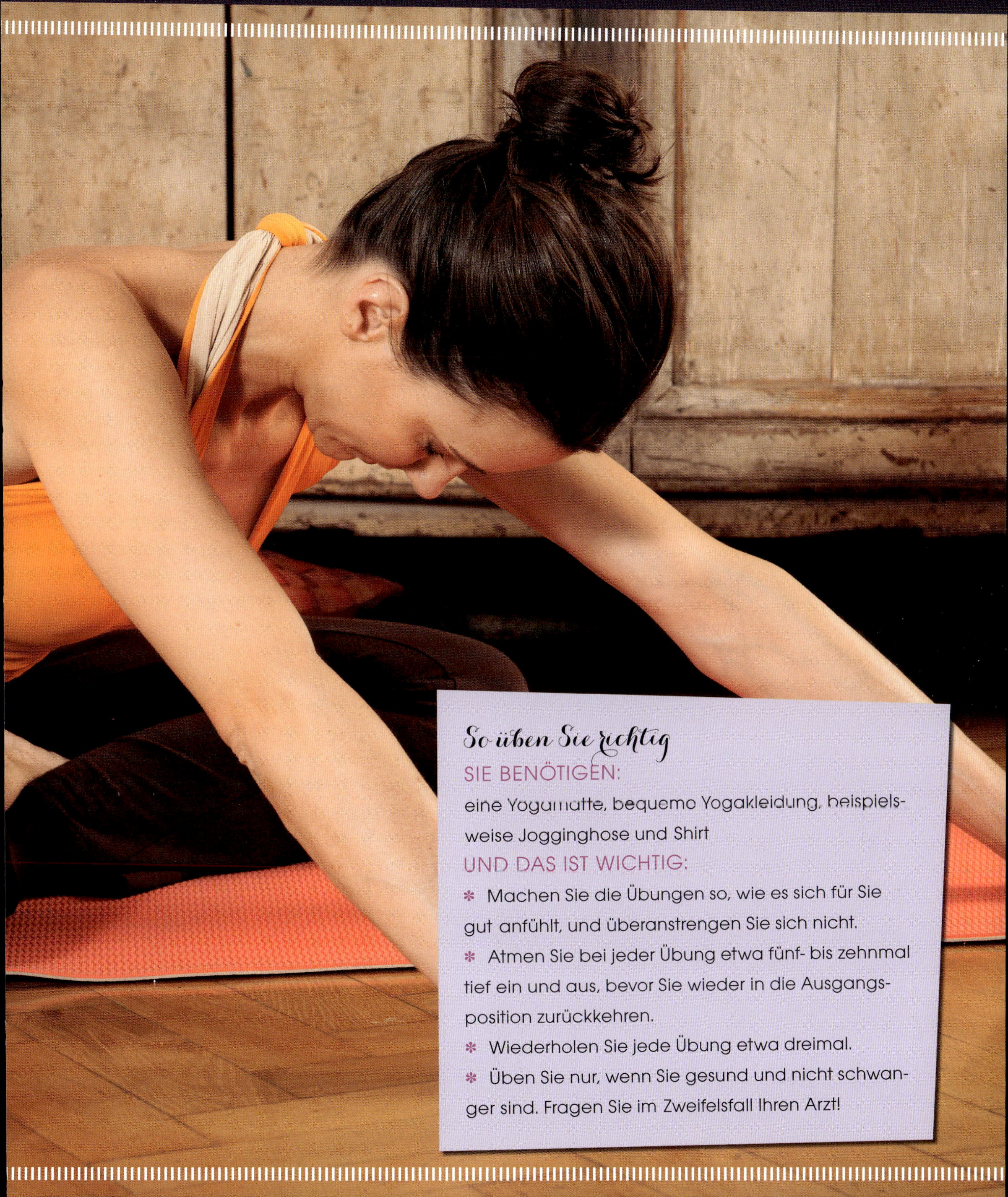

So üben Sie richtig

SIE BENÖTIGEN:

eine Yogamatte, bequeme Yogakleidung, beispielsweise Jogginghose und Shirt

UND DAS IST WICHTIG:

* Machen Sie die Übungen so, wie es sich für Sie gut anfühlt, und überanstrengen Sie sich nicht.
* Atmen Sie bei jeder Übung etwa fünf- bis zehnmal tief ein und aus, bevor Sie wieder in die Ausgangsposition zurückkehren.
* Wiederholen Sie jede Übung etwa dreimal.
* Üben Sie nur, wenn Sie gesund und nicht schwanger sind. Fragen Sie im Zweifelsfall Ihren Arzt!

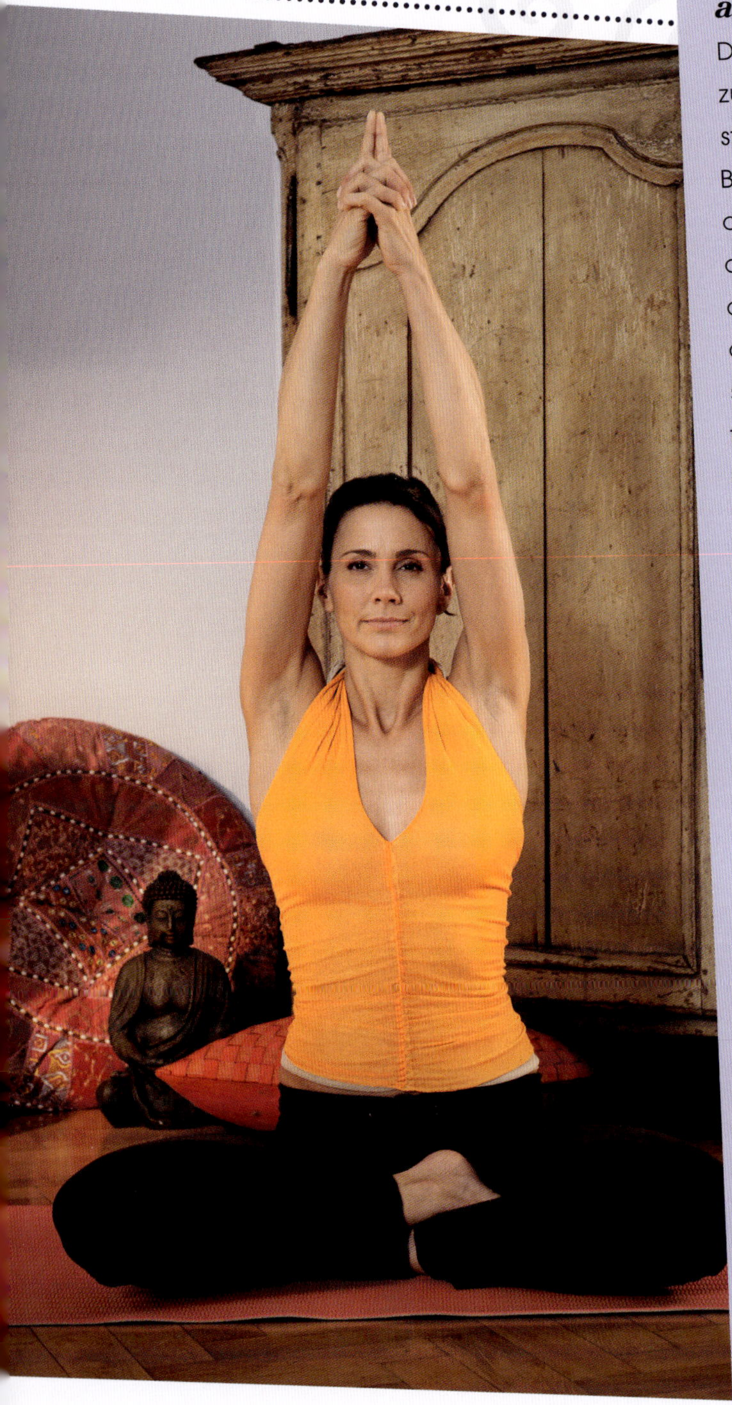

Übung: Meditationshaltung – aufrechte Sitzhaltung

Das Ziel der Übung ist es, das Becken zu öffnen und die sexuelle Energie zu stimulieren.

Beginnen Sie Ihre Übungsreihe in der aufrechten Sitzhaltung. Setzen Sie sich dafür im Schneidersitz auf die Matte oder ein Sitzkissen. Welches Bein über dem anderen liegt, ist egal, Hauptsache Sie sitzen bequem und die Knie fallen locker zur Seite. Die Augen sind geschlossen und die Hände liegen mit der Handfläche nach unten auf den Oberschenkeln.

* Konzentrieren Sie sich einige Minuten lang auf Ihre Atmung und spüren Sie, wie Hektik und Stress von Ihnen abfallen.
* Strecken Sie beide Arme nach oben, verschränken Sie die Finger und auch die Daumen beider Hände ineinander – nur die beiden Zeigefinger zeigen nach oben. Ziehen Sie die Arme lang zur Decke (siehe Bild).
* Dehnen Sie beide Arme in dieser Position einige Male nach rechts und nach links.
* Lösen Sie die Hände und legen Sie sie auf den Boden neben dem Körper ab. Gleiten Sie mit den Händen nach vorn und folgen Sie der Bewegung mit dem ganzen Rücken, der sich dabei in die Länge streckt.

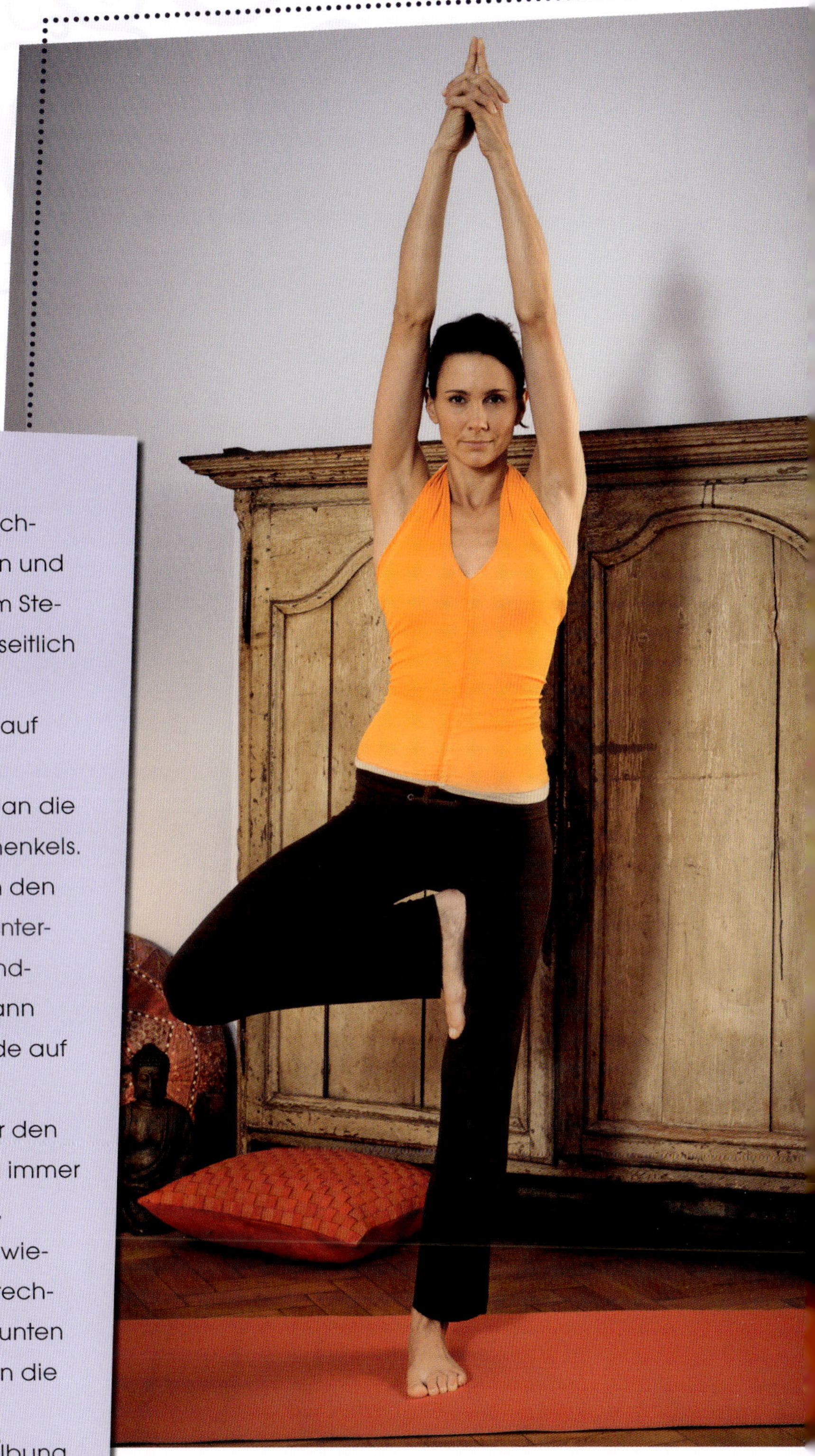

Übung: Der Baum

Diese Übung trainiert den Gleichgewichtssinn, die Konzentration und die Sensibilität. Beginnen Sie im Stehen, die Arme hängen locker seitlich neben dem Körper.

- Verlagern Sie das Gewicht auf das linke Bein.
- Legen Sie den rechten Fuß an die Innenseite des linken Oberschenkels. Wer nicht so gelenkig ist, kann den Fuß natürlich auch auf dem Unterschenkel abstellen. Beide Handflächen berühren sich und dann legen Sie die gefalteten Hände auf den Brustkorb.
- Strecken Sie die Arme über den Kopf, die Handflächen liegen immer noch aneinander (siehe Bild).
- Nun führen Sie die Hände wieder vor die Brust, lassen den rechten Fuß am linken Bein nach unten gleiten und kommen zurück in die Ausgangsposition.
- Wiederholen Sie jetzt die Übung zur anderen Seite.

Übung: Der Hund

Diese Übung hilft gegen Verspannungen im Rücken, wirkt auf die sexuelle Energie und harmonisiert den Hormonhaushalt.

Beginnen Sie im Vierfüßlerstand, die Knie sind hüftbreit geöffnet, die Hände unter den Schultergelenken auf den Boden gestützt.

* Stellen Sie nun die Zehen auf und drücken Sie die Beine nach oben durch. Die Wirbelsäule ist gestreckt, der Kopf in der Verlängerung der Wirbelsäule (siehe Bild).
* Atmen Sie fünf- bis zehnmal tief ein und aus und heben Sie abwechselnd das linke und das rechte Bein langsam und kontrolliert nach hinten, jedes Bein fünfmal.
* Gehen Sie dann wieder in die Ausgangsposition zurück und wiederholen Sie die Übung mindestens dreimal.
* Beugen Sie die Knie und gehen Sie langsam in die Ausgangsposition zurück.

VARIANTE FÜR UNGEÜBTE

Stellen Sie sich vor einen Tisch, heben Sie die Arme ausgestreckt über den Kopf und beugen Sie den Oberkörper so nach vorn, dass er parallel zum Boden ist. Der Kopf befindet sich zwischen den Armen, genau in Verlängerung zur Wirbelsäule. Die Handflächen liegen auf dem Tisch. Ziehen Sie nun die Wirbelsäule in die Länge und dehnen Sie den Oberkörper. Falls das zu schwierig ist, können Sie die Knie auch ein wenig beugen.

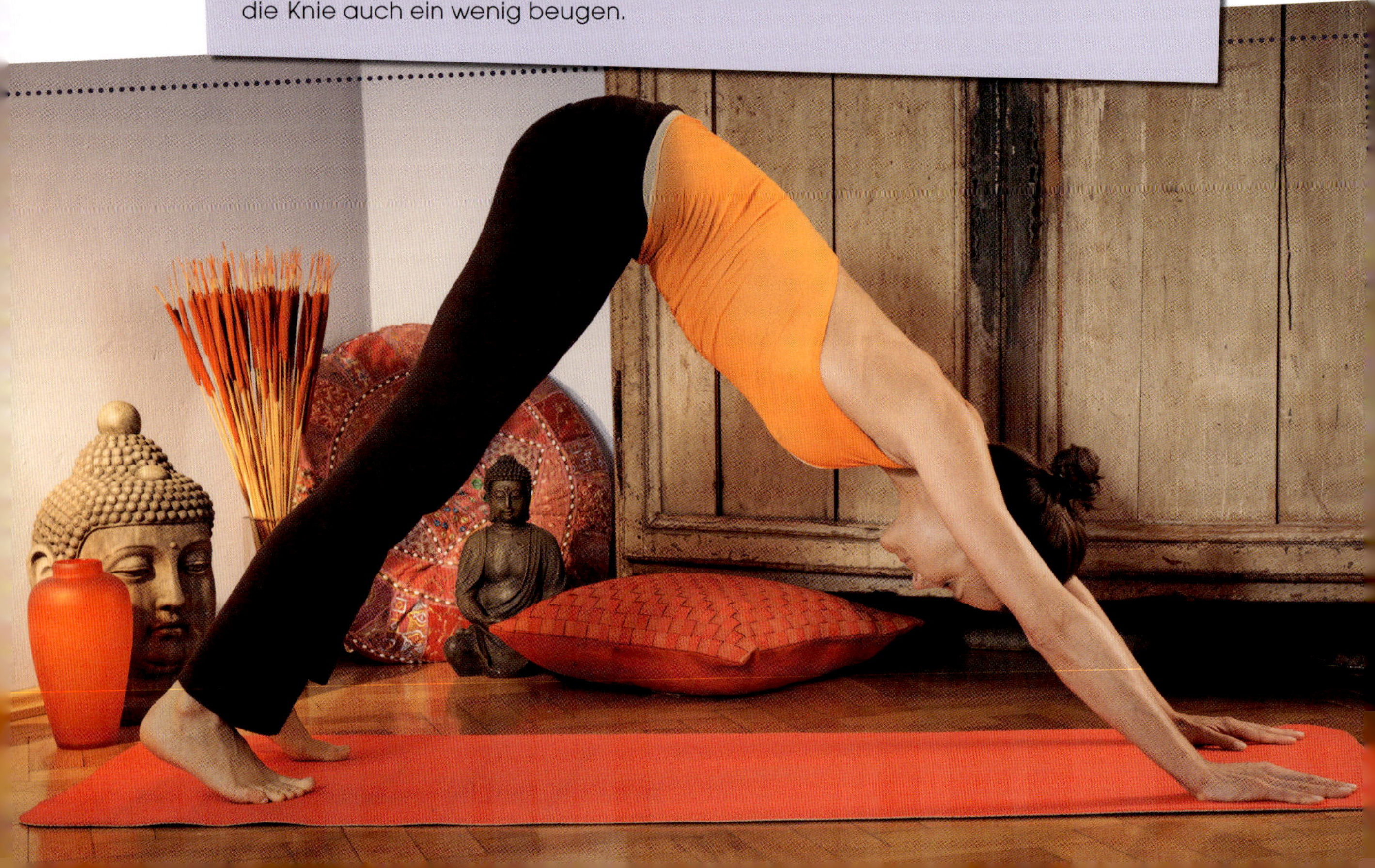

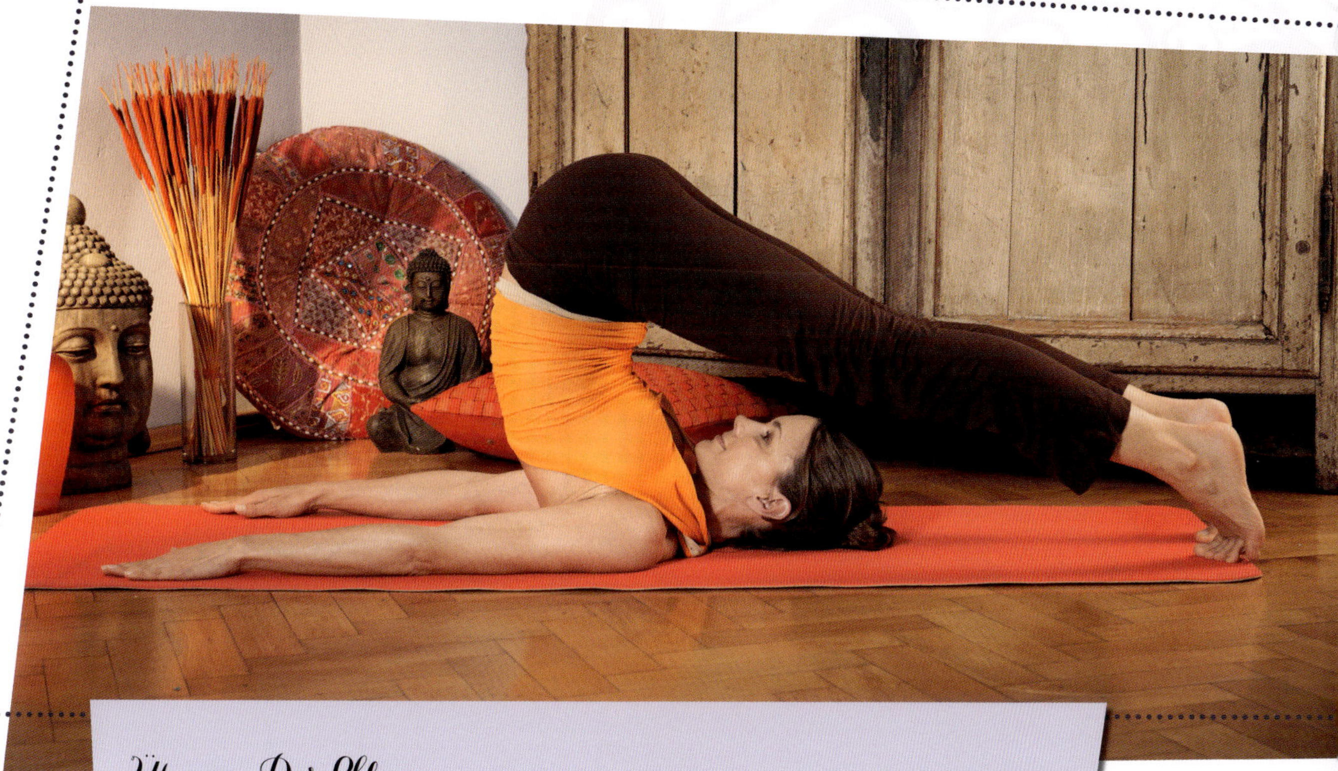

Übung: Der Pflug

Die Übung kräftigt Oberschenkel und Gesäß, harmonisiert die Schilddrüse, hilft gegen Wechseljahrbeschwerden und aktiviert die sexuelle Energie.

- Beginnen Sie in Rückenlage, die Arme liegen neben dem Körper.
- Heben Sie nun langsam die Beine an. Drücken Sie das Becken mit Hilfe der Hände nach oben und legen Sie dann die gestreckten Beine hinter dem Kopf auf dem Boden ab (siehe Bild).
- Atmen Sie mindestens zehnmal tief ein und aus und gehen Sie dann in die Ausgangsposition zurück, indem Sie die Wirbelsäule vorsichtig wieder auf den Boden abrollen.

Übung: Kerze

Diese Haltung wirkt verjüngend auf den gesamten Organismus, harmonisiert die Schilddrüse und die Hormonproduktion. Beginnen Sie die Übung im Liegen, die Arme sind neben dem Körper.

* Heben Sie langsam die Beine und das Becken an, bis die Füße in Richtung Decke zeigen und die Wirbelsäule langgestreckt ist. Stützen Sie mit den Händen das Becken ab (siehe Bild rechts).
* Bleiben Sie so lange in der Haltung, wie es sich für Sie gut anfühlt.
* Bringen Sie die langgestreckten Beine hinter den Kopf und ruhen Sie sich einige Atemzüge in dieser Position aus.
* Rollen Sie die Wirbelsäule langsam ab und bringen Sie die langgestreckten Beine wieder in die Ausgangsposition zurück.

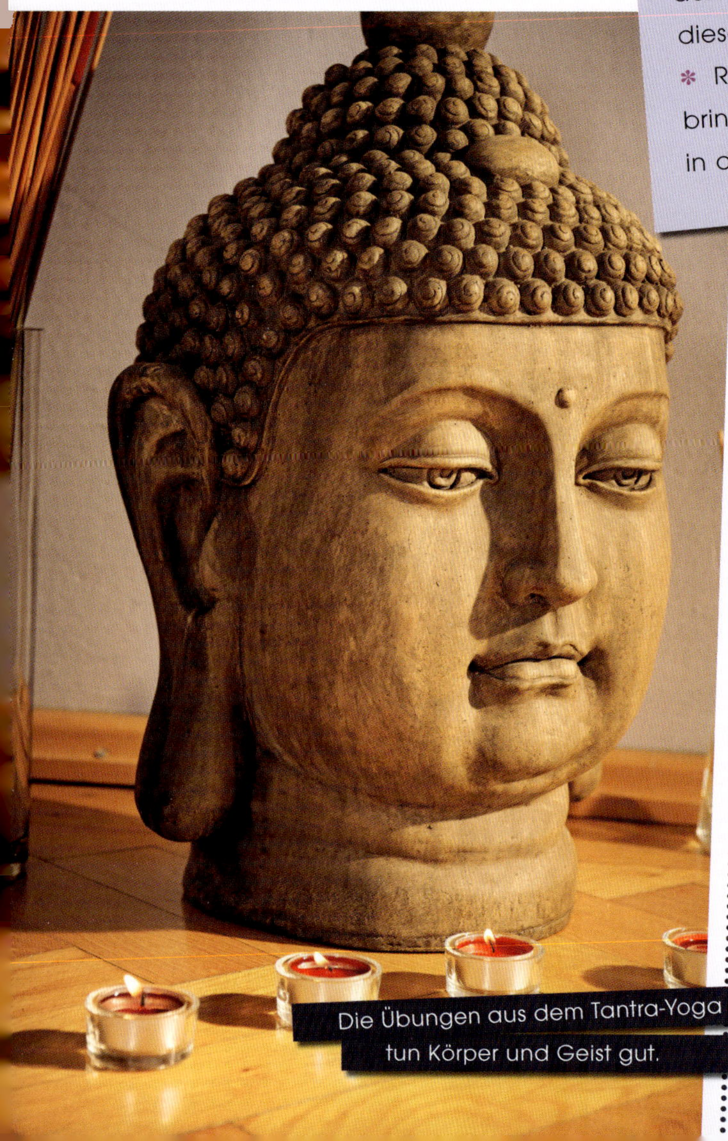

Die Übungen aus dem Tantra-Yoga tun Körper und Geist gut.

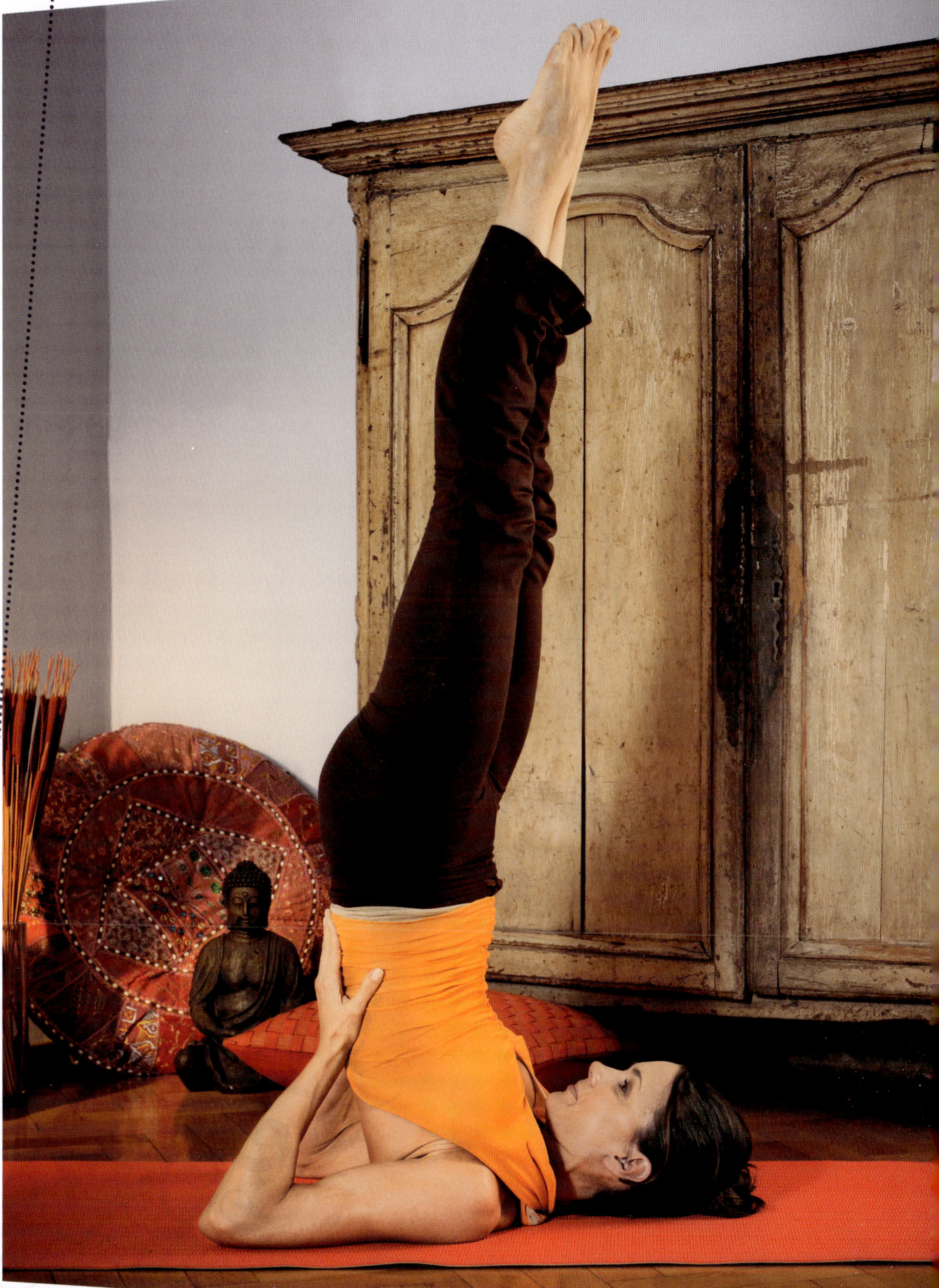

Übung: Das Krokodil

Diese Übung dient zur Entspannung des Rückens und passt wunderbar ans Ende einer Übungsreihe. Ziel der Übung: Entspannung des Lendenwirbelbereichs, innere Ruhe und Gelassenheit. Beginnen Sie im Liegen, die Arme sind seitlich ausgestreckt und die Handflächen zeigen nach oben.

* Stellen Sie beide Füße auf und lassen Sie die Knie nach links sinken, der Kopf dreht sich dabei nach rechts (siehe Bild).
* Ruhen Sie sich einige Atemzüge in dieser Position aus und bewegen Sie dann Kopf und Knie zur jeweils anderen Seite.

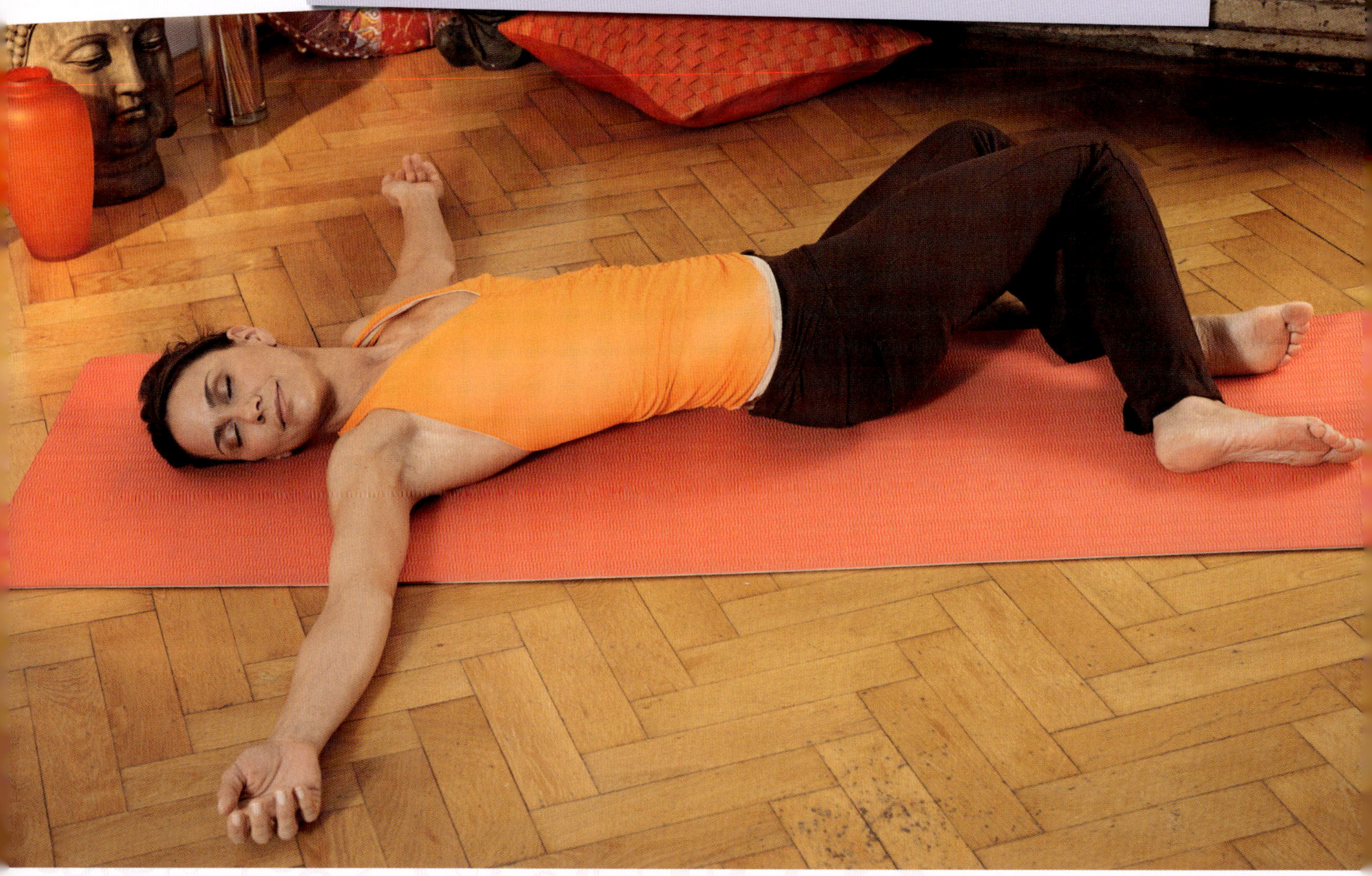

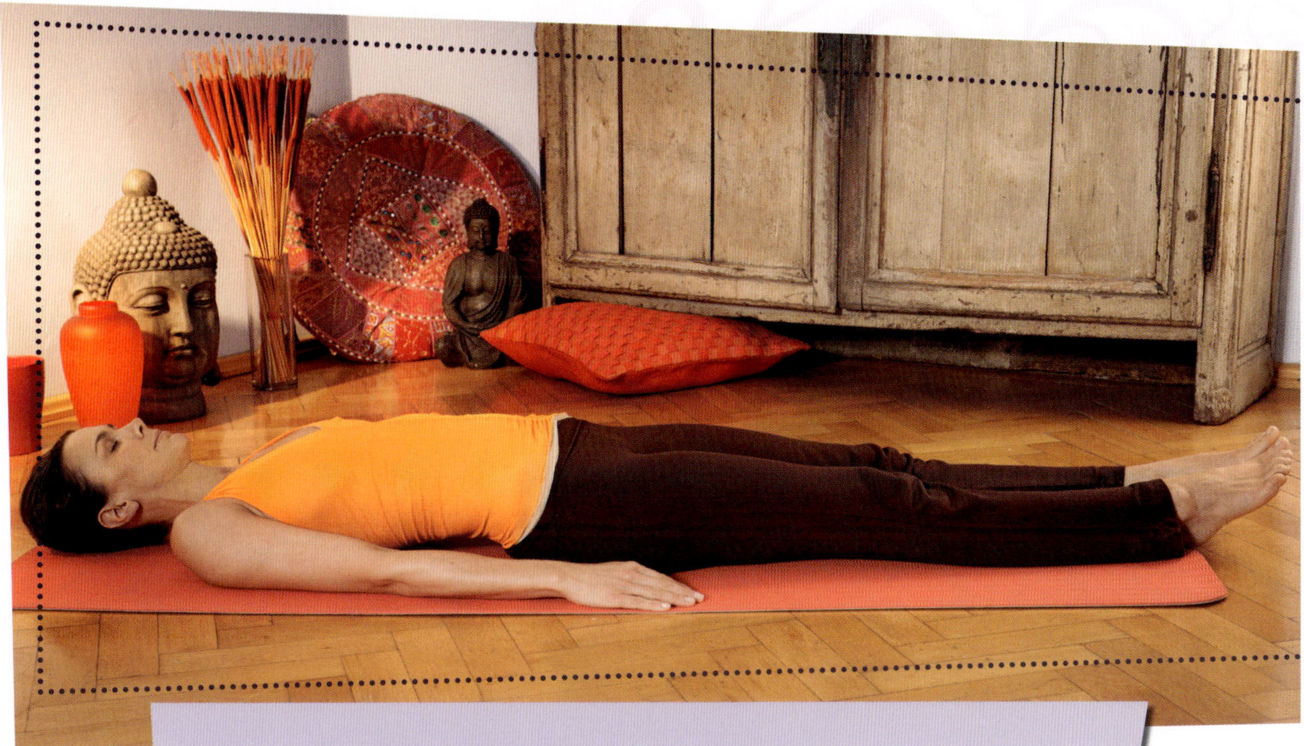

Und zum Abschluss: Entspannung

Am Ende einer Übungsreihe sollten Sie sich immer auch Zeit nehmen für eine lange Entspannungsphase von etwa fünf bis zehn Minuten. Sie dürfen in Rückenlage auf der Matte ausruhen, Ihre Arme liegen locker neben dem Körper. Decken Sie sich dafür am besten mit einer leichten Decke zu, denn wenn der Körper entspannt, kann es einem leicht kühl werden. Genießen Sie, dass Sie nichts zu tun zu haben, und versinken Sie in Ihrer inneren Welt.

Erotische Tiefenentspannung

Überall in den Medien werden wir mit sexuellen Themen konfrontiert und fast hat es den Anschein, als ob jeder den tollsten Sex hat – außer uns.
In solchen Momenten sinkt unser Selbstwertgefühl in den Keller und wir haben den Eindruck, dass das Leben an uns vorbeizieht.
Der Grund für die Flaute ist bei vielen Menschen das Leben an sich, ausgefüllt wie es ist: Wenn man den ganzen Tag eingespannt ist und abends noch Kinder und Haushalt auf einen warten, dann hat man oft einfach keine Kraft mehr und verlernt auch zu spüren, auf was man denn eigentlich Lust hätte – auch im sexuellen Bereich.
Wenn Sie das Gefühl haben, dass Ihnen ein wenig mehr Freude und Sinnlichkeit gut tun würden, dann sollten Sie sich Zeit nehmen für eine erotische Tiefenentspannung. In der nachfolgenden Übung werden Sie zu einer Reise in Ihr Unterbewusstsein geführt und vielleicht entdecken Sie dabei ganz neue Seiten an sich.

> Erregung ist nichts, was vom Himmel fällt, sondern eine innere Verarbeitung von Reizen, Eindrücken und Bildern.
>
> (Karin Kastner)[3]

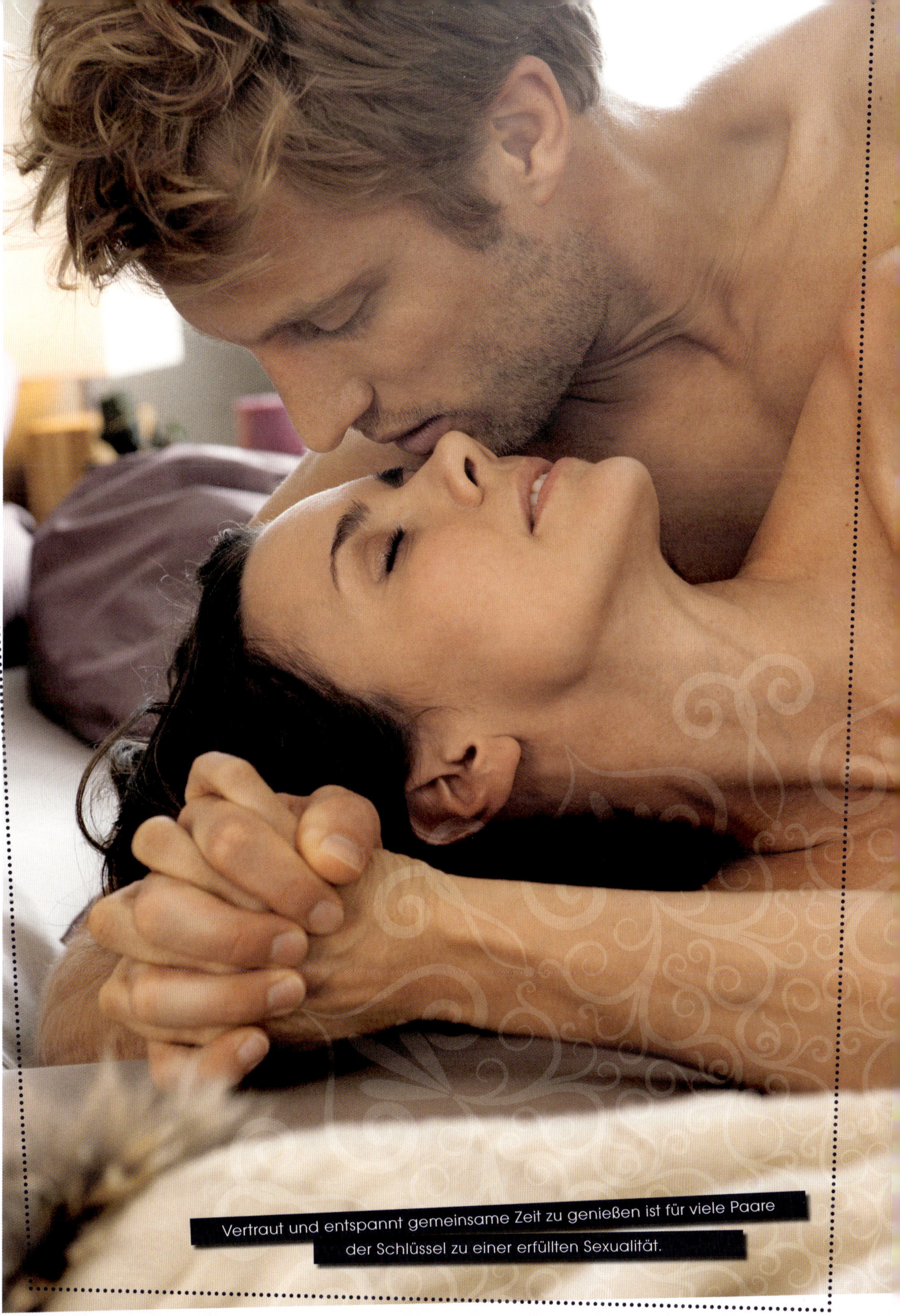

Vertraut und entspannt gemeinsame Zeit zu genießen ist für viele Paare der Schlüssel zu einer erfüllten Sexualität.

Dynamische Entspannungsübung mit Erotikprogramm

Sie brauchen: eine Yogamatte, eine Decke, etwa 30 Minuten Zeit.

Lesen Sie sich die Übung genau durch oder lassen Sie sie von Ihrem Partner vorlesen, während Sie entspannen. Tipp: Singles können den Text auf dem Handy aufnehmen und dann abspielen. Die folgende Übung ist mit der Anrede »du« formuliert, damit sie direkt vorgelesen werden kann.

* Leg dich in Rückenlage auf deine Matte, decke dich gut zu, schließe die Augen und beginne deine erotische Reise zu dir selbst.
* Spanne nacheinander dein rechtes und dein linkes Bein an und hebe es einige Zentimeter über den Boden. Halte dabei die Spannung ein paar Sekunden lang in jedem Bein und löse sie dann wieder.
* Spanne nun dein Gesäß einige Sekunden lang an und lass wieder los.
* Strecke die Brust stolz nach oben, spanne den Brustkorb an, halte die Spannung einige Sekunden – dann lass los.
* Spanne nacheinander deinen rechten und linken Arm an und hebe ihn etwas über den Boden. Halte dabei die Spannung einige Sekunden lang in jedem Arm, löse sie dann wieder.
* Spanne nun einige Sekunden lang alle Muskeln im Gesicht an – zieh ruhig eine Grimasse dabei – und lass dann los. Entspanne deine Gesichtszüge bewusst.
* Spanne jetzt deinen gesamten Körper an. Halte die Anspannung einige Sekunden und spüre, wie alle Sorgen und Stress von dir abfallen.
* Nun entspanne dich ganz bewusst vollständig. Jetzt beginnst du deine erotische Fantasiereise.

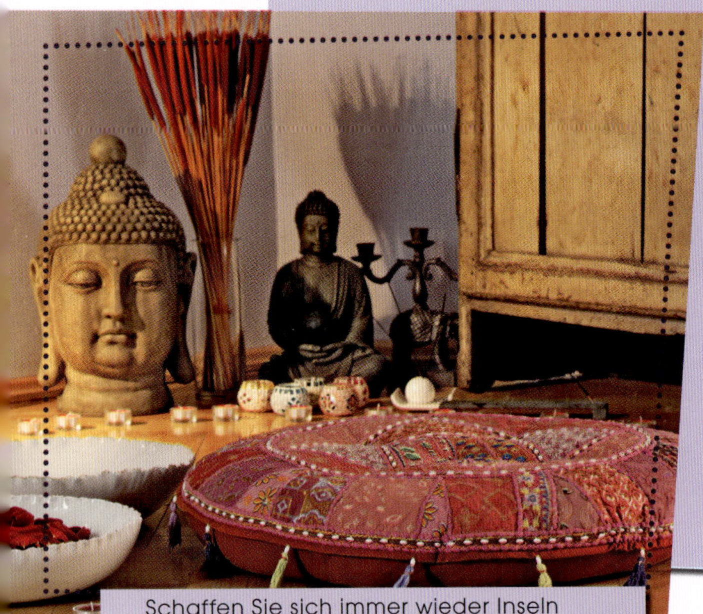

Schaffen Sie sich immer wieder Inseln der Entspannung im Alltag.

Erotisches Kopfkino

* Stell dir einen Ort vor, an dem du in diesem Moment am liebsten wärst und an dem du gern ein erotisches Erlebnis hättest. Vielleicht möchtest du an einem Palmenstrand liegen und in das türkisblaue Meer schauen? Oder in einer Skihütte vor dem offenen Kamin liegen? Oder ganz einfach auf dem Sofa, in deine Lieblingsdecke eingekuschelt?
* Welche Geräusche hörst du dabei? Von welchen Farben bist du umgeben?
* Stell dir nun vor, was du an diesem Ort tust. Welche Kleidung trägst du? Bist du aktiv und spielst vielleicht mit den Wellen im Meer? Oder möchtest du einfach nur faul auf einer Wiese liegen und in die Wolken schauen?
* Hättest du jetzt gern einen anderen Menschen bei dir? Ist es jemand, den du kennst? Oder eine unbekannte Person?
* Wie sieht die Person aus? Ist sie nackt? Oder welche Kleidung trägt sie?
* Was möchtest du jetzt gern mit diesem Menschen erleben? Möchtest du in den Arm genommen und zärtlich umsorgt werden? Willst du die Augen verbunden bekommen und dich auf ein unbekanntes Abenteuer einlassen?
* Möchtest du in einer aktiven oder passiven Rolle sein? Oder wünschst du dir eine erotische Entspannung ganz allein?
* Willst du geküsst werden – oder hast du eher Lust auf unpersönlichen, schnellen Sex? Erlaubt ist, was gefällt und niemandem schadet.

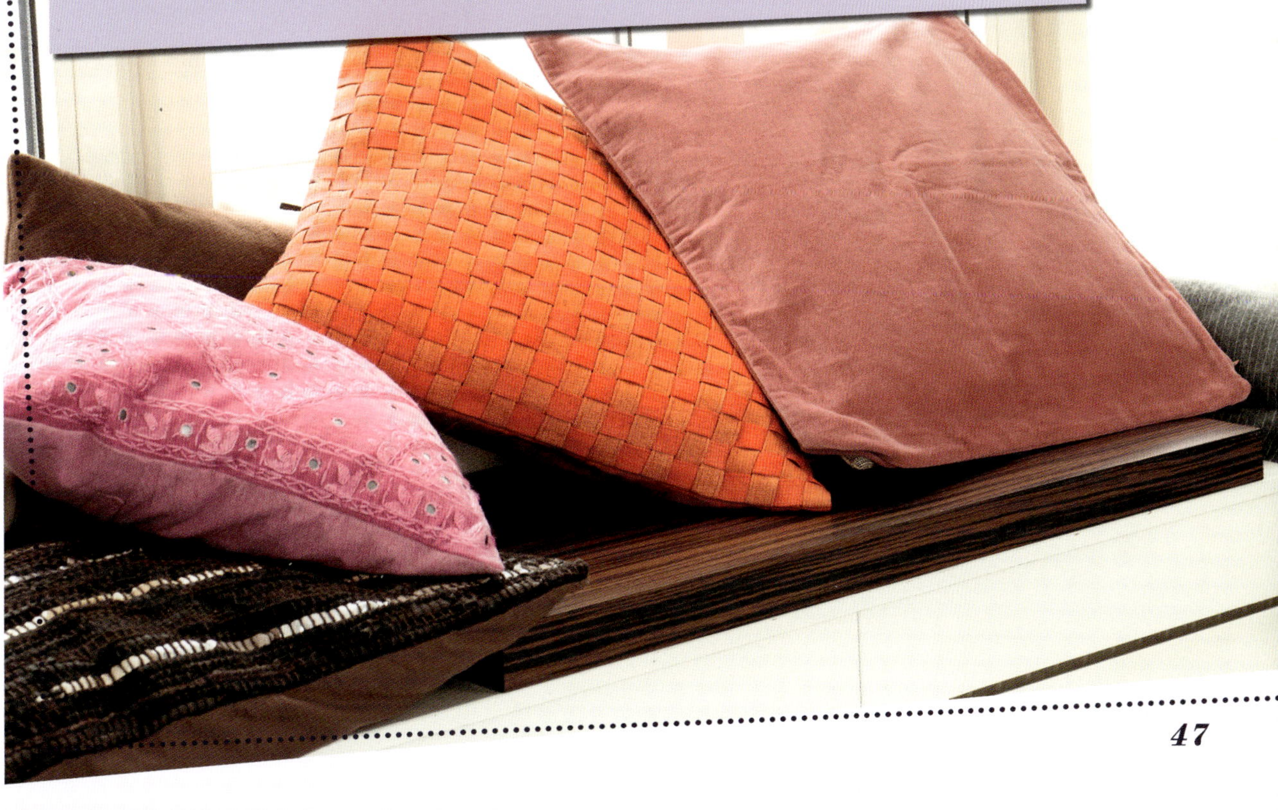

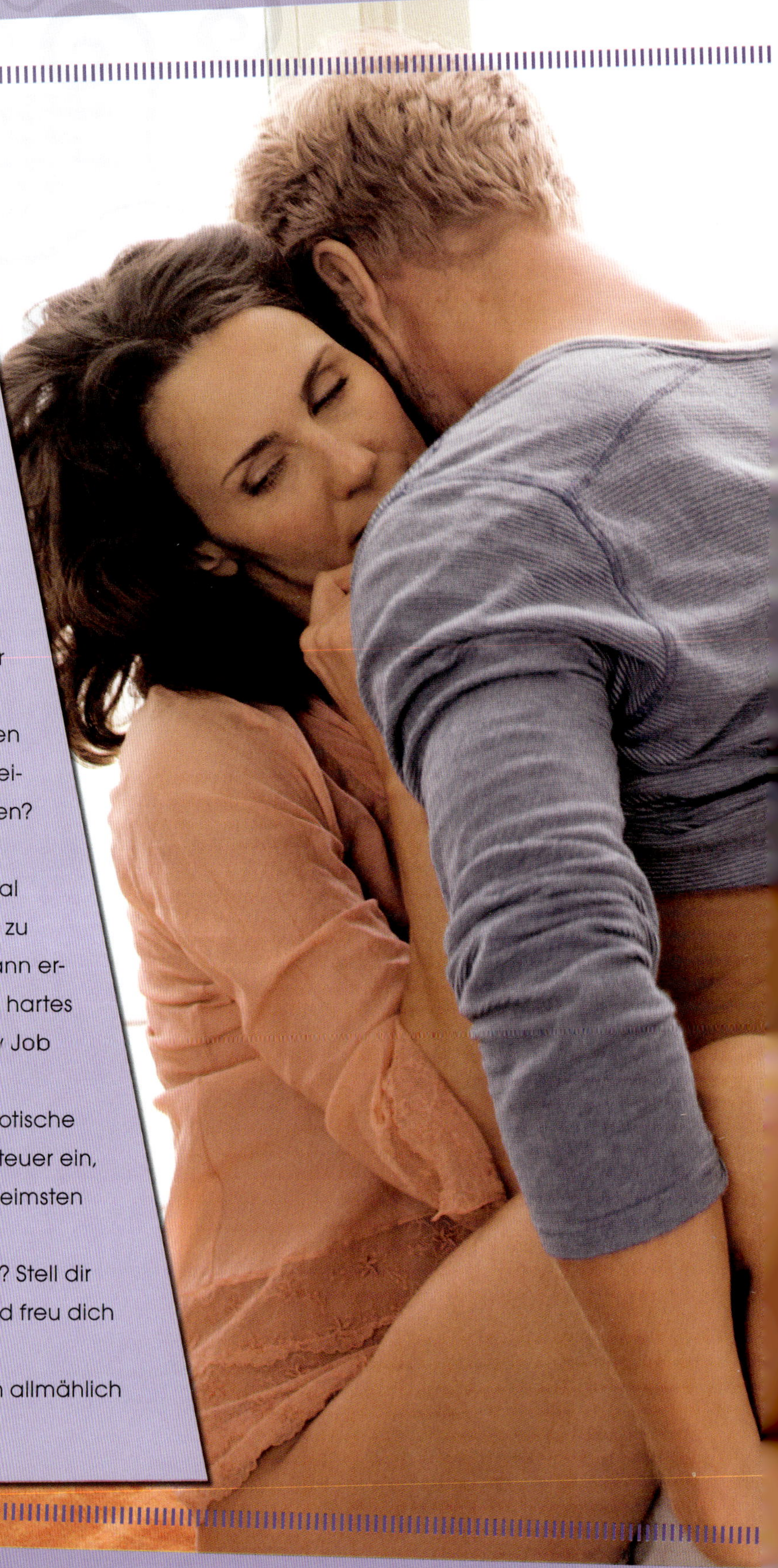

- Gibt es etwas, das du schon immer mal erleben wolltest?
- Wie fühlst du dich dabei, wenn du dein Kopfkino ansiehst?
- Stell dir vor, wie du an verschiedenen Körperstellen erotisch oder sexuell berührt wirst.
- An welchen Körperstellen wirst du besonders gern geküsst oder gestreichelt?
- Magst du es gern ein wenig härter? Erlaube dir alle Gefühle, die in dir aufsteigen.
- Hast du Lust auf mehrere Menschen gleichzeitig? Wie wäre es mit einer kleinen Orgie? Kannst du dir das vorstellen? Macht diese Fantasie dich an?
- Vielleicht hast du als Frau auch mal Lust darauf, einen weiblichen Körper zu erkunden? Oder möchtest du als Mann erkunden, wie es sich anfühlt, über ein hartes Sixpack zu streicheln und einen Blow Job zu geben?
- Erlebe deine ganz persönliche erotische Fantasie und lass dich auf ein Abenteuer ein, in dem du der Regisseur deiner geheimsten Wünsche bist.
- Wie sollte dein Abenteuer enden? Stell dir einen gelungenen Abschied vor und freu dich auf das nächste Mal!
- Räkle dich genüsslich und komm allmählich wieder in der Gegenwart an.

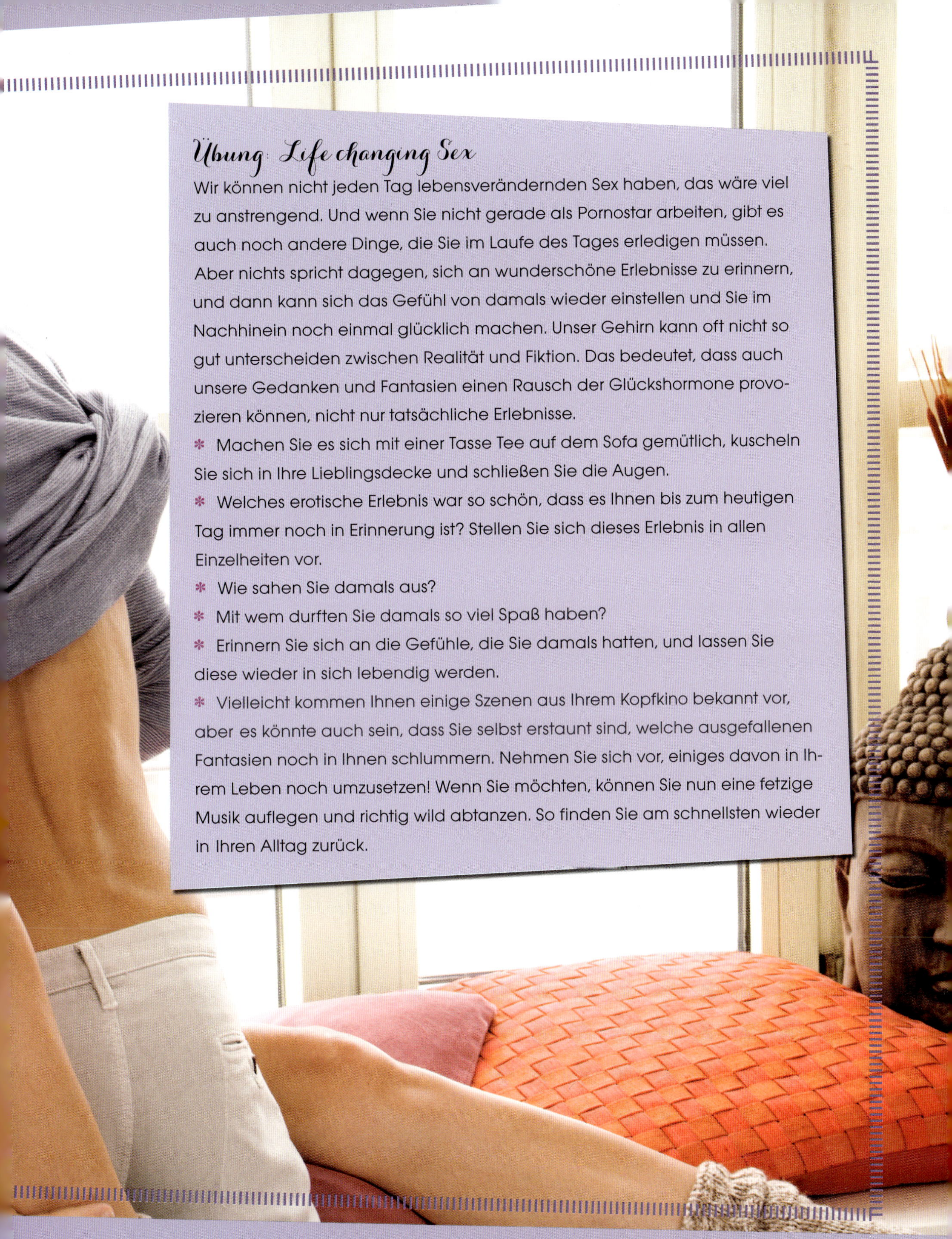

Übung: Life changing Sex

Wir können nicht jeden Tag lebensverändernden Sex haben, das wäre viel zu anstrengend. Und wenn Sie nicht gerade als Pornostar arbeiten, gibt es auch noch andere Dinge, die Sie im Laufe des Tages erledigen müssen. Aber nichts spricht dagegen, sich an wunderschöne Erlebnisse zu erinnern, und dann kann sich das Gefühl von damals wieder einstellen und Sie im Nachhinein noch einmal glücklich machen. Unser Gehirn kann oft nicht so gut unterscheiden zwischen Realität und Fiktion. Das bedeutet, dass auch unsere Gedanken und Fantasien einen Rausch der Glückshormone provozieren können, nicht nur tatsächliche Erlebnisse.

- Machen Sie es sich mit einer Tasse Tee auf dem Sofa gemütlich, kuscheln Sie sich in Ihre Lieblingsdecke und schließen Sie die Augen.
- Welches erotische Erlebnis war so schön, dass es Ihnen bis zum heutigen Tag immer noch in Erinnerung ist? Stellen Sie sich dieses Erlebnis in allen Einzelheiten vor.
- Wie sahen Sie damals aus?
- Mit wem durften Sie damals so viel Spaß haben?
- Erinnern Sie sich an die Gefühle, die Sie damals hatten, und lassen Sie diese wieder in sich lebendig werden.
- Vielleicht kommen Ihnen einige Szenen aus Ihrem Kopfkino bekannt vor, aber es könnte auch sein, dass Sie selbst erstaunt sind, welche ausgefallenen Fantasien noch in Ihnen schlummern. Nehmen Sie sich vor, einiges davon in Ihrem Leben noch umzusetzen! Wenn Sie möchten, können Sie nun eine fetzige Musik auflegen und richtig wild abtanzen. So finden Sie am schnellsten wieder in Ihren Alltag zurück.

Sinnliche Selbstmassage

Erotik und Sinnlichkeit beginnen immer bei Ihnen selbst. Je besser Sie Ihren eigenen Körper kennen, desto leichter fällt es Ihnen, auch Ihrem Partner liebevolles Feedback zu geben zu dem, was Ihnen gut tut und was Sie total anmacht. Deshalb ist es wichtig, den eigenen Körper auch regelmäßig zu berühren, denn nur so lernen Sie Ihre eigenen Bedürfnisse kennen.
Beim Liebesspiel sprechen unsere Körper miteinander. Und wenn Sie an sich selbst ausprobiert haben, wie Sie zärtlich über die Haut streicheln oder ein wenig fester drücken und kneten, dann gelingt das auch bei Ihrem Partner viel besser. So kann Berührung zu einem ganz natürlichen Instrument der sinnlichen Kommunikation werden und Sie können dem anderen mit den Händen eine Liebesgeschichte erzählen.

> Sich selbst *zuzulächeln*, wirkt heilsam und verjüngend, *als ob man in Liebe* baden würde.
>
> (Mantak Chia)[1]

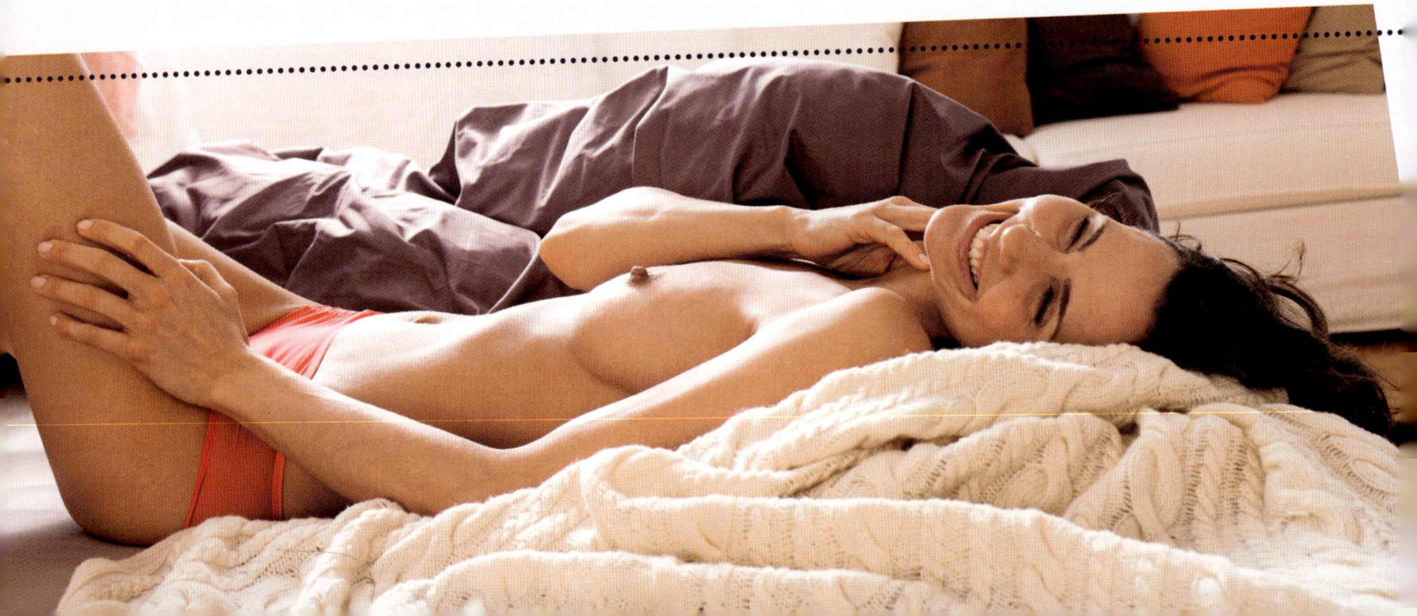

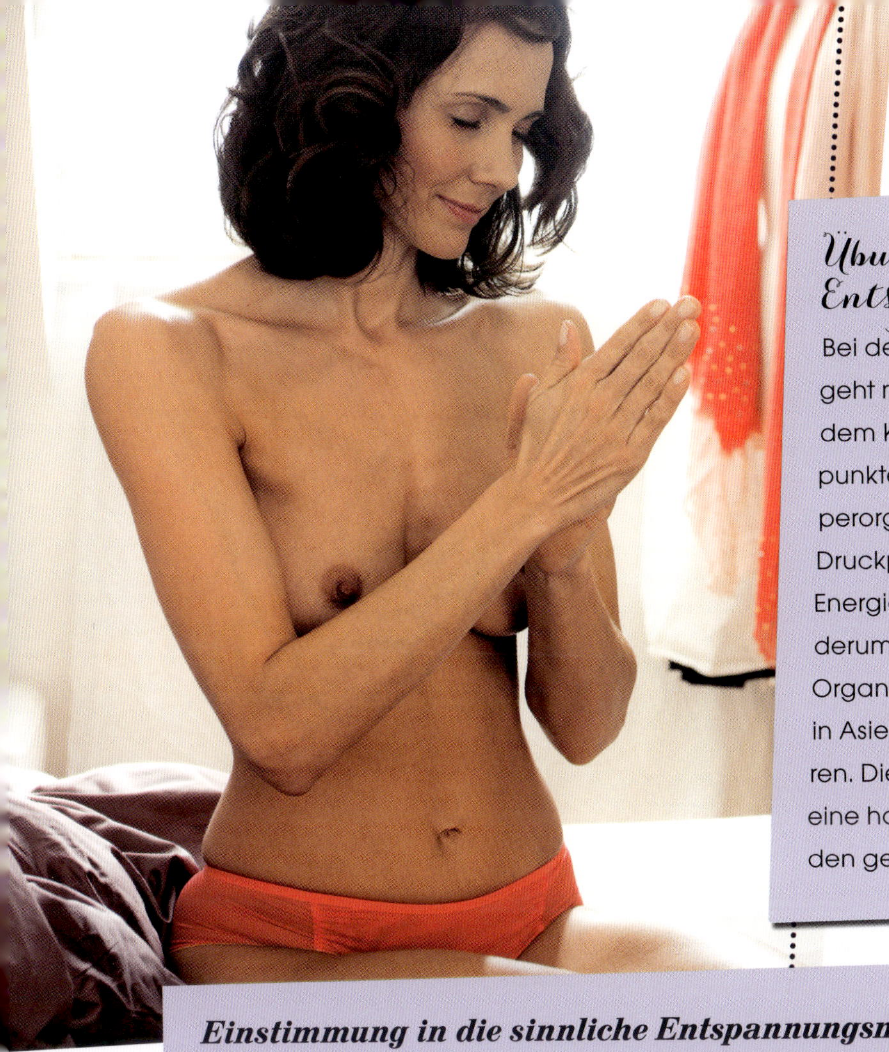

Übung: Sinnliche Shiatsu-Entspannungsmassage

Bei der asiatischen Shiatsu-Massage geht man davon aus, dass sich auf dem Körper wichtige Akupressurpunkte befinden, die mit den Körperorganen verbunden sind. Diese Druckpunkte auf der Haut sind mit Energiebahnen verbunden, die wiederum einen Einfluss auf die inneren Organe haben. Deshalb ist Akupressur in Asien ein traditionelles Heilverfahren. Die Berührung dieser Punkte soll eine harmonisierende Wirkung auf den gesamten Organismus haben.

Einstimmung in die sinnliche Entspannungsmassage

Sie brauchen: eine Yogamatte, Sie können aber genauso gut auf einem Stuhl oder einem Sofa sitzen; einen Spiegel, eventuell etwas Gleitcreme und einige Sextoys; bequeme Kleidung (falls Sie bei der Massage nicht lieber nackt sind) und etwa 20 Minuten Zeit.

- Setzen Sie sich im Schneidersitz bequem auf Ihre Matte. Wenn Sie mögen, können Sie sich auch einfach auf einen Stuhl setzen. Wichtig ist es, dass Ihre Wirbelsäule aufgerichtet ist und Sie ohne Anspannung sitzen.
- Schließen Sie die Augen und atmen Sie einige Male sehr bewusst ein und aus. Spüren Sie, wie Sie innerlich ruhiger werden und ganz bei sich selbst ankommen.
- Konzentrieren Sie sich jetzt auf das Ausatmen und stellen Sie sich dabei vor, wie Sie bei jedem Ausatmen alle Sorgen und Belastungen abgeben.
- Konzentrieren Sie sich bei jedem Einatmen darauf, dass Sie Freude, Harmonie und Liebe einatmen.

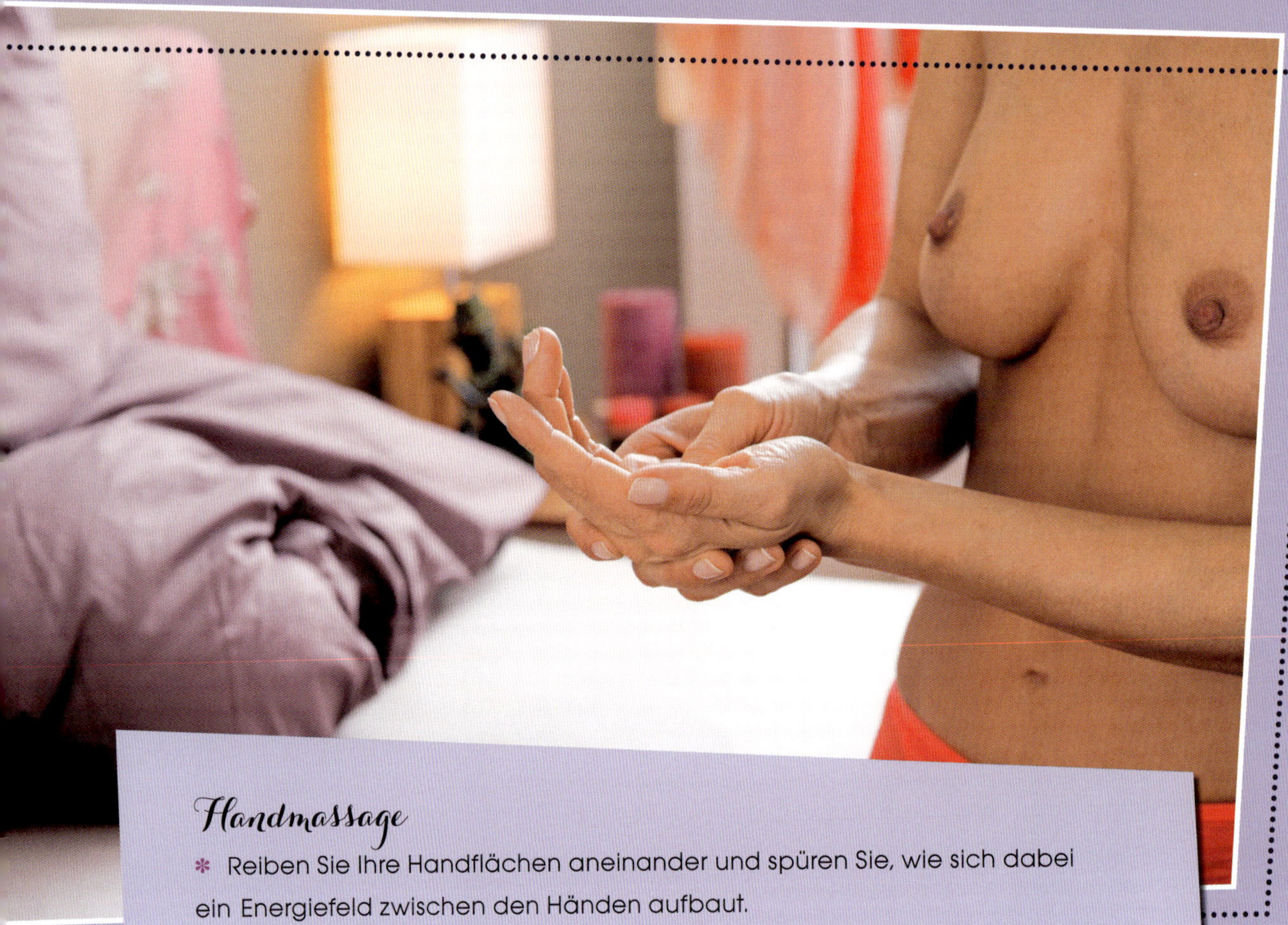

Handmassage

* Reiben Sie Ihre Handflächen aneinander und spüren Sie, wie sich dabei ein Energiefeld zwischen den Händen aufbaut.
* Beginnen Sie, mit der rechten Hand Ihre linke Hand zu massieren. Spüren Sie, wo die Hand sich weich anfühlt, wo sie knochig und härter ist.
* Ziehen Sie die einzelnen Finger in die Länge und dehnen Sie die Handfläche, indem Sie die Finger leicht nach hinten drücken.
* Massieren Sie jetzt den Punkt in der Mitte Ihrer Handfläche. Er ist mit dem Herzkreislauf verbunden. Wenn Sie ihn stimulieren, schenkt das Wohlbefinden und innere Gelassenheit.
* Wenn Sie nun Zeigefinger und Daumen zusammendrücken, werden Sie eine kleine Muskelverdickung außen auf der Hand erkennen. Massieren Sie diese Stelle mit dem Daumen der rechten Hand. Dies ist der Dickdarmpunkt, die Massage an dieser Stelle ist oft ein wenig schmerzhaft, regt aber die Verdauung und das Immunsystem an.
* Massieren Sie nun Ihre rechte Hand auf dieselbe Art.
* Massieren Sie jede Hand mindestens zwei bis drei Minuten lang, wenn Sie mögen, auch länger.

Durch Klopfmassage den Energiefluss anregen

Sie befinden sich immer noch in der Sitzhaltung. Die folgende Klopfmassage stimuliert die Thymusdrüse und stärkt Ihr Immunsystem. In der Thymusdrüse werden die T- und die B-Lymphozyten gebildet. Diese Abwehrzellen zirkulieren im Blutkreislauf und vernichten körperfremde Erreger.

* Ballen Sie die rechte Hand locker zur Faust und beklopfen Sie damit Ihren ganzen Körper: Wandern Sie vom Arm zum Nacken, zu Brust, Bauch, Rücken und Beinen. Zum Abschluss klopfen Sie mit beiden Händen auf das Brustbein wie ein Gorilla, und lassen dabei Töne aus Ihrem Mund kommen.

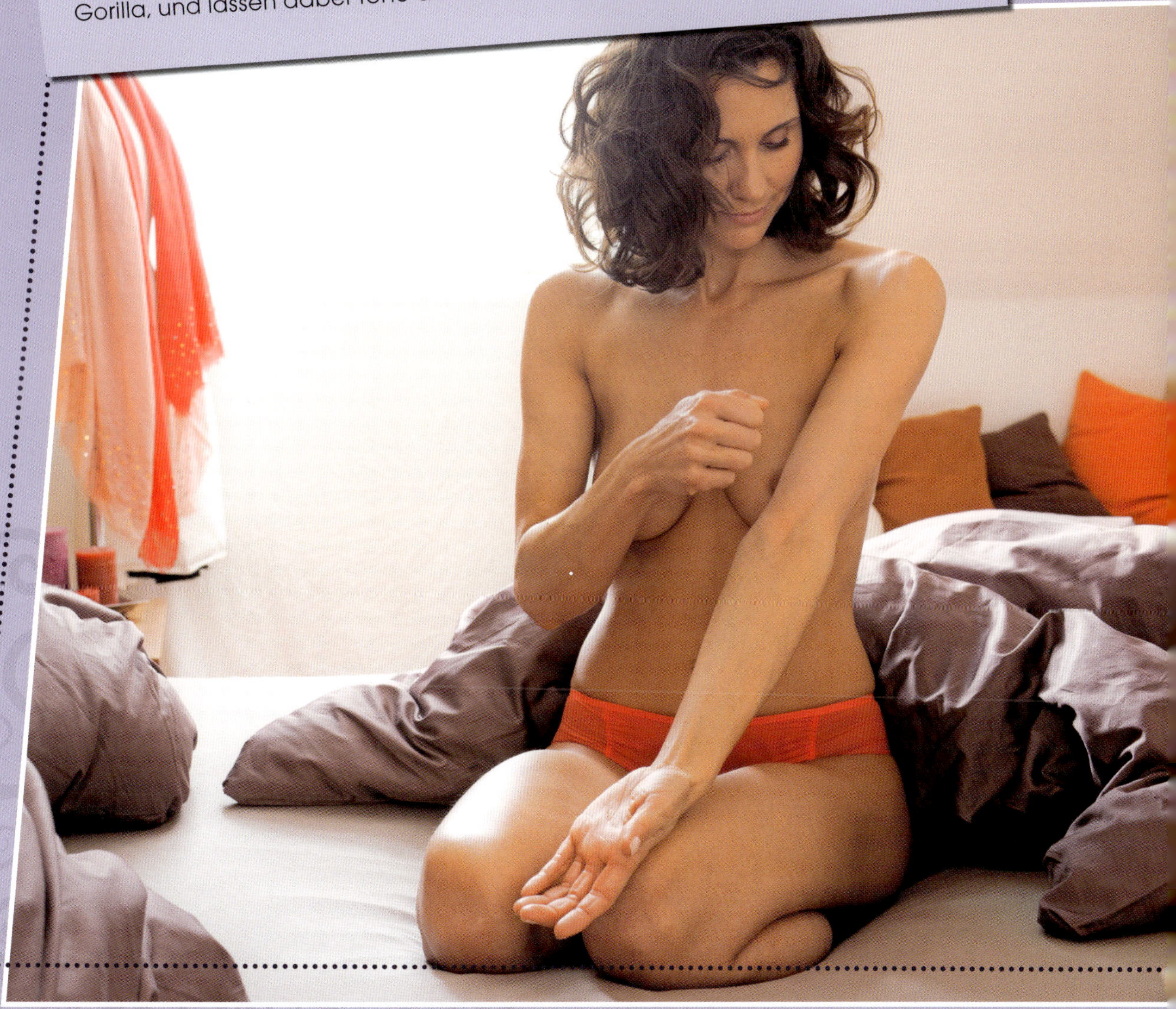

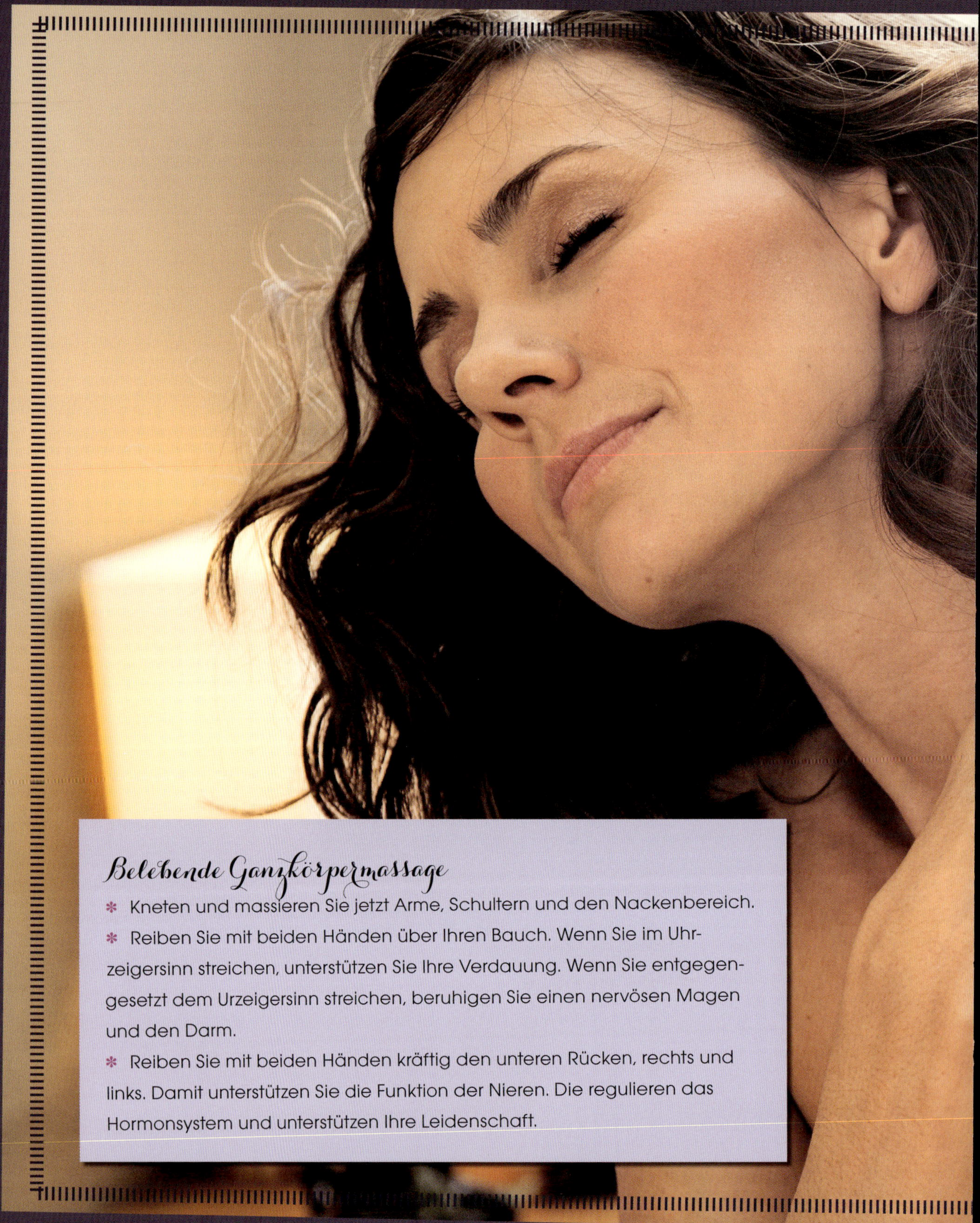

Belebende Ganzkörpermassage

- Kneten und massieren Sie jetzt Arme, Schultern und den Nackenbereich.
- Reiben Sie mit beiden Händen über Ihren Bauch. Wenn Sie im Uhrzeigersinn streichen, unterstützen Sie Ihre Verdauung. Wenn Sie entgegengesetzt dem Urzeigersinn streichen, beruhigen Sie einen nervösen Magen und den Darm.
- Reiben Sie mit beiden Händen kräftig den unteren Rücken, rechts und links. Damit unterstützen Sie die Funktion der Nieren. Die regulieren das Hormonsystem und unterstützen Ihre Leidenschaft.

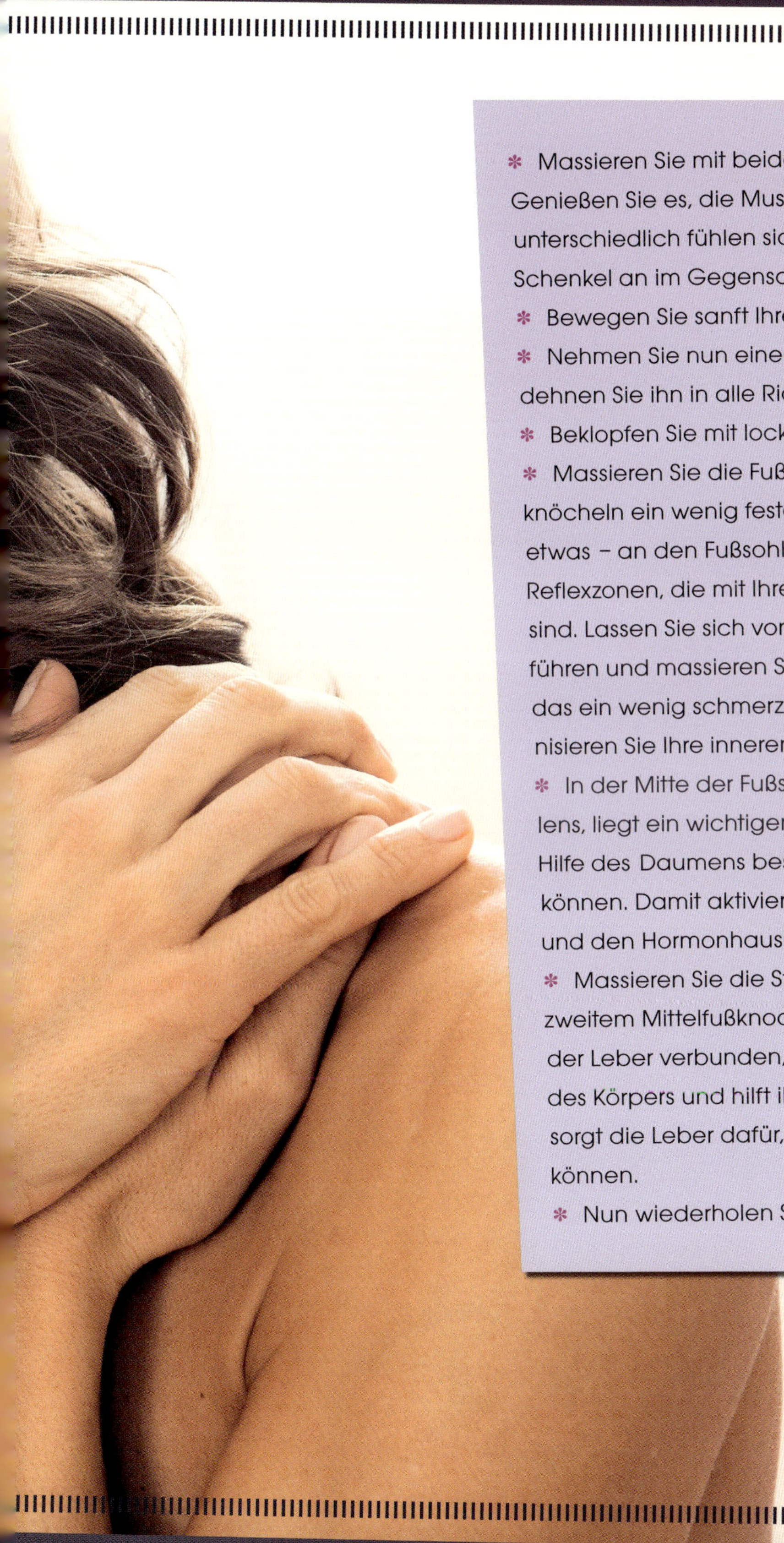

* Massieren Sie mit beiden Händen Ihre Beine. Genießen Sie es, die Muskeln zu spüren. Wie unterschiedlich fühlen sich die Innenseiten der Schenkel an im Gegensatz zu den Außenseiten?
* Bewegen Sie sanft Ihre Kniescheiben im Kreis.
* Nehmen Sie nun einen Fuß in die Hand und dehnen Sie ihn in alle Richtungen.
* Beklopfen Sie mit lockerer Faust die Fußsohle.
* Massieren Sie die Fußsohle mit den Handknöcheln ein wenig fester. Drücken Sie ruhig etwas – an den Fußsohlen sitzen viele wichtige Reflexzonen, die mit Ihren Organen verbunden sind. Lassen Sie sich von Ihrer eigenen Intuition führen und massieren Sie auch Stellen, an denen das ein wenig schmerzhafter ist. Damit harmonisieren Sie Ihre inneren Organe.
* In der Mitte der Fußsohle, unterhalb des Ballens, liegt ein wichtiger Nierenpunkt, den Sie mit Hilfe des Daumens besonders intensiv stimulieren können. Damit aktivieren Sie Ihre Körperenergie und den Hormonhaushalt.
* Massieren Sie die Stelle zwischen erstem und zweitem Mittelfußknochen. Dieser Punkt ist mit der Leber verbunden, unterstützt die Spannkraft des Körpers und hilft ihm zu entgiften. Außerdem sorgt die Leber dafür, dass Gefühle frei fließen können.
* Nun wiederholen Sie das alles am anderen Fuß.

Gesichtsmassage

Diese Selbstmassage unterstützt Ihr Wohlbefinden und Ihre Sinnlichkeit. Nehmen Sie sich mindestens einmal pro Woche Zeit, um sich zu regenerieren.

* Reiben Sie Ihre Ohrläppchen ganz fest. Damit stimulieren Sie die Nieren und bekommen viel Energie.
* Trommeln Sie mit den Fingerspitzen über Ihre Kopfhaut und stellen Sie sich dabei vor, dass erfrischende Regentropfen auf Sie niederfallen. Das hilft prima, um wach zu werden.
* Legen Sie beide Handflächen nebeneinander auf Ihr Gesicht, die Fingerspitzen zeigen nach oben zur Stirn. Jetzt ziehen Sie die Hände nach rechts und links etwa sechsmal langsam auseinander. Stellen Sie sich dabei vor, wie Sie sich von aller Anspannung und jeglichem Stress befreien.
* Die Hände liegen an den Schläfen. Schieben Sie mit den Fingerspitzen die Stirn leicht nach oben. Spüren Sie, wie sich dadurch die Atmung verbessert.

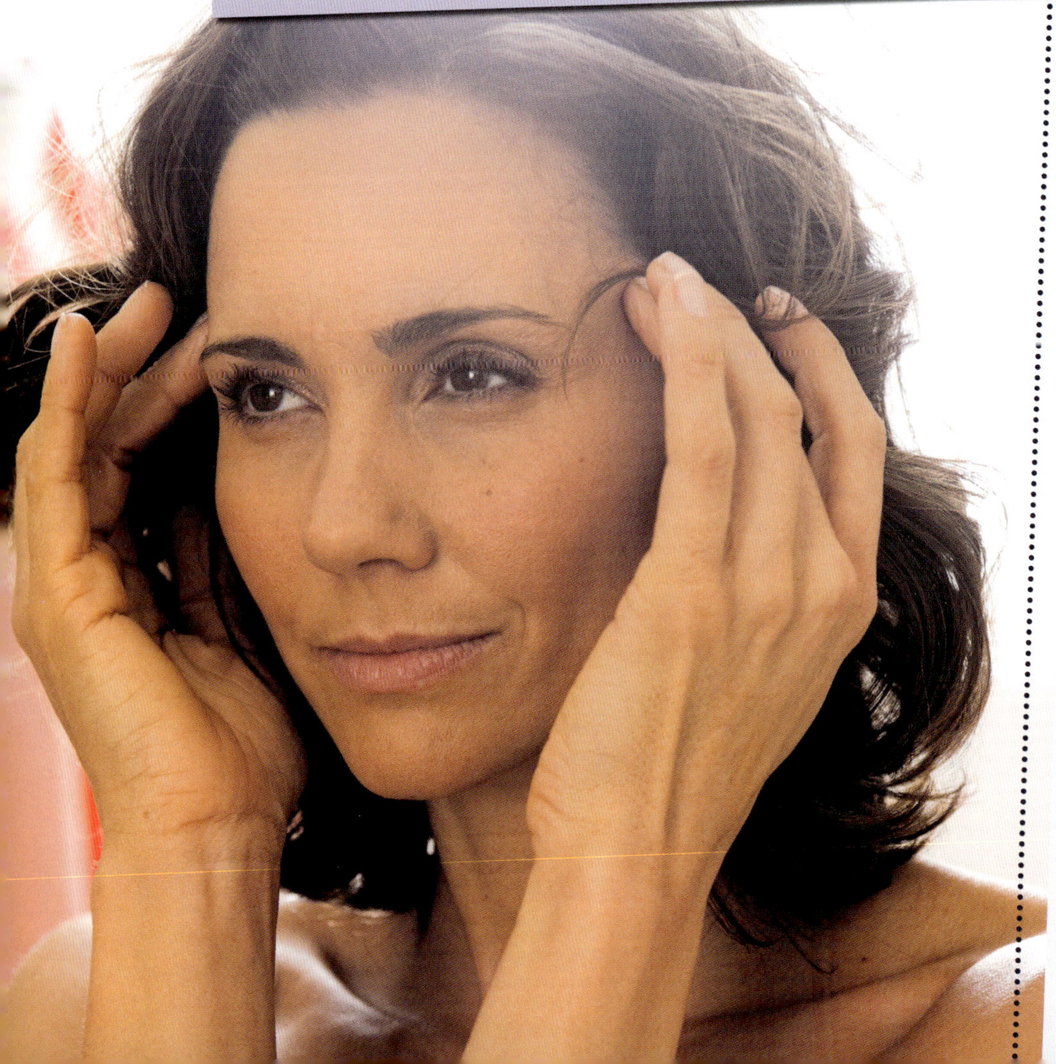

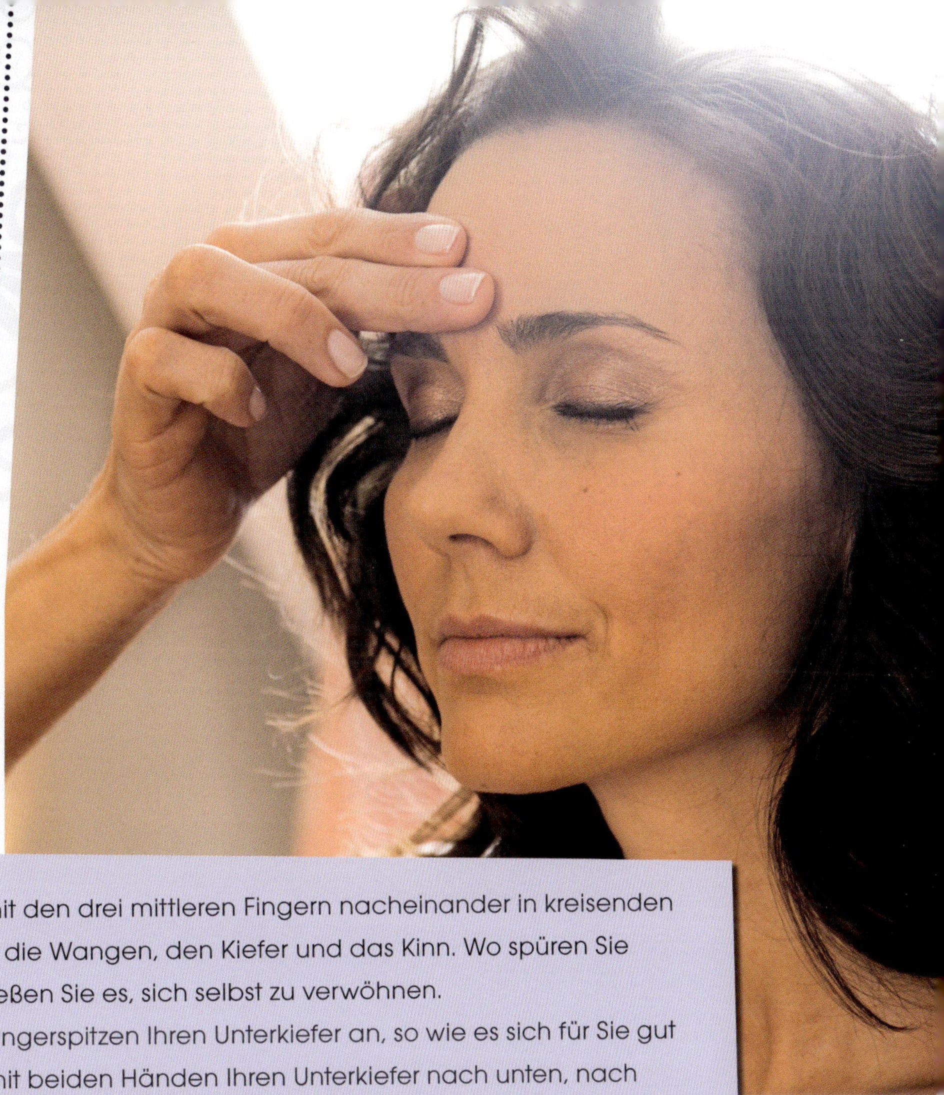

* Massieren Sie jetzt mit den drei mittleren Fingern nacheinander in kreisenden Bewegungen Ihre Stirn, die Wangen, den Kiefer und das Kinn. Wo spüren Sie Verspannungen? Genießen Sie es, sich selbst zu verwöhnen.
* Fassen Sie mit den Fingerspitzen Ihren Unterkiefer an, so wie es sich für Sie gut anfühlt. Bewegen Sie mit beiden Händen Ihren Unterkiefer nach unten, nach rechts und nach links.
* Massieren Sie jetzt mit dem Mittelfinger der rechten oder linken Hand den Punkt zwischen den Augenbrauen, das sogenannte »Dritte Auge«. Schließen Sie die Augen und konzentrieren Sie sich auf das, was sie fühlen. Das »Dritte Auge« aktiviert Ihre Intuition und verbindet Sie mit Ihrem Unterbewusstsein.
* Etwa einen Fingerbreit neben dem äußeren Ende der Augenbrauen können Sie kleine Vertiefungen fühlen. Massieren Sie diese beiden Kuhlen leicht mit Ihren Mittelfingern. Das wirkt stimmungsaufhellend, verstärkt die Lebensfreude und hilft gegen Kopfschmerzen.
* Drücken Sie jetzt mit den Mittelfingern auf die beiden Punkte neben den Nasenflügeln – das aktiviert Lunge und Dickdarm. Sie stärken so Ihr Immunsystem und verbessern die Atmung.
* Wie fühlen Sie sich jetzt? Sitzen Sie einen Moment still und lassen Sie die Berührungen nachwirken.

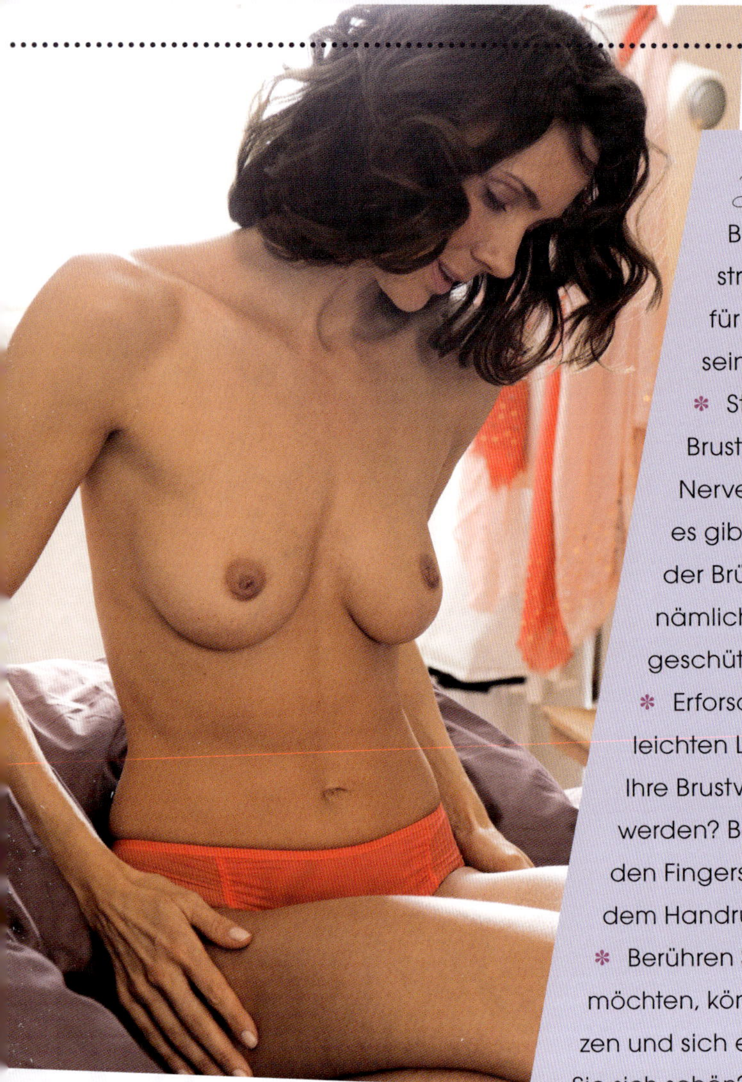

Anregende erotische Massage

Beginnen Sie damit, über Ihre Brüste zu streicheln. Das kann für Frauen und auch für Männer ein sehr anregendes Gefühl sein. Wie fühlt sich das für Sie an?

* Stimulieren Sie mit den Fingern Ihre Brustwarzen. Die Brustwarzen sind durch Nervenbahnen mit der Klitoris verbunden und es gibt Frauen, die allein durch das Streicheln der Brüste zum Orgasmus kommen. Dabei wird nämlich das Kuschelhormon Oxytocin ausgeschüttet, und das sorgt für Glücksgefühle.
* Erforschen Sie Ihre Brüste: Mögen Sie einen leichten Lustschmerz? Gefällt es Ihnen, wenn Ihre Brustwarzen ein wenig in die Länge gezogen werden? Berühren Sie Ihre Brüste ganz sanft mit den Fingerspitzen, mit der ganzen Hand oder mit dem Handrücken.
* Berühren Sie jetzt Ihren Genitalbereich. Wenn Sie möchten, können Sie sich auch vor einen Spiegel setzen und sich einmal ganz genau betrachten. Finden Sie sich schön? Spreizen Sie die Beine, betrachten Sie sich von allen Seiten.
* Seien Sie neugierig auf Ihre intimsten Körperstellen und berühren Sie sich liebevoll. Viele Menschen sind sehr zielorientiert und auf einen Orgasmus fixiert, wenn sie sich im Genitalbereich anfassen. Versuchen Sie diesmal nicht, sich mechanisch zum Höhepunkt zu masturbieren, sondern sich auf eine neue Weise zu erforschen.
* Ziehen Sie Ihren Penis oder Ihre Lustlippen in die Länge.
* Drücken und kneten Sie Ihre Hoden, Eichel, Penis oder Ihre Lustlippen und die Klitoris.
* Streichen Sie ganz zart mit den Fingerkuppen über Ihre intimsten Stellen. Wie fühlt es sich an, wenn Sie sich nun ein wenig kratzen oder kneifen?

- Wie fühlt sich Ihr Intimbereich an? Welche Stellen sind weicher, fleischiger, zarter?
- Nehmen Sie ein wenig Gleitgel und erregen Sie sich so, wie es Ihnen die größte Lust macht.
- Spielen Sie mit Ihrem Anus. Wie fühlt es sich an, in die Rosette einzudringen? Ist das für Sie neu?
- Wie fühlt es sich an, wenn Sie mehrere Stellen Ihres Körpers gleichzeitig stimulieren, also zum Beispiel die Brustwarzen und die Klitoris. Oder den Penis und gleichzeitig den Anus?
- Gibt es Stellen an Ihrem Körper, die Sie nicht gern anfassen?
- Berühren Sie sich an einer Stelle Ihres Körpers, die Ihnen eher fremd ist. Wie fühlt sich das für Sie an?
- Vielleicht haben Sie nun auch Lust darauf, mit einem Sextoy zu spielen. Bitte achten Sie darauf, dass Sie dann nur ein Gleitmittel auf Wasserbasis benutzen und nicht auf Silikonbasis, damit Ihr Lieblingsspielzeug nicht darunter leidet.
- Wie wäre es, wenn Sie mit zwei Sextoys gleichzeitig spielen? Sie könnten beispielsweise einen Analplug benutzen und gleichzeitig mit einem Vibrator die Klitoris stimulieren. Als Mann wäre es vielleicht spannend, wenn Sie Ihren Penis mit der Hand massieren und gleichzeitig mit einem Spezialvibrator Ihre Prostata stimulieren.
- Verändern Sie Ihre Körperhaltung. Wie ist es, wenn Sie sich auf dem Rücken liegend Lust verschaffen, im Sitzen, in Bauchlage oder sogar im Stehen?
- Jeder Orgasmus fühlt sich anders an. Spielen Sie mit Ihrem Höhepunkt: Kommen Sie, wann immer Sie wollen, und genießen Sie Ihre Lust!

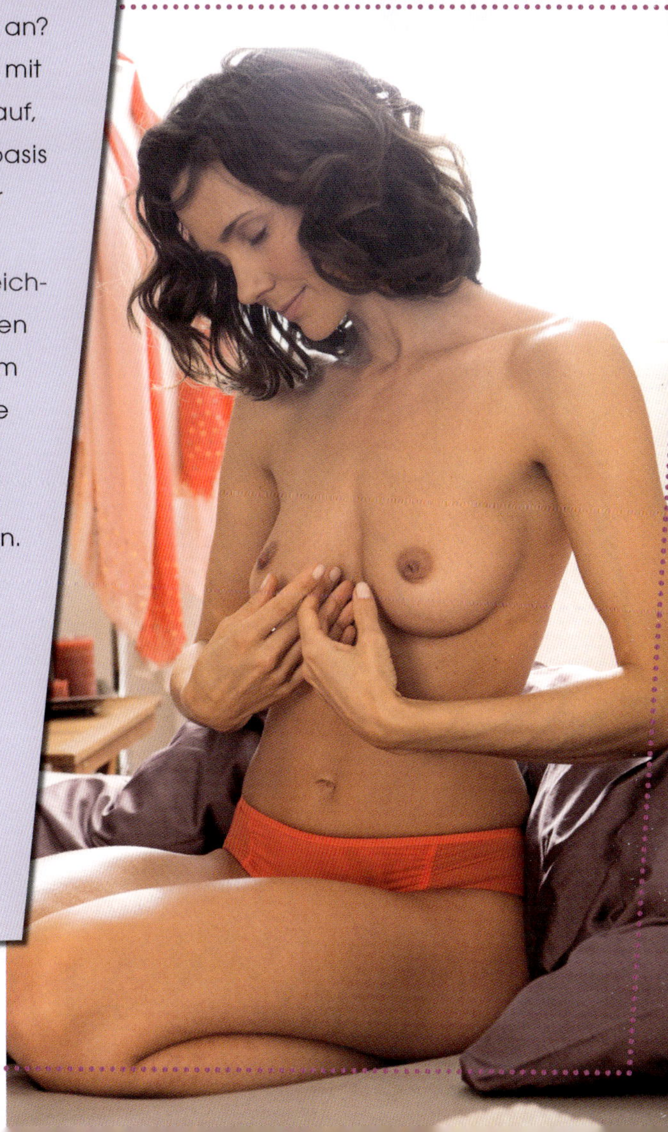

Mein erotisches Tagebuch

Als kleines Mädchen hatte ich in der Schule ein Poesiealbum, in das ich mir von allen Freundinnen einen persönlichen Beitrag wünschte. Jeder bekam eine Doppelseite zur Gestaltung: Die linke Seite war für die grafische Gestaltung vorgesehen und auf die rechte Hälfte wurden in Schönschrift romantische Sprüche geschrieben wie etwa: »Als ich eine Rose sah und mir in den Finger stach, habe ich mit Blut geschrieben: Ich werde dich für immer lieben!«

Die Erinnerung an so manches schöne Erlebnis findet sich in erotischen Tagebüchern ...

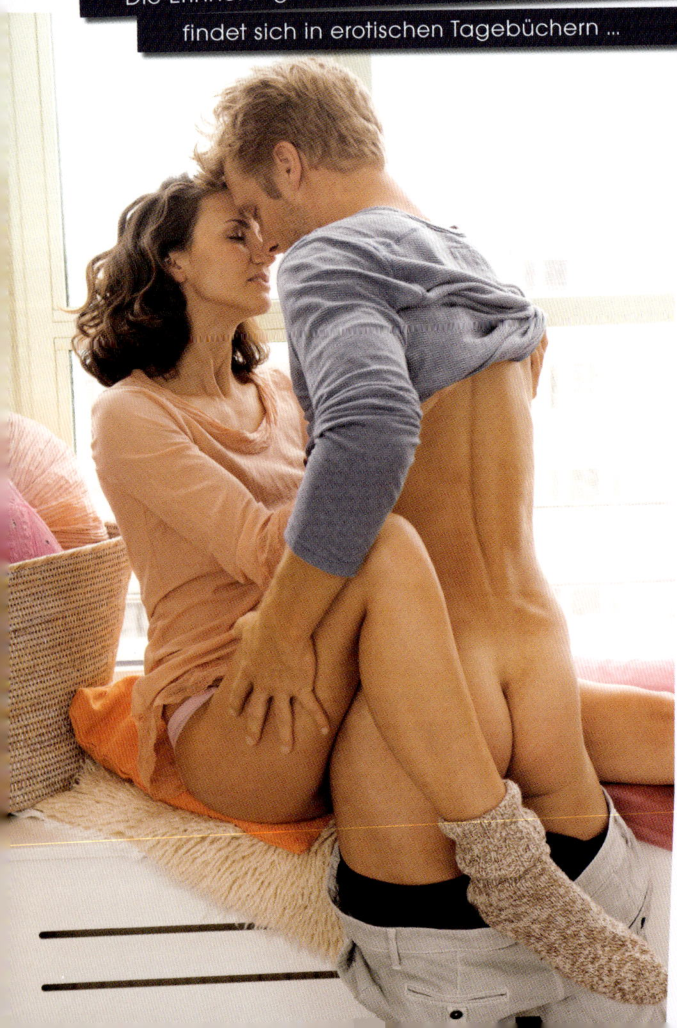

Ewige Liebe schwor ich damals natürlich keinem Jungen, sondern meiner besten Freundin und in der Tat überdauerten meine Frauenfreundschaften so manche Liebesbeziehung. Als Teenager legte ich mir später ein teures Tagebuch mit einem grünen Ledereinband zu und am besten fand ich daran, dass es mit einem Schloss und dem dazu passenden Schlüssel versehen war. So konnte ich mir meinen ersten Liebeskummer von der Seele schreiben, ohne Angst haben zu müssen, dass meine neugierige Mutter davon Wind bekam und sich in mein Liebesleben einzumischen drohte. Später im Studium musste ich so viele Hausarbeiten abliefern, dass mir die Lust am privaten Schreiben ein wenig verging und seit dann das Internet aufkam, habe ich sowieso kaum mehr etwas per Hand geschrieben. Schade eigentlich. Weil mir das Handschriftliche irgendwann fehlte, begann ich vor einigen Jahren wieder damit, ein Tagebuch zu führen. Darin schrieb ich meine geheimsten Wünsche und Erlebnisse auf, insbesondere alles, was mit Erotik und Sinnlichkeit zu tun hatte.

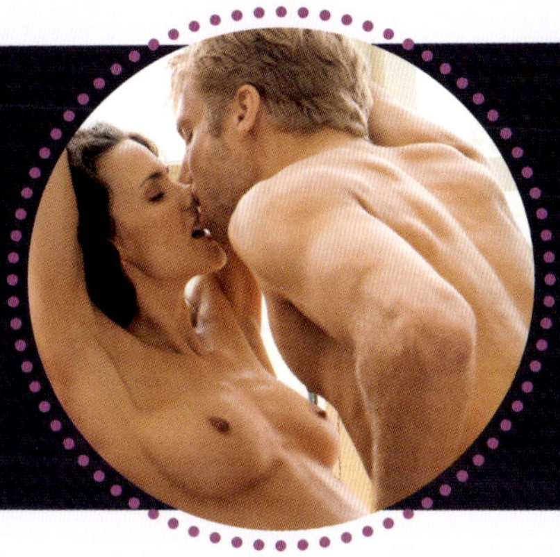

Wenn Sie Ihre erotischen Erlebnisse und Wünsche in Worte fassen, werden Sie diese Erfahrungen auch in Ihr Leben einladen.

Wenn ich von Zeit zu Zeit rückblickend in meinem Buch blättere, dann finde ich es sehr aufschlussreich, was mich damals bewegt hat, welche Wünsche sich erfüllt haben und welche Sehnsüchte immer noch gelebt werden möchten. Ich habe für mich festgestellt, dass es wichtig ist, sich immer wieder ganz bewusst Zeit zu nehmen für Sinnesfreuden.
Oft stehe ich vor der Qual der Wahl: Ich sollte einen Artikel schreiben! Ich müsste dringend meine Wohnung aufräumen! Die Sonne ruft und ich könnte an den See fahren! Sicher kennen Sie das Dilemma zwischen »Müssen« und »Wollen« ebenso gut. Meist entscheide ich mich für das, was mein Herz höher schlagen lässt, und das sind zwar oft die Dinge, die kein Geld bringen, aber die sich in mein Gedächtnis einprägen. Wenn wir eines Tages auf unser Leben zurückblicken, dann sind es nicht die Berge von gewaschener Wäsche, an die wir uns erinnern, sondern die Augenblicke, in denen wir geliebt haben.

Wenn wir uns etwas Schönes gönnen, bedeutet das auch, dass wir uns selbst lieben. Und erst dann sind wir auch fähig, einen anderen Menschen zu beglücken. Wenn wir gut auf uns selbst achten und uns auch immer wieder mit kleinen Dingen verwöhnen – mit einem kurzen Spaziergang in der ersten Frühlingssonne, einem Saunabesuch an einem frostigen Regentag –, dann bereiten wir uns auf die Liebe vor, sind entspannt und gut gelaunt. Menschen, die sich selbst gut behandeln, sind auch emotional nicht so bedürftig und stellen keine überzogenen Ansprüche an ihren Partner.
Denken Sie kurz einmal darüber nach, wann Sie in Ihrem Leben am glücklichsten waren. Für viele Menschen tauchen dann Erinnerungen an Zeiten auf, in denen sie verliebt waren und in denen sie sich von äußeren Zwängen befreit hatten. Wenn wir verliebt sind, dann ist uns fast alles andere egal und nur die Zeit mit unserem Liebsten zählt. Selbst wenn so einiges im Haushalt oder auch auf der Arbeit liegen geblieben ist: Die Welt ging dabei nicht unter und selbst wenn wir wenig Schlaf hatten, so unterstützte doch eine unbändige Lebensenergie uns bei allen unseren Aktivitäten.
In einen anderen Menschen verliebt zu sein, kann man nicht erzwingen, aber Sie können trotzdem so tun, als ob sie verliebt wären: in sich und in die kleinen Glücksmomente des Lebens, die man so oft übersieht. Legen Sie Ihren Fokus auf Sinnlichkeit und Erotik!

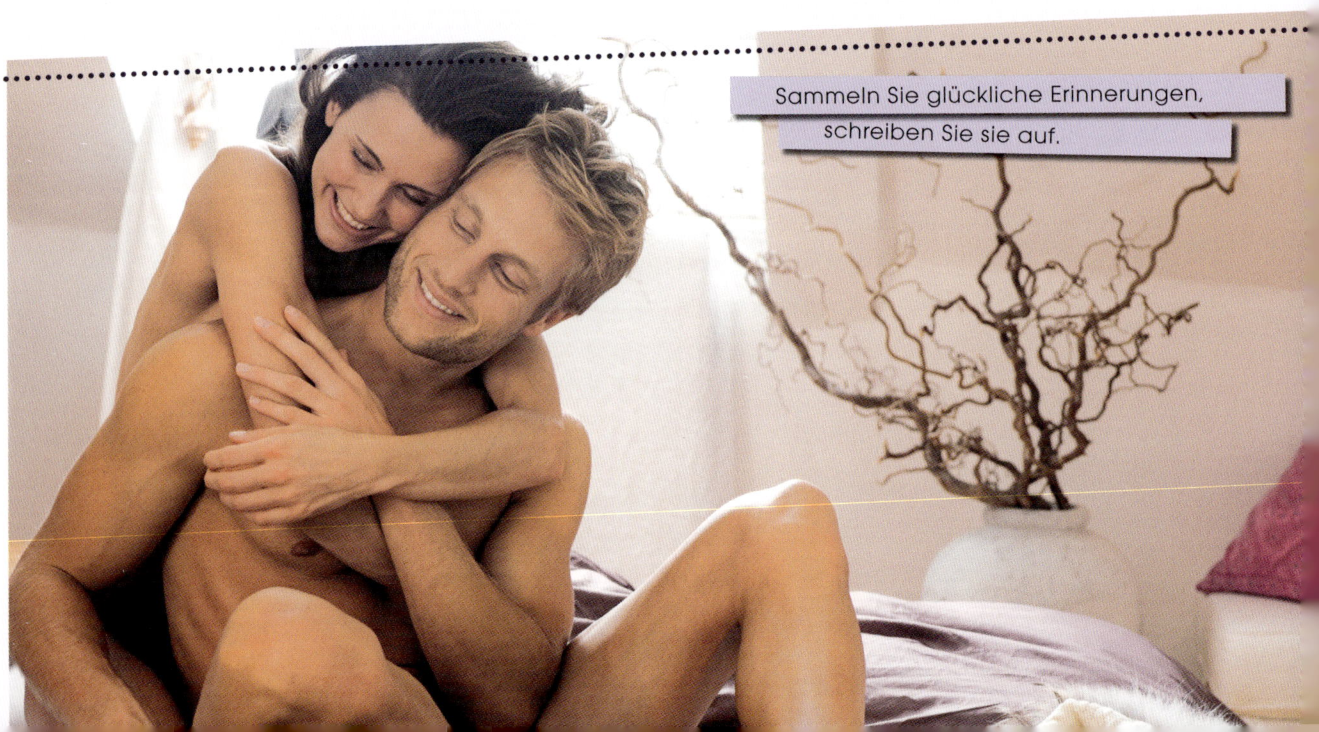

Sammeln Sie glückliche Erinnerungen, schreiben Sie sie auf.

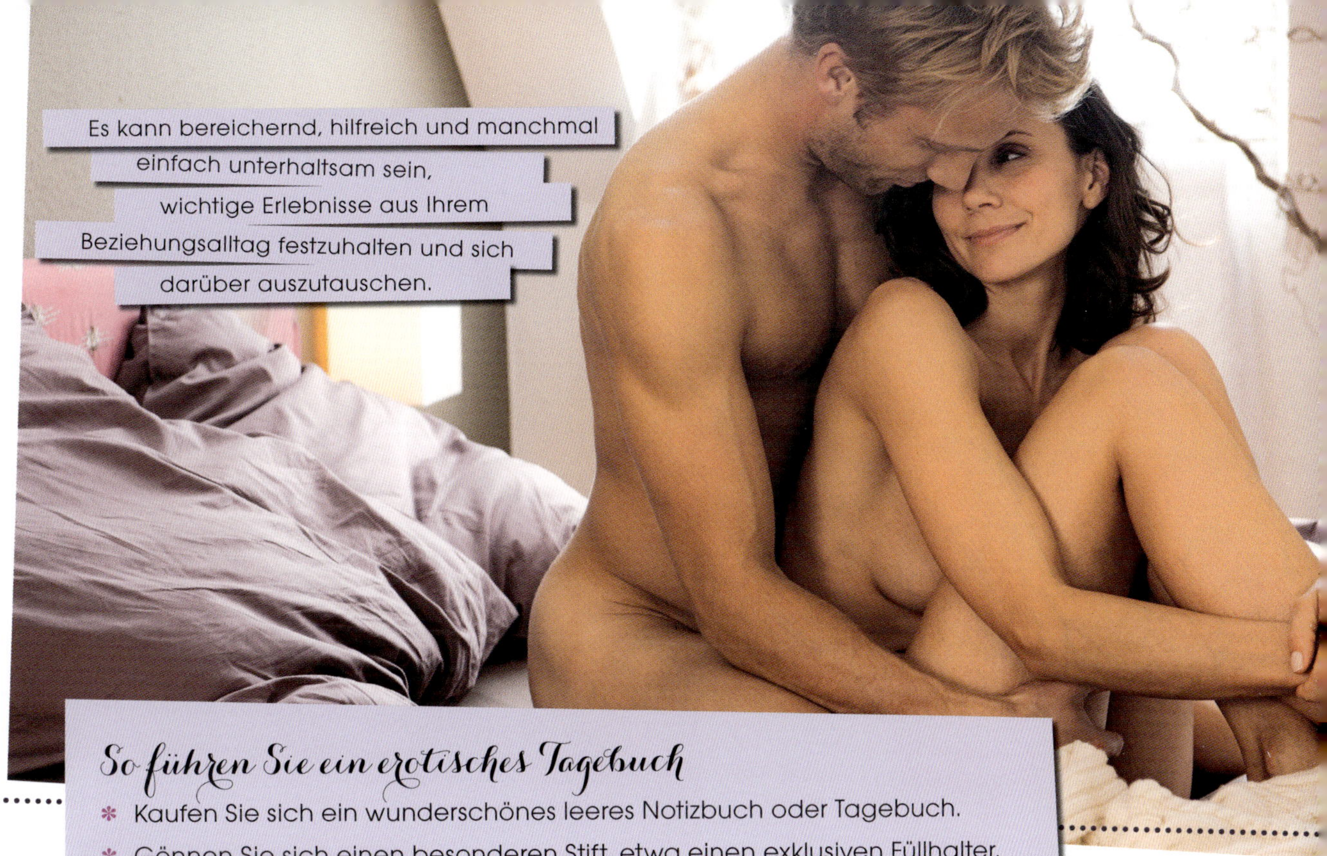

Es kann bereichernd, hilfreich und manchmal einfach unterhaltsam sein, wichtige Erlebnisse aus Ihrem Beziehungsalltag festzuhalten und sich darüber auszutauschen.

So führen Sie ein erotisches Tagebuch

- Kaufen Sie sich ein wunderschönes leeres Notizbuch oder Tagebuch.
- Gönnen Sie sich einen besonderen Stift, etwa einen exklusiven Füllhalter.
- Schreiben Sie alles auf, was Sie im Augenblick beschäftigt und mit dem Thema Sinnlichkeit und Erotik zu tun hat.
- Falls Sie allein sind: Wie sollte Ihr Traumpartner aussehen?
- Haben Sie eine erotische Fantasie, die Ihnen schon lange durch den Kopf spukt?
- Wenn Sie in einer Beziehung sind: Wie fühlen Sie sich momentan darin?
- Nehmen Sie sich vor, sich jeden Tag ein kleines sinnliches Erlebnis zu gönnen, und beschreiben Sie in Ihrem erotischen Tagebuch, welche Empfindungen Sie dabei hatten.
- Schauen Sie sich verschiedene Pornos an und schreiben Sie auf, was Ihnen daran gefallen hat und was Sie nicht so gut fanden.
- Überlegen Sie sich romantische Erlebnisse, die Sie gern mit Ihrem Partner umsetzen möchten.
- Wie gut kennen Sie Ihren Partner? Was findet er erregend?
- Gehen Sie in ein Erotikgeschäft und beschreiben Sie Ihre Eindrücke.
- Schmücken Sie Ihr Tagebuch mit erotischen Fotos und Bildern. Wenn Sie sich diese sinnlichen Seiten mal abends statt der Tagesschau ansehen, dann kommen Sie vielleicht in die Stimmung, Ihren Partner lustvoll zu verführen ...

Mit allen Sinnen lieben

SIE MÖCHTEN MIT IHREM PARTNER MEHR INNIGKEIT UND INTIMITÄT ERLEBEN? IN DIESEM KAPITEL FINDEN SIE PRICKELNDE ANREGUNGEN ...

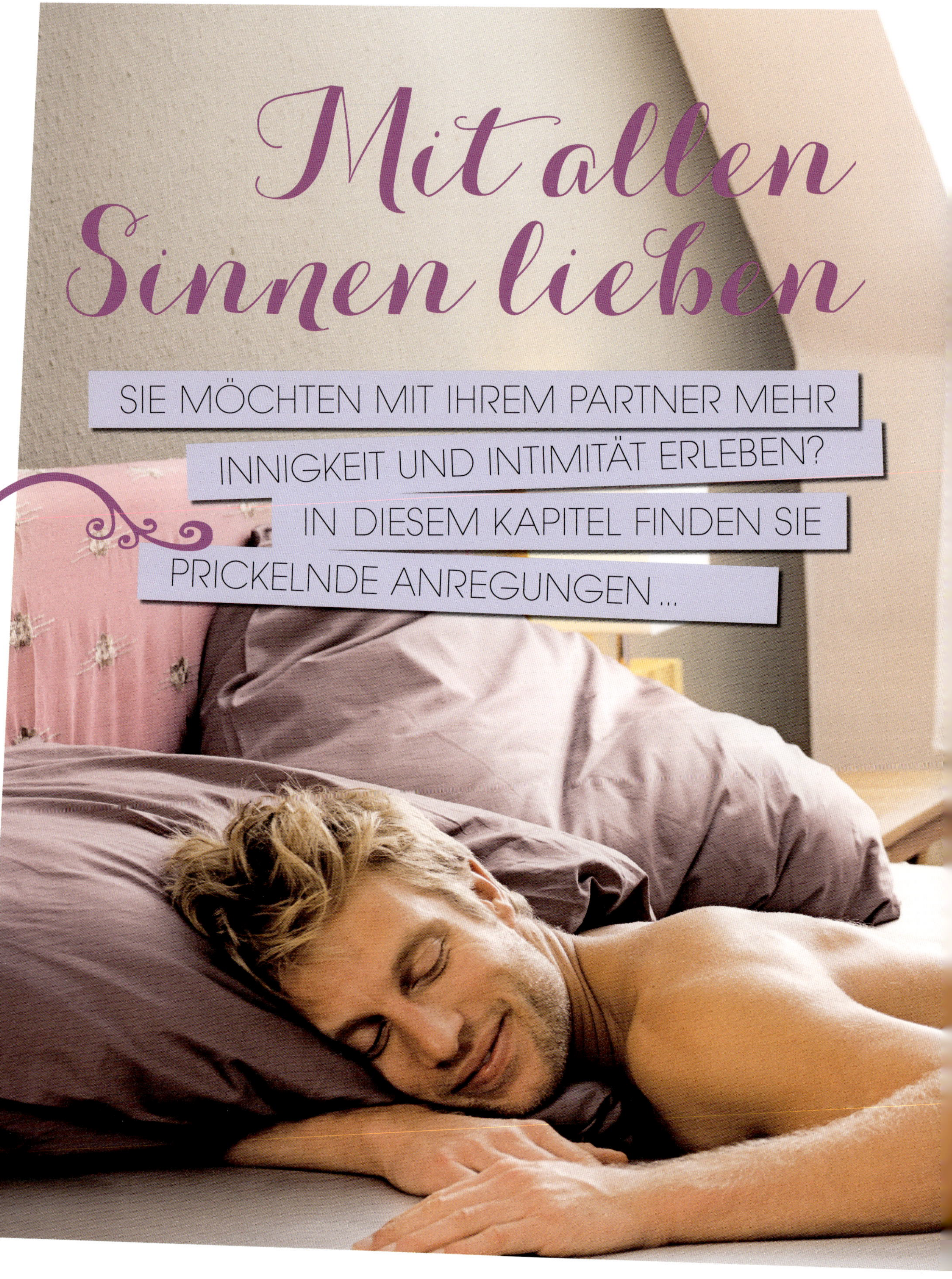

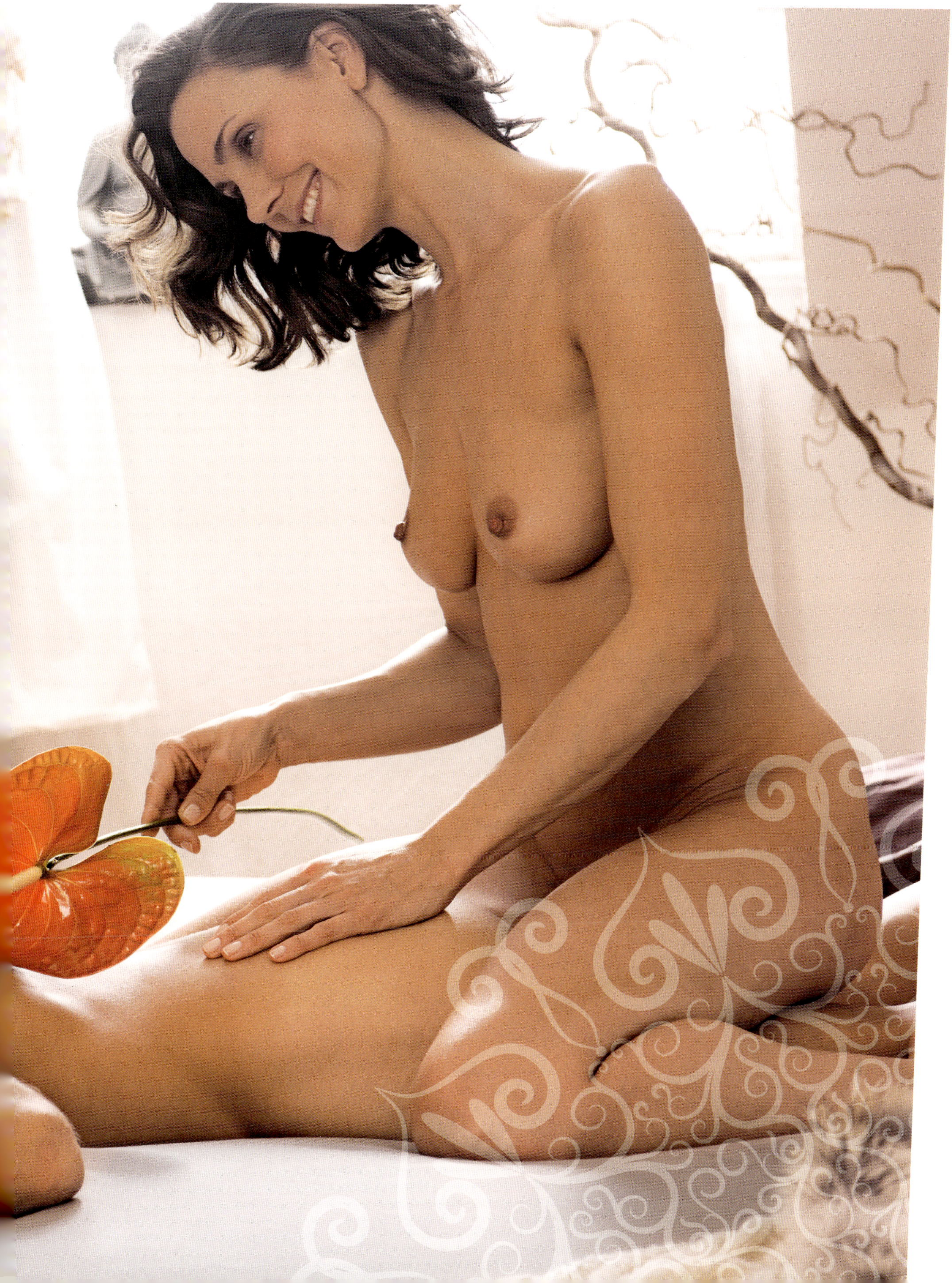

Kamasutra-Stellungen **für Ungeübte**

Die Vorstellung von exotischen Liebespositionen beflügelt sicher Ihre erotische Fantasie. Mit dem Kamasutra können Sie und Ihr Liebster tatsächlich ungewöhnliche Momente erleben. Das Kamasutra ist eigentlich der erste Sex-Ratgeber, der uns überliefert wurde, und bezieht sich nicht nur auf sexuelle Stellungen, sondern auch auf die verschiedenen Aspekte von Partnerschaft, Erotik und Liebe. Allerdings ist das Kamasutra vor allem wegen der detaillierten Untersuchung und Darstellung der verschiedenen Liebespositionen bekannt geworden.

Shiva und seine Gefährtin *Shakti* sind indische Gottheiten und repräsentieren im Tantra *das archetypische Liebespaar*. Ihre Genitalien werden als Lingam (Penis) und Yoni (Vagina) bezeichnet.

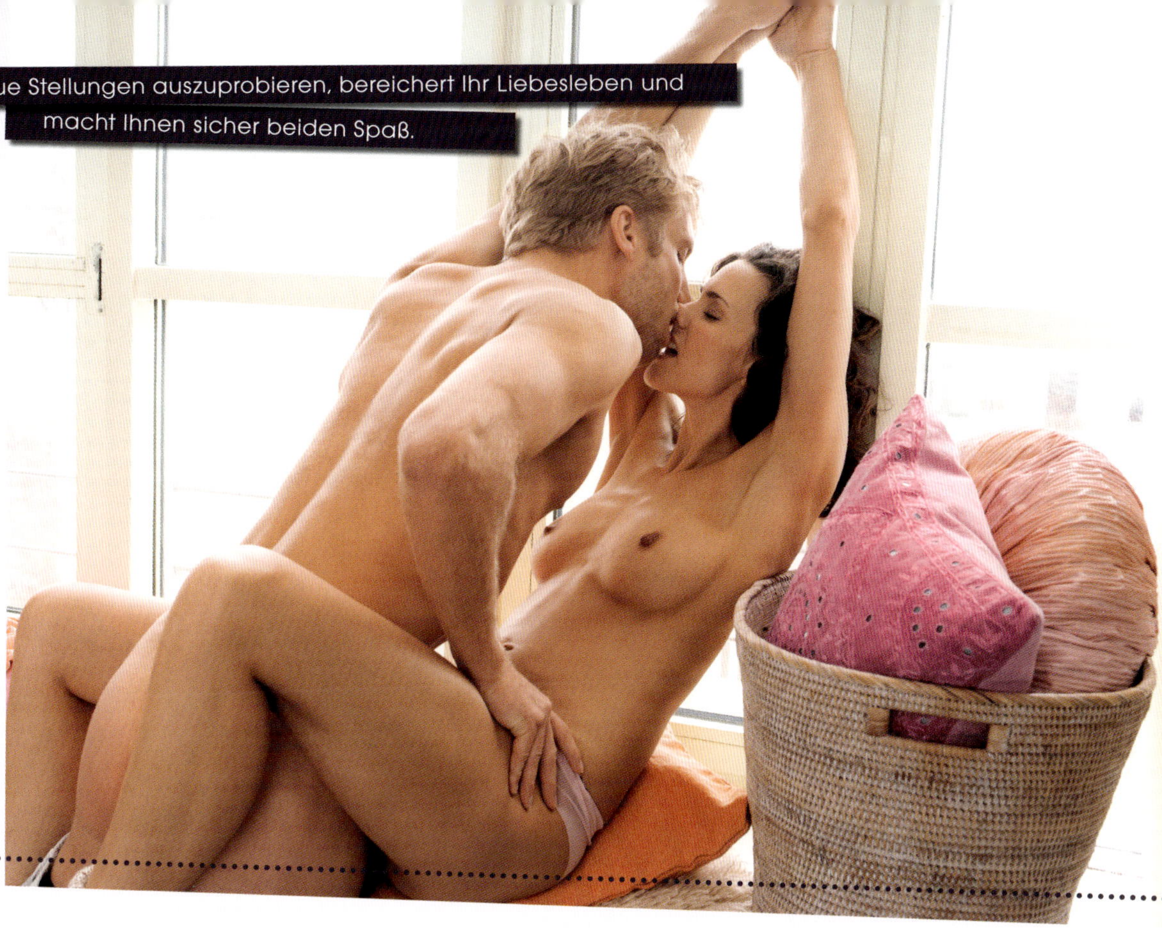

Neue Stellungen auszuprobieren, bereichert Ihr Liebesleben und macht Ihnen sicher beiden Spaß.

Das berühmte Kamasutra des indischen Autors Mallanaga Vatsyayana entstand etwa 200 n. Chr. in der Blütezeit des Tantra. Die Texte stammen von Mallanaga Vatsyayana selbst und teilweise aus noch älteren Quellen. Keine Sorge, Sie müssen sich jetzt nicht in akrobatische Verrenkungen begeben und die Kamasutra-Positionen genau nachahmen. Es ist jedoch spannend, sich mit den unterschiedlichen Möglichkeiten der sexuellen Vereinigung zu beschäftigen, denn das wird Ihr Liebesspiel bereichern. Vor allem soll Ihre Fantasie angeregt werden, so dass Sie beim Sex kreativer werden und es ab und an wagen, eine ganz neue und ungewohnte Liebesstellung auszuprobieren.

Die wunderschönen Fotos auf diesen Seiten sollen Ihnen Lust machen zu eigenen Experimenten. Finden Sie heraus, welche Stellungen für Sie und Ihren Liebsten am besten geeignet sind. Und natürlich sollen Sie auch nicht auf der Yogamatte üben, sondern Sie dürfen sich in Ihrer Wohnung umsehen und spontan zur Sache kommen.

Im Kamasutra werden den verschiedenen Frauen- und Männertypen – je nach individuellem Körperbau – Namen aus der Tierwelt gegeben und detailliert beschrieben, welche Stellungen am besten zu den unterschiedlichen Paaren passen. Das ist auch sinnvoll, denn wenn sich eine zierlich gebaute Frau mit einer kleinen Vagina, im Kamasutra Reh genannt, mit einem stark gebauten Mann, einem Pferd, vereinigt, kann er in manchen Positionen nicht gut in sie eindringen. Und ein Mann mit einem kleineren Penis, ein sogenannter Hase, wird bei einer Vereinigung mit der großen Spalte einer sogenannten Elefantenkuh nicht allzu viel spüren, wenn die Position ungeschickt gewählt ist.
Apropos: Ein kleiner Penis wird im Kamasutra weder besser noch schlechter als ein größeres Exemplar bewertet. Denn es kommt nur darauf an, wie man damit umgeht.
Es ist schön, ein großes Repertoire an verschiedenen Liebesstellungen zu haben, sodass Sie nach Lust und Laune wechseln können. Sie können damit auch sehr individuell auf jede Situation in Ihrem Liebesleben reagieren: Es gibt Zeiten, da ist Ihr Partner sehr erregt und sein Penis so hart, dass er Sie in jeder Stellung lieben kann. An anderen Tagen, oder wenn die Erregung nachlässt, bringt es beiden mehr Genuss, wenn sich Ihre Vagina für ihn enger anfühlt und eine größere Reibung entsteht. Es gibt Augenblicke der großen Innigkeit, in denen Sie sich in die Augen sehen wollen – dann können Sie Positionen wählen, in denen Sie einander zugewandt sind. Und dann sind da diese scharfen Momente, da will vor allem das erotische Kopfkino angeregt werden und eine unpersönlichere, aber geile Stellung macht mehr Spaß, etwa von hinten.
Sie können jede Stellung durch Öffnen oder Schließen der Beine variieren und es macht großen Spaß, damit die Erregung zu steigern oder auch den Höhepunkt hinauszuzögern.
Anregungen zu verschiedenen Stellungen bot im Kamasutra offensichtlich immer auch die Beobachtung des Tier- und Pflanzenreichs.

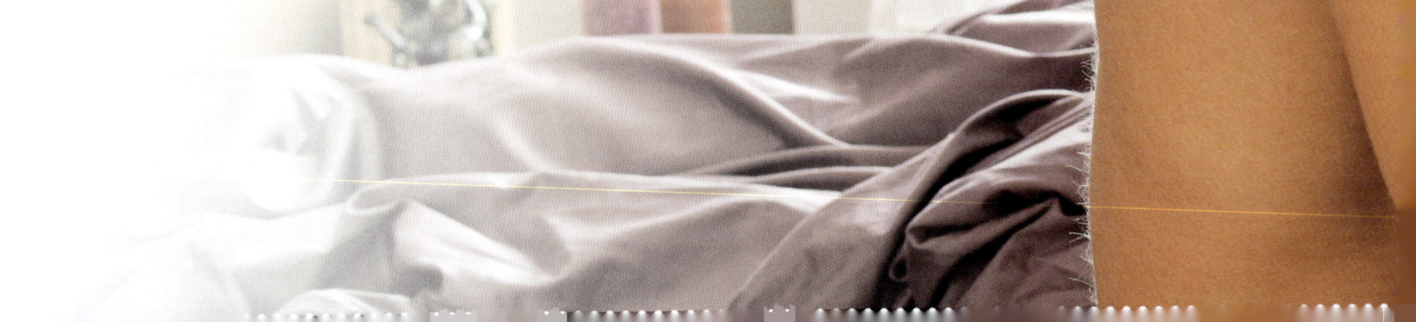

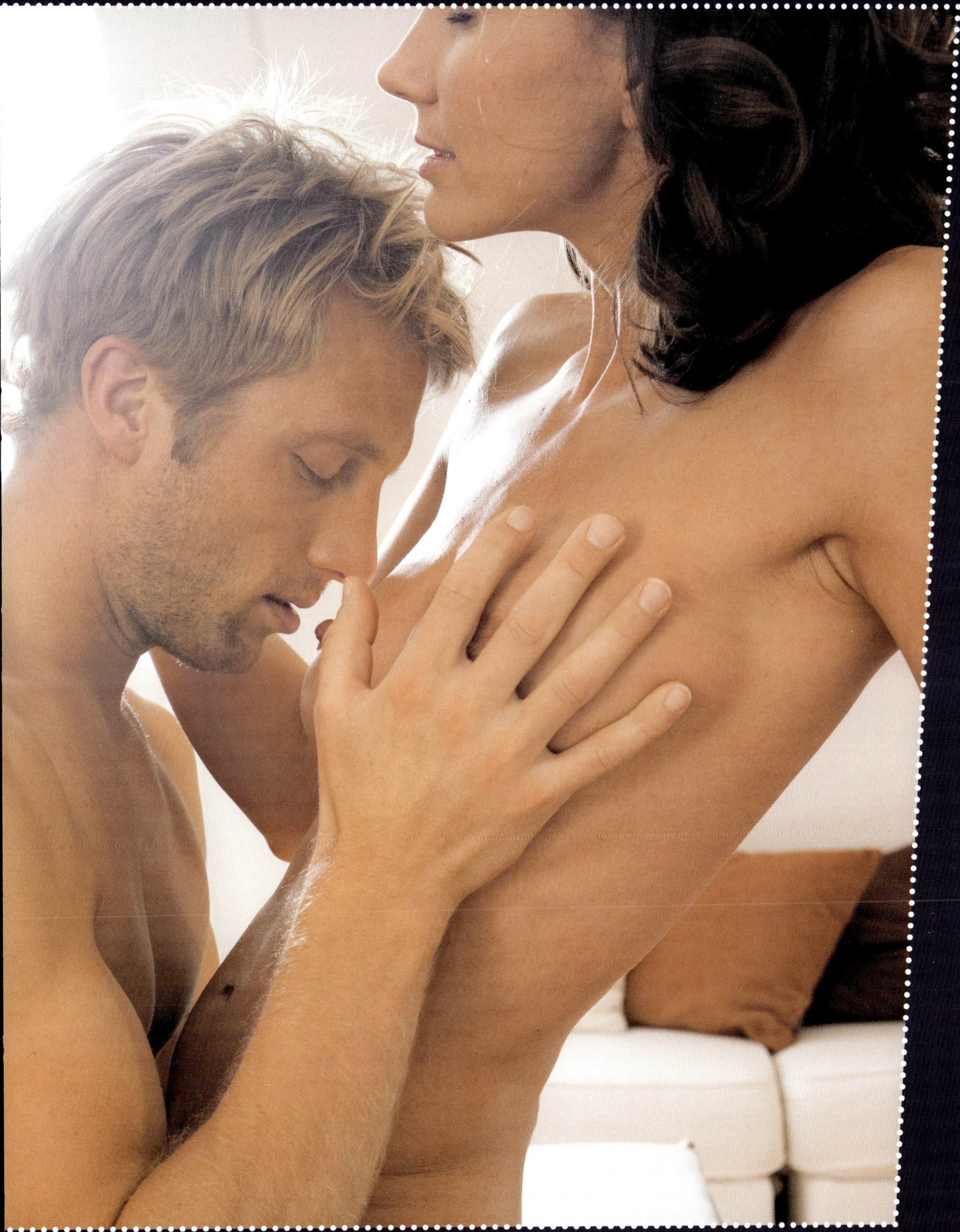

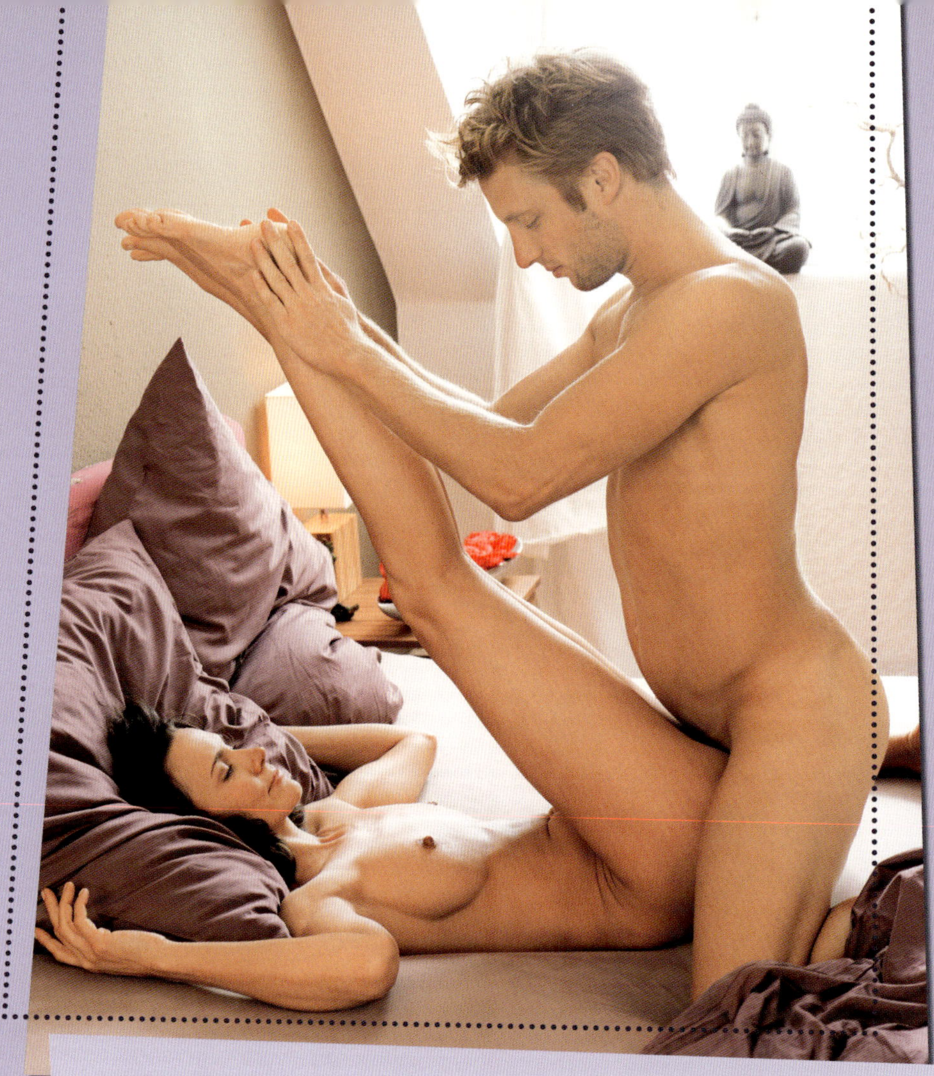

Den Bambus spalten: Weit geöffnete Liebespositionen

Da der Penis in den geöffneten Kamasutra-Stellungen tief in die Vagina eindringen kann, entsteht ein Gefühl von großer Verbundenheit, zumal sich die Liebenden dabei auch in die Augen sehen können. Allerdings sollte der Mann dabei sehr vorsichtig stoßen, damit es für seine Partnerin nicht schmerzhaft wird. Diese weiten Positionen eignen sich hervorragend, wenn er sehr groß gebaut ist und tief eindringen möchte. Wenn die Frau sich in der Rückenlage befindet und die Beine weit gespreizt hat, dann wird ihre Vagina weit und der Penis kann tiefer eindringen. Wenn sie dann auch noch die Beine anhebt, dann fühlt sich ihre Muschi für den Mann noch länger an. Besonders intensiv wird diese Stellung, wenn sie ihre Beine auf seine Schultern legt. Natürlich kann sie auch nur ein Bein auf seine Schulter legen und er hält ihr anderes Bein in der Luft. Diese Position hat den poetischen Namen: Den Bambus spalten.

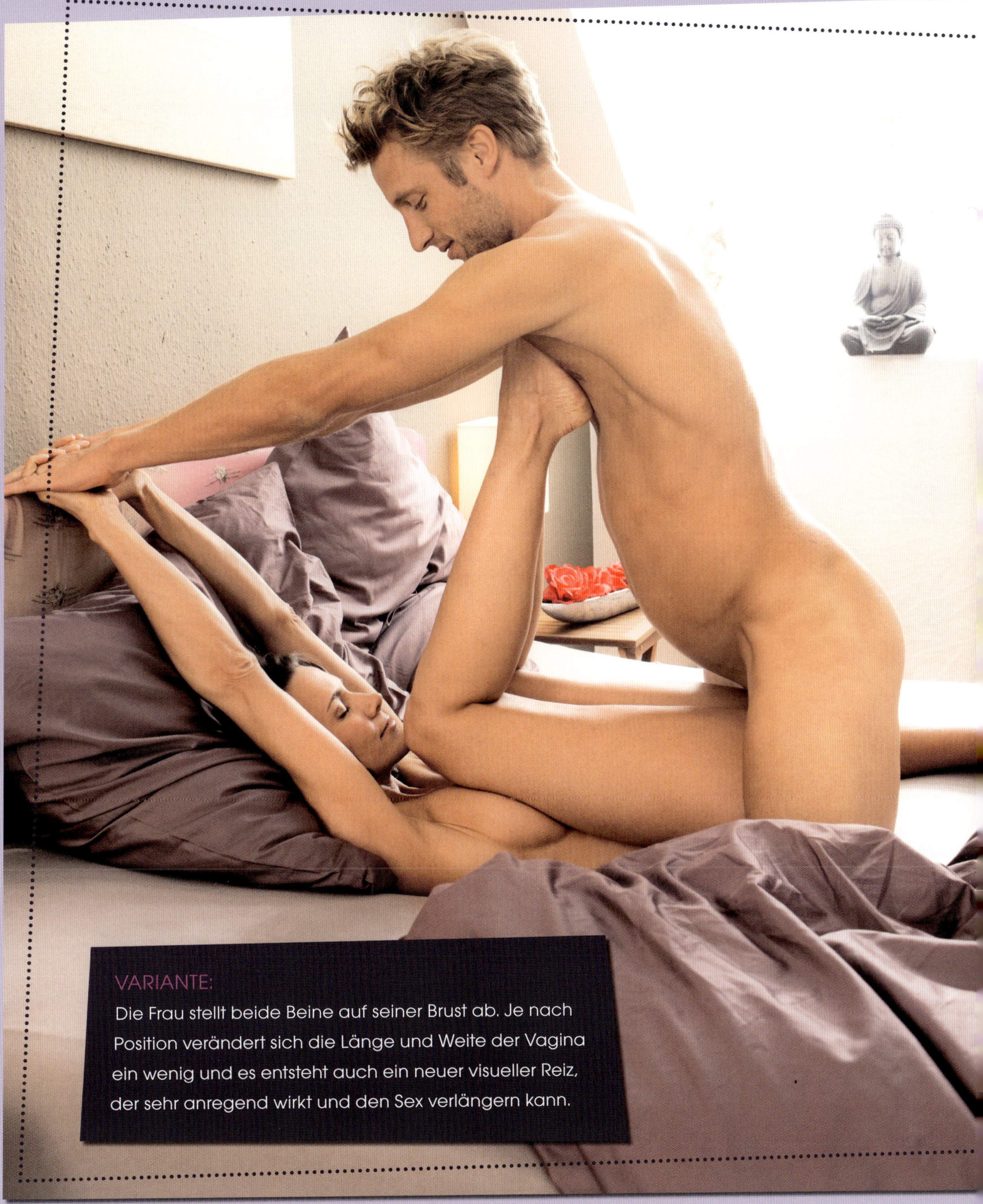

VARIANTE:

Die Frau stellt beide Beine auf seiner Brust ab. Je nach Position verändert sich die Länge und Weite der Vagina ein wenig und es entsteht auch ein neuer visueller Reiz, der sehr anregend wirkt und den Sex verlängern kann.

Stutenposition: Eng geschlossene Liebespositionen

Enge Positionen eignen sich gut, wenn er ein wenig müde ist und sein bestes Teil etwas mehr Stimulation braucht.

Wenn sie ihre Beine in der Rückenlage, in der seitlichen Lage oder auch auf dem Bauch eng geschlossen hält, wird die Vagina enger und es entsteht mehr Reibung. Er kann dabei auch seine Beine geschlossen halten oder sie zwischendurch öffnen. Wenn der Mann seine Beine geschlossen hält, dann kann er die Intensität des Eindringens besser kontrollieren. Das ist besonders dann wichtig, wenn die Frau sehr schmerzempfindlich ist.

Variante: Wenn sie auf dem Rücken liegt, ihre Beine anhebt und überkreuzt, dann fühlt sich ihre Vagina sehr eng an. Beherrscht sie dann auch noch ihre Beckenbodenmuskulatur und hält den Penis mit ihrer Vagina fest, dann spricht man beim Tantra von der Stutenposition.

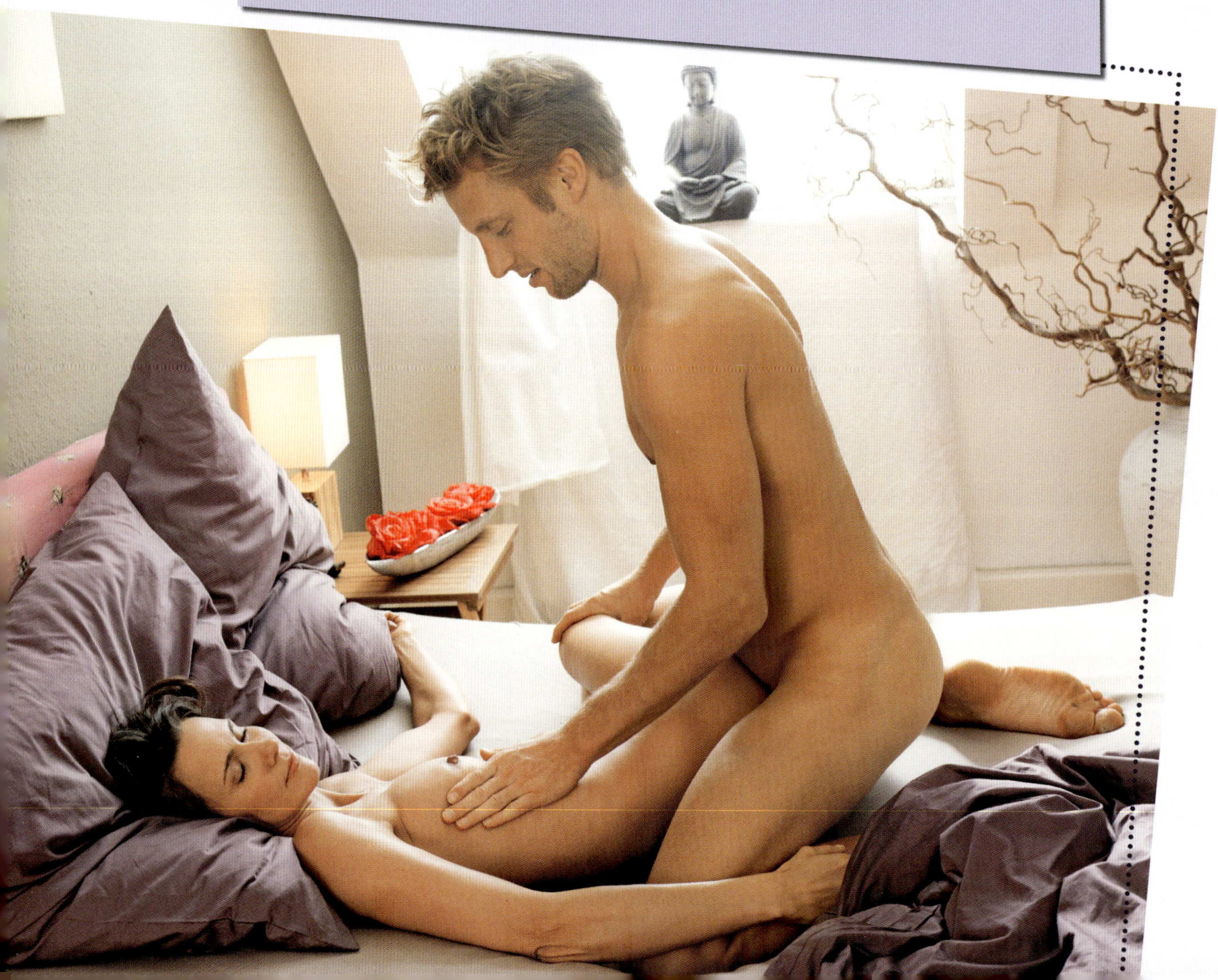

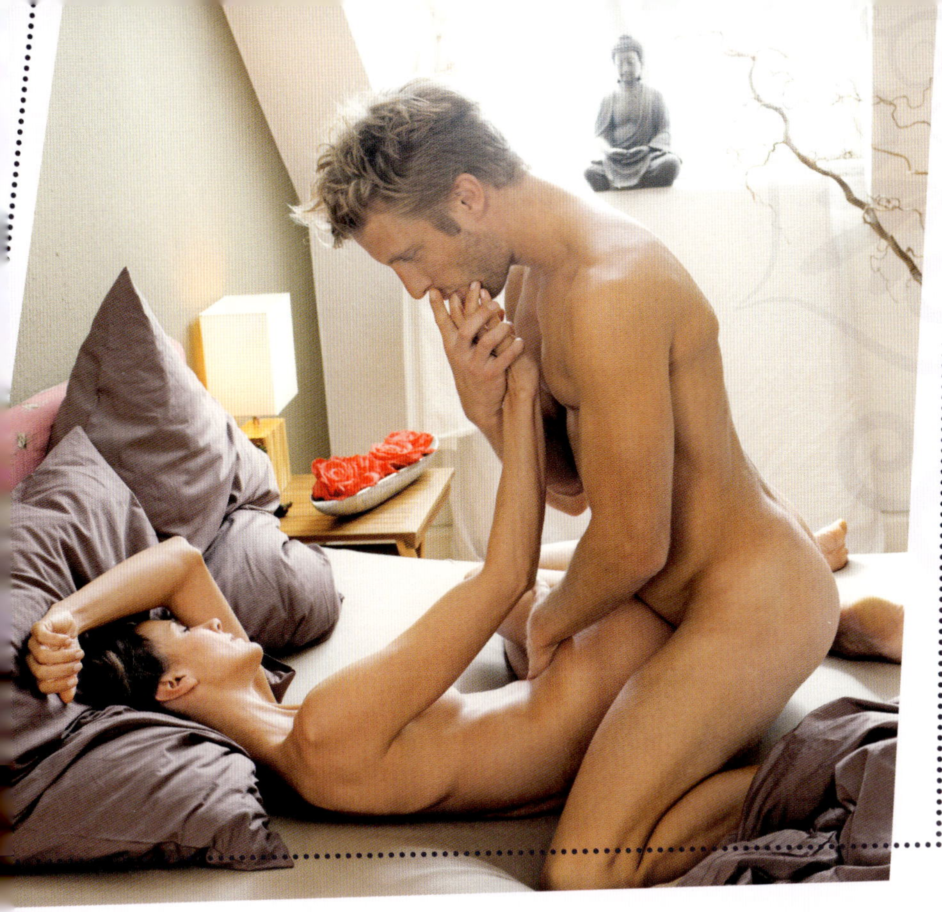

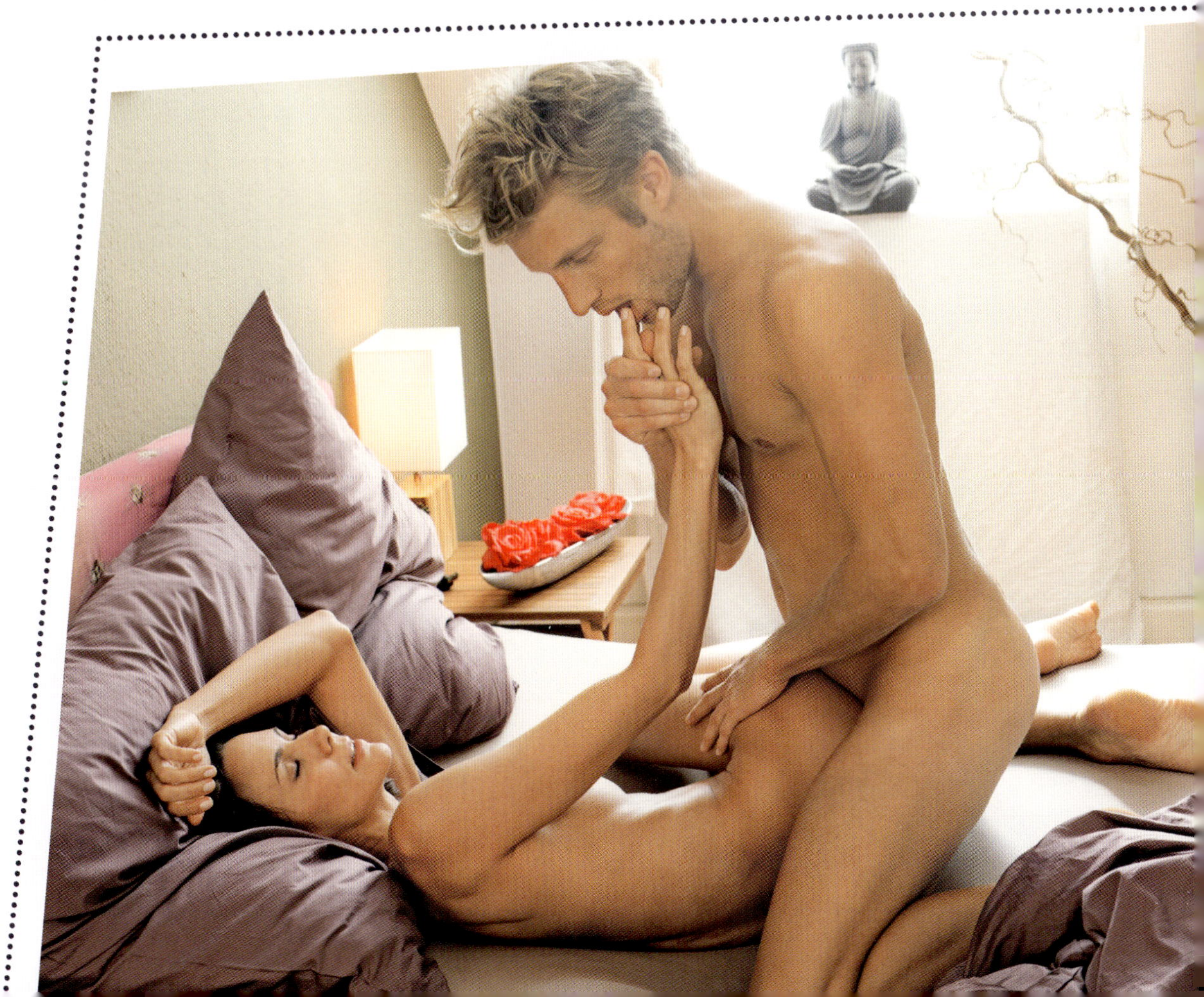

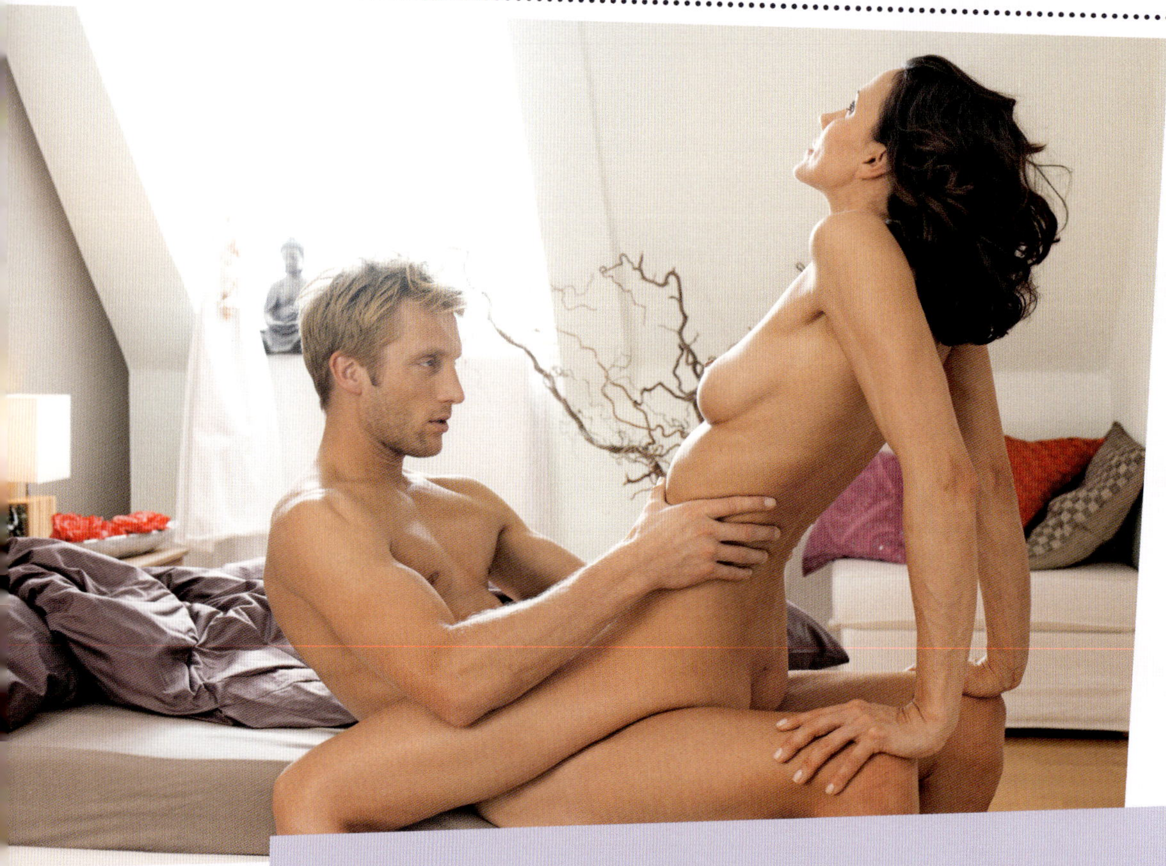

Die Zange: Vertauschte Rollen

Auch wilde Krieger werden irgendwann müde und dann ist es schön, wenn sie ein wenig aktiver wird und die Rollen vertauscht werden.
Wenn sie auf ihm sitzt, dann hat das viele Vorteile: Er kann neue Energie tanken und hat dabei einen wunderbaren Ausblick auf wippende Brüste – und sie kann die Bewegungen des Penis besser kontrollieren. Vielen Frauen fällt es außerdem in dieser Position leichter, zum Höhepunkt zu kommen.
Die Zange nennt sich die Position, bei der die Frau auf dem Mann sitzt und bewusst ihre Beckenbodenmuskulatur einsetzt. Sie hält mit ihren Oberschenkeln und ihren Vaginalmuskeln den Penis ganz fest.
Übrigens: Auch ein schöner Rücken kann entzücken. Wenn sie auf ihm sitzt und sich dann umdreht, sodass er ihren hübschen Po und seinen harten Schwanz gut sehen kann, wird das seine Lebensgeister sicher erwecken und er wird mit voller Kraft wieder voranstürmen.

Rosenritual *zum Verlieben*

Im Alltag vergessen wir oft, wie wichtig uns der Partner ist. Wir konzentrieren uns auf den Klodeckel, den der Liebste trotz mehrfacher Erwähnung schon wieder vergessen hat zu schließen, anstatt uns daran zu erinnern, wieso wir uns überhaupt in ihn verliebt haben. Wir streiten uns und verschwenden kostbare Zeit, die wir dafür nutzen könnten, in die Welt der Sinne einzutauchen und mit dem Partner ein schönes Erlebnis zu haben.
Vielleicht probieren Sie es ja einmal mit dem Rosenritual, wenn Sie die Nähe zueinander wieder vertiefen möchten. Es schafft eine wunderschöne Vertrautheit zwischen Liebenden und beide fühlen sich dabei geborgen und von ganzem Herzen geliebt.

Vorbereitung

Sie benötigen für dieses Ritual eine größere Schale mit Wasser, eine kleinere Schale mit roten Rosenblättern, einige Tropfen Rosen-Massageöl und zwei Sitzkissen. Legen Sie die Sitzkissen einander gegenüber und stellen Sie die beiden Schüsseln mit Wasser und Rosenblättern dazwischen, und halten Sie das Massageöl griffbereit.

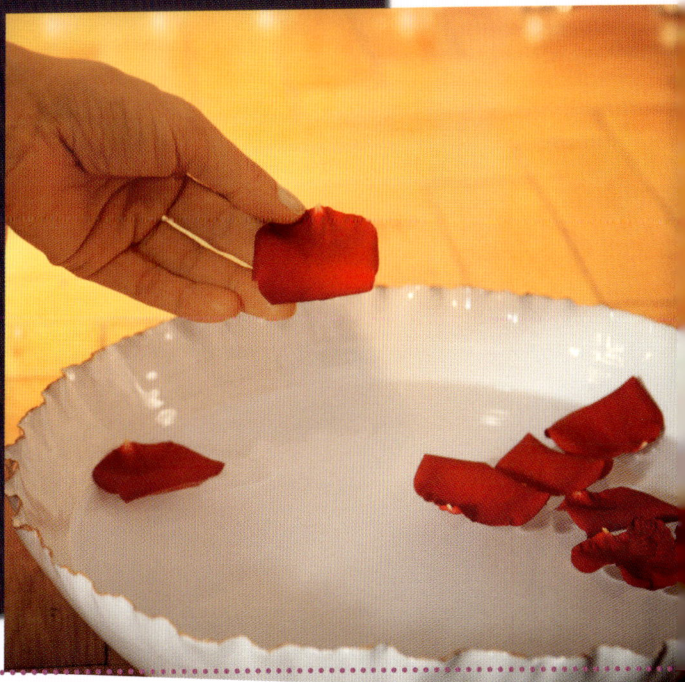

Das Ritual

Setzen Sie sich einander nackt gegenüber und schließen Sie die Augen. Konzentrieren Sie sich auf Ihren Atem. Wie fühlen Sie sich in diesem Augenblick? Lassen Sie alle Gefühle zu und geben Sie mit jedem Ausatmen alles ab, was Ihnen Stress bereitet. Mit jedem Einatmen nehmen Sie Freude, Harmonie und Dankbarkeit in sich auf. Öffnen Sie die Augen und geben Sie ein wenig Rosenöl auf Ihre Hände. Lassen Sie den Partner daran riechen und verteilen Sie etwas davon auf seiner Stirn, auf der Brust und unterhalb des Nabels.

Schauen Sie einander in die Augen und lassen Sie den Blick liebevoll über den Körper des Partners wandern. Was finden Sie besonders schön an Ihrem Geliebten? Welche Stelle seines Körpers würden Sie am liebsten sofort küssen?

Nehmen Sie abwechselnd eine Rosenblüte in die Hand und während Sie die Rosenblüte in die Wasserschale legen, sagen Sie Ihrem Liebsten, was Ihnen besonders gut an ihm gefällt. Genießen Sie es, wenn Sie gesagt bekommen, wie schön Ihre Haare sind, dass er an Ihnen besonders Ihre Großzügigkeit liebt. Und vielleicht wussten Sie gar nicht, dass er Sie morgens am schönsten findet, weil sie dann so unschuldig und verletzlich wirken.

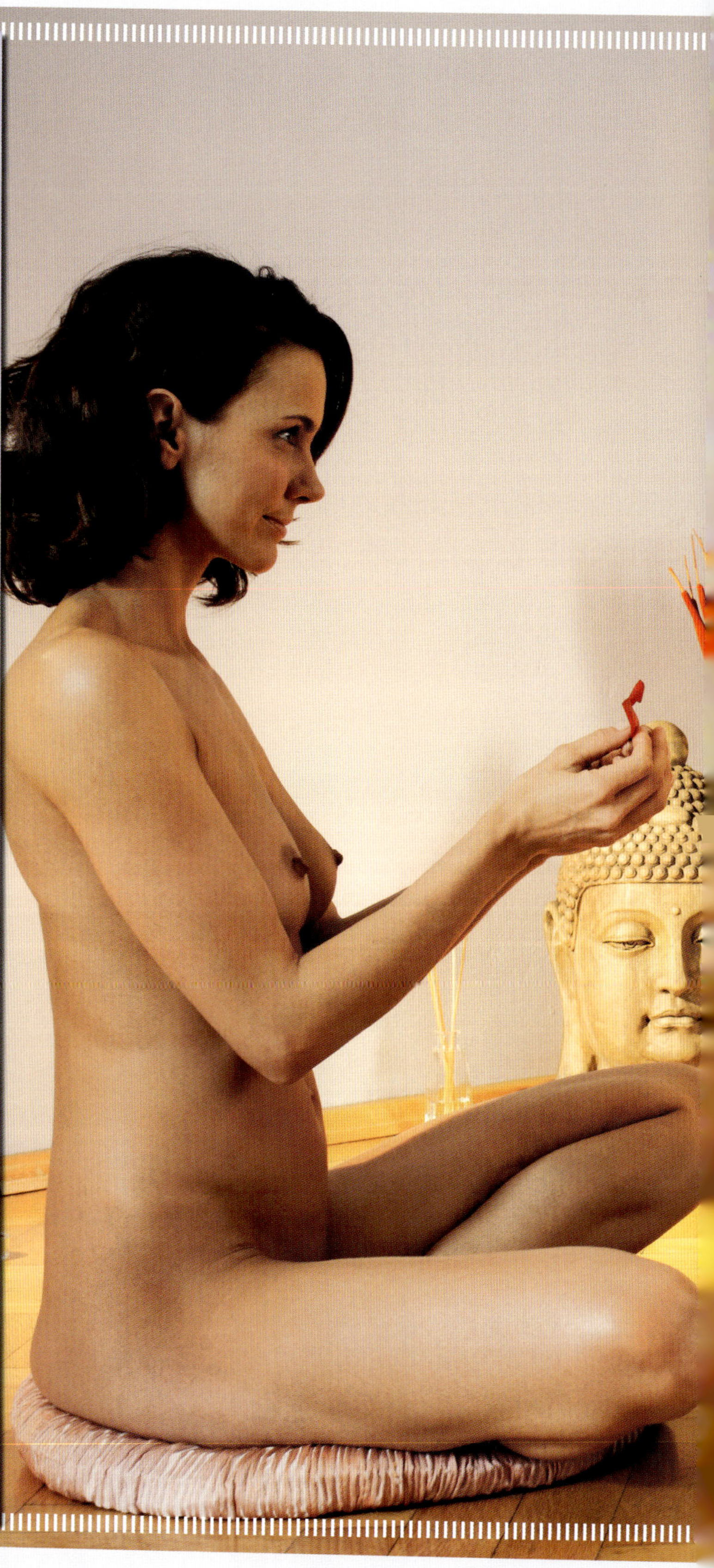

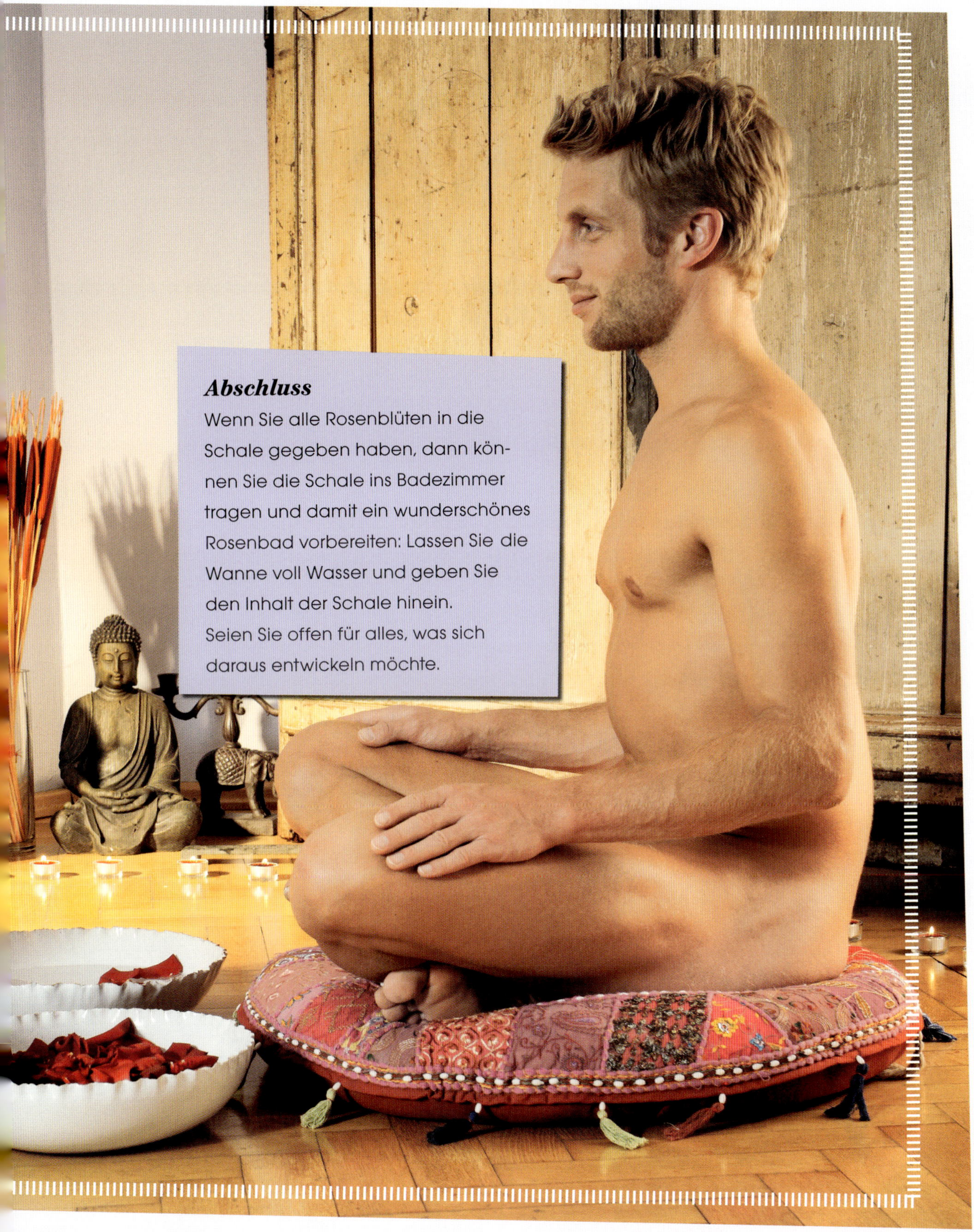

Abschluss

Wenn Sie alle Rosenblüten in die Schale gegeben haben, dann können Sie die Schale ins Badezimmer tragen und damit ein wunderschönes Rosenbad vorbereiten: Lassen Sie die Wanne voll Wasser und geben Sie den Inhalt der Schale hinein.
Seien Sie offen für alles, was sich daraus entwickeln möchte.

Sprich mit mir! Ein Ritual der Kommunikation

Der bekannte Satz »Wir müssen reden!« verheißt meist nichts Gutes und deshalb sind Beziehungsgespräche nicht sehr beliebt. Auch ich mag am liebsten Harmonie in meiner Partnerschaft! Ich liebe es, wenn wir zusammen kochen, es uns mit dem iPad oder dem Laptop im Bett gemütlich machen und anschließend vertrauten Sex haben. Ja, ich gebe es zu: Ich finde es lästig, wenn mein Freund über unsere Beziehung reden möchte. Dennoch muss ich zugeben, dass nach guten Gesprächen eine verbindende Klarheit zwischen uns herrscht und wir gerade durch Auseinandersetzung und die Kommunikation über unsere Unterschiede niemals langweilig füreinander werden. Ich habe das Gefühl, das wir uns nach einer Aussprache wieder neu begegnen können. Ein tiefsinniges oder klärendes Gespräch miteinander zu führen, heißt natürlich auch, dass man einander Dinge sagt, von denen man schon vorher weiß, dass sie dem anderen nicht gefallen werden.

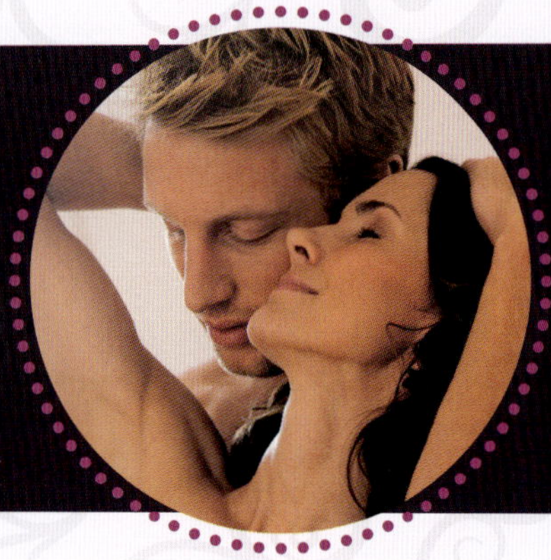

Tantra bedeutet, sehr ehrlich miteinander zu sein. Es ist schön, sich auf einer tiefen Herzensebene zu verstehen und den anderen auch dann zu lieben, wenn er mal unbequem ist.

Aber gerade wenn sich bei Ihnen oder Ihrem Partner leises Unbehagen eingeschlichen hat, der Sex vielleicht etwas zu selten geworden ist oder gar nicht mehr stattfindet, dann hilft es, sich ganz ehrlich mitzuteilen. Sprachlosigkeit ist in Beziehungen ein echter Liebeskiller. Deshalb finden Sie auf den folgenden Seiten einige Anregungen, wie Sie miteinander in einer intimen Kommunikation bleiben können. Am besten ist es sogar, Sie vereinbaren einmal pro Woche einen regelmäßigen Termin, bei dem Sie sich eine halbe Stunde Zeit nehmen, um miteinander auf eine neue Art zu reden und zuzuhören. Dadurch bleiben Sie auf einer tiefen Ebene verbunden und können der inneren Entfremdung vorbeugen.

Kommunikation vom Herzen

Ich habe sieben Jahre lang in Santa Barbara gelebt, dort sehr spirituelle Menschen kennengelernt und von ihnen gelernt. Man spürt in Kalifornien noch die indianische Tradition – das nachfolgende Kommunikationsritual ist von den amerikanischen Ureinwohnern inspiriert: Wenn man sich lange kennt, vergisst man oft, dem anderen bei einem Gespräch die Aufmerksamkeit zu schenken, die er sich wünscht. Aber gerade im bewussten Zuhören liegt der Schlüssel einer intimen Kommunikation. Wenn die Indianer eine Lösung zu einem Problem suchten, dann wurde nicht argumentiert, sondern man reichte eine Friedenspfeife im Kreis herum, jeder sagte etwas, die anderen hörten zu ... und irgendwann bekam das Gespräch eine eigene Dynamik. So ergaben sich neue Lösungsansätze, an die man zunächst nicht gedacht hatte.

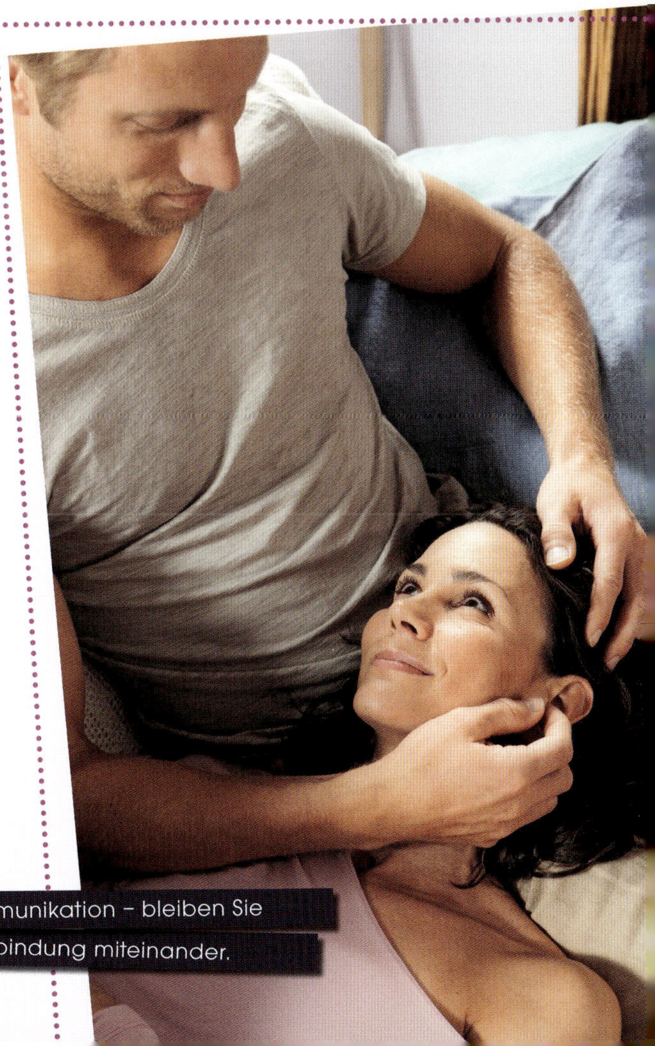

Beziehung ist Kommunikation – bleiben Sie in Verbindung miteinander.

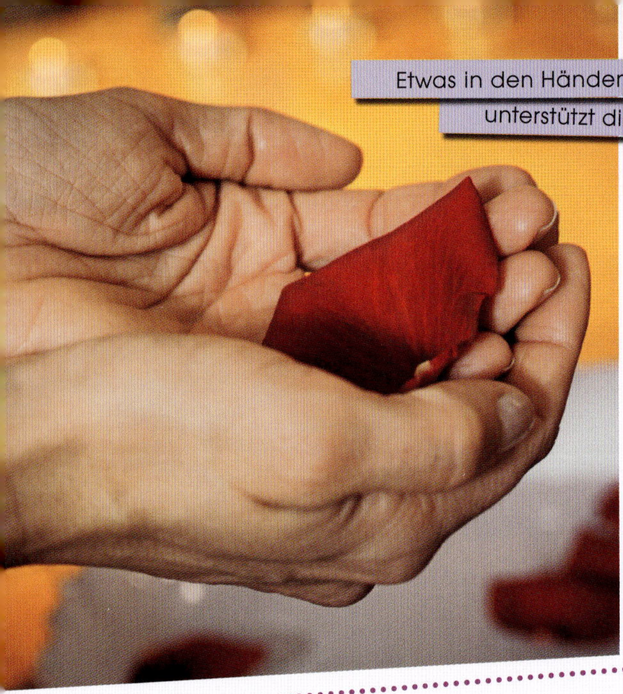

Etwas in den Händen zu halten unterstützt dieses Ritual.

Für dieses Ritual benötigen Sie ein Objekt, das Sie beim Reden in den Händen halten. Das muss natürlich keine Friedenspfeife sein, Sie können auch ein Porzellanherz in den Händen halten, einen Stein, ein Rosenblatt oder etwas anderes. Ich persönlich bevorzuge einen wunderschönen Dildo aus Glas. Es gibt bei diesem Ritual vier Regeln:

1. SAGEN SIE, WAS IHNEN AM HERZEN LIEGT

Einer von Ihnen hält das Redeobjekt in den Händen und versucht, sich auf einer emotionalen Ebene mitzuteilen, ohne dabei zu viel zu denken oder zu analysieren. Das heißt, es geht nicht darum, dem anderen einmal so richtig die Meinung zu sagen, sondern es ist wichtig, immer in der Ich-Form zu sprechen und bei seinen eigenen Gefühlen zu bleiben.
Für viele Menschen ist es ein ganz neues Gefühl, endlich mal alles sagen zu dürfen, was ihnen am Herzen liegt, ohne dafür bestraft oder dabei unterbrochen zu werden. Ich habe schon viele Situationen erlebt, bei denen allein dieser Raum zum Reden ausreichte, um zutiefst berührt zu sein. Wenn Sie zu Ende gesprochen haben, reichen Sie Ihrem Partner das Redeobjekt und dabei kann der Partner »ho« sagen. Das stammt aus dem Indianischen und bedeutet: »Ich habe dich verstanden«. Sie können Ihrem Partner natürlich diese Rückmeldung auch auf Deutsch geben.

2. HÖREN SIE DEM PARTNER VOLLER MITGEFÜHL ZU

Vor allem, wenn wir uns angegriffen fühlen, wenn wir etwas hören, was uns nicht gefällt, werden wir stur, blockieren, verweigern die Kommunikation. Bestenfalls tun wir noch aus Höflichkeit so, als ob wir die Worte des anderen verstehen, aber in den meisten Fällen bereiten wir in Gedanken schon den Gegenangriff vor und warten nur auf die passende Gelegenheit, uns mit den besseren Argumenten ins rechte Licht zu rücken. Aber es geht um etwas anderes: darum, die Gefühle und Bedürfnisse des Partners ernst zu nehmen und Empathie zu fühlen.

3. SPRECHEN SIE SPONTAN MITEINANDER – AUS DEM BAUCH HERAUS

Vielleicht sind Sie dazu erzogen worden, sich nichts gefallen zu lassen – der Stärkere gewinnt. Lassen Sie nun diese alten Konzepte los, die nicht mal in der Berufswelt funktionieren und für eine Liebesbeziehung noch viel weniger geeignet sind.
In einer Liebesbeziehung geht es nicht darum, einen Gewinner zu finden, denn wenn Sie sich nicht mehr verstehen, gibt es nur Verlierer. Versuchen Sie, Ihre »Gegenrede« nicht im Voraus zu planen, sondern ganz spontan das zu sagen, was Ihnen nach der Rede Ihres Partners einfällt. Auch hier gilt wieder: Bleiben Sie bei Ihren eigenen Gefühlen. Lassen Sie sich vom anderen inspirieren, aber lassen Sie sich nicht auf eine Diskussion ein. Es geht jetzt um Sie selbst.

4. ALLES BLEIBT UNTER IHNEN

Es versteht sich von selbst, dass alles, was Sie und Ihr Partner sich bei so einem intimen Gespräch erzählen, nicht für die Ohren anderer Menschen bestimmt ist. Erzählen Sie also auch nicht Ihrer besten Freundin, was den Partner bewegt, denn das wäre ein Vertrauensbruch. Nehmen Sie sich am Ende des Rituals in den Arm und zeigen Sie einander, dass Sie sich ernst nehmen und in Liebe verbunden sind. Es ist ein wunderschönes Gefühl, wenn man so sein darf, wie man ist, und sich nicht verstellen muss. Diese Innigkeit ist ein ganz großes Geschenk, das Sie sich und Ihrem Partner mit dieser innigen, intensiven Art der Kommunikation machen können.

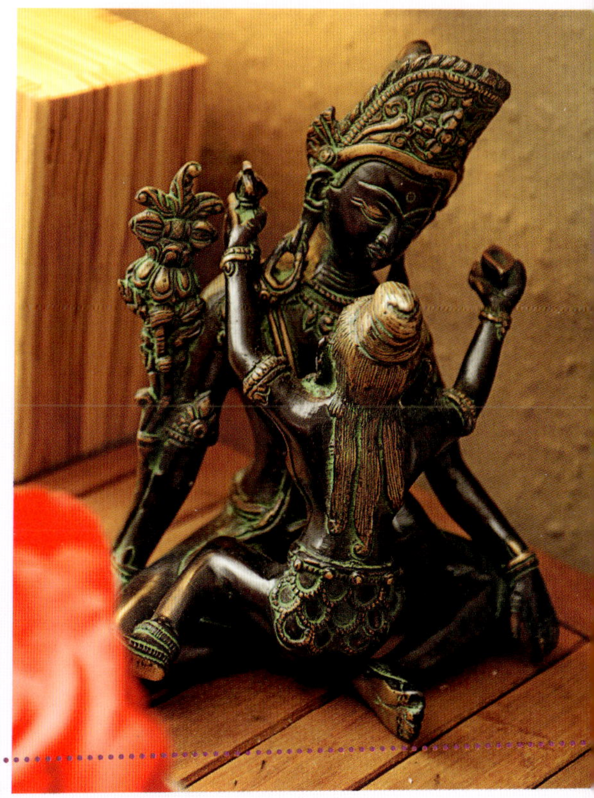

Beispiel: So könnte eine Kommunikation von Herzen ablaufen

SIE: »Mir fehlt unsere Sexualität und ich fühle mich als Frau nicht mehr wahrgenommen und wertgeschätzt. Es macht mich oft traurig, wenn ich neben dir im Bett liege. Ich weiß nicht, was ich machen soll.«

ER: »Wenn ich dir so zuhöre, dann macht mich das auch ganz traurig. Ich weiß nicht, was mit mir los ist. Ich habe im Augenblick einfach keine Lust auf Sex. Ich fühle mich zurzeit ziemlich unter Druck gesetzt. Ich soll mehr Leistung erbringen, hat mir mein Chef neulich wieder gesagt, dabei gebe ich doch schon mein Bestes. Wenn ich dann erschöpft nach Hause komme, dann spüre ich deinen stillen Vorwurf, dass ich mich nicht um dich kümmere. Eigentlich ist mir mein ganzes Leben im Augenblick einfach zu anstrengend.«

SIE: »Ich habe das Gefühl, nicht mehr von Interesse zu sein für dich. Ich fühle mich auch ganz alt im Augenblick, wenn ich mich im Spiegel ansehe, dann kann ich schon die ersten grauen Haare entdecken. Und dabei bin ich erst 38. Älter zu werden ist ganz schrecklich für mich. Es tut mir sehr leid, dass du dich so unter Druck fühlst im Augenblick.«

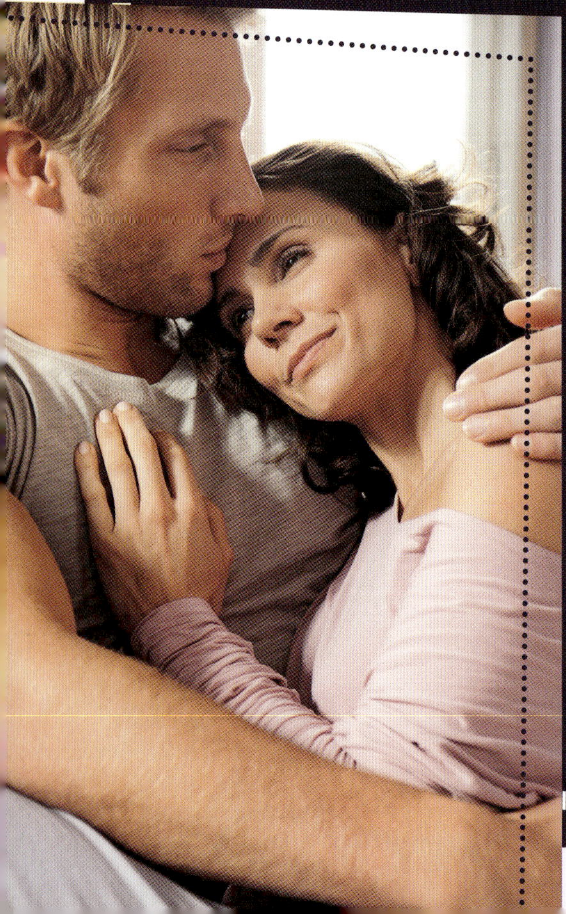

ER: »Manchmal wenn ich dich ansehe, dann fällt es mir auch auf, dass wir älter werden, und das erschreckt mich ein wenig. Vielleicht sollten wir beide mehr Sport machen? Wir könnten vielleicht nach der Arbeit joggen gehen, das würde bestimmt meinen Kopf klar machen und wir würden uns besser fühlen.«

SIE: »Das ist eine gute Idee, ich würde gern etwas mit dir unternehmen und mich dir wieder näher fühlen. Ich habe das Gefühl, dass wir im Augenblick nicht viel Gemeinsames haben. Ich fühle mich auch manchmal ganz traurig, dass wir noch kein Kind haben.«

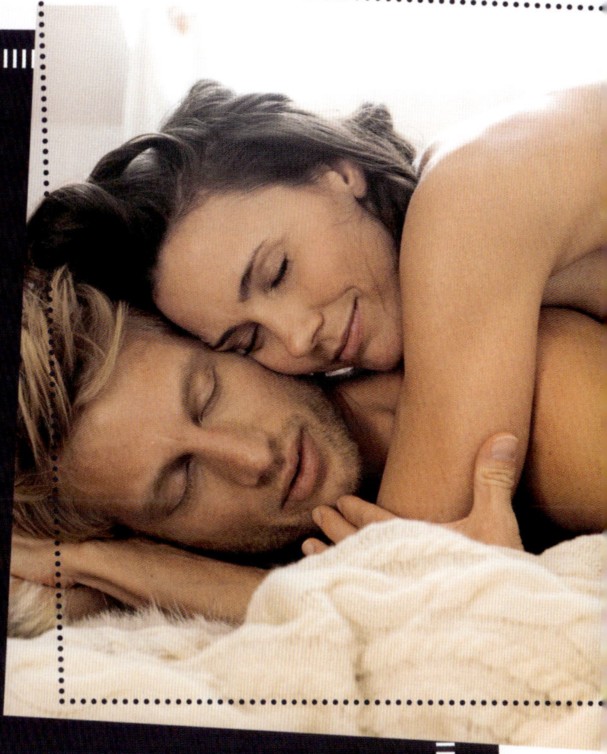

ER: »Ich spüre diesen Kinderwunsch ganz stark in dir und ich glaube, das ist auch ein Grund, wieso ich keine Lust mehr auf Sex mit dir habe. Ich möchte im Augenblick nicht Vater werden. Kannst du mich trotzdem lieben?«

Übung: Pussy-Talk

Sehr erregend kann es auch sein, sich über Ihre Geschlechtsteile miteinander zu verständigen. So können Sie sehr viel über die sexuellen und emotionalen Wünsche Ihres Partners erfahren. Der Mann beginnt damit, die Muschi seiner Partnerin zu liebkosen und anschließend beginnt ein intimer Monolog. Stellen Sie sich als Frau vor, was Ihre Vagina jetzt in diesem Augenblick gern erzählen möchte. Das fühlt sich vielleicht zunächst etwas seltsam an, aber wenn Sie die Perspektive wechseln und sich mit Ihrer Vagina identifizieren, kommen Ihnen vielleicht ganz andere Sätze in den Sinn, als wenn Sie auf eine intellektuelle Weise mit Ihrem Partner sprechen.

Anschließend können Sie die Rollen tauschen und sich mit dem Penis Ihres Liebsten unterhalten. Seien Sie gespannt darauf, was er sich von Ihnen so alles wünscht.

Übung: Mit den Händen sprechen

Kommunikation muss nicht immer über Worte ablaufen – die Körpersprache ist oft viel ehrlicher.

Bei dieser Übung sitzen Sie einander gegenüber und schauen sich einige Minuten in die Augen. Einer von Ihnen beginnt dann, den Partner zu berühren. Dann darf der andere darauf eine Antwort mit seinen Händen geben. Drücken Sie Ihre Gefühle aus, Sie dürfen zärtlich, liebevoll, aber auch bockig, zornig oder kühl sein. Das volle Repertoire der Gefühle ist ein Ausdruck Ihrer Leidenschaft und diese Lebendigkeit schürt das sexuelle Feuer.

Mach mit mir, was ich will

Vor allem Frauen sind oft davon überzeugt, dass der Partner ihnen jeden Wunsch von den Augen ablesen sollte. Leider sind die meisten Männer keine Gedankenleser, aber sie würden ihre Liebste gern glücklich machen. Sie wissen nur nicht, wie. Bitte, liebe Leserinnen, warten Sie nicht so lange, bis Sie Ihrem Schatz sagen, wie Sie es am liebsten hätten, sondern nehmen Sie die Chance wahr, sich endlich mal so richtig nach Ihrem Geschmack verwöhnen zu lassen. Und keine Sorge, liebe Männer: Anschließend werden die Rollen vertauscht und Ihre Herzensdame wird sich bei Ihnen revanchieren.

Übung: Einmal das Sagen haben!

Bei der nachfolgenden Übung darf die Frau sich von ihrem Partner verwöhnen lassen. Machen Sie dafür am besten einen zeitlichen Rahmen aus. Am Anfang reicht es, wenn Sie die Zeit auf 30 Minuten begrenzen. Sie werden erstaunt sein, liebe Leserinnen: »Befehle« zu erteilen, kann nämlich recht anstrengend sein. Hier einige Tipps, worauf Sie achten sollten:

GEBEN SIE KLARE ANWEISUNGEN!

Es bringt nicht viel, wenn Sie Ihrem Partner einfach nur sagen, dass er Sie befriedigen oder verwöhnen soll. Es ist wichtig, dass Sie genau sagen, wo und wie Sie berührt werden wollen.
»Schatz, streich bitte ganz zart mit einer Hand über meine linke Wange!«, wäre schon mal ein guter Anfang. Genießen Sie es, wenn er Ihren Anweisungen Folge leistet.
»Jetzt möchte ich gern, dass du mir die Verspannungen aus dem Nacken knetest.« So können Sie sogar auf Ihren Massagetermin verzichten und das gesparte Geld in sündhaft teure Dessous investieren.
Sie mögen es jetzt etwas heißer? Dann sagen Sie es ihm: »Liebster, jetzt möchte ich, dass du meine Brüste küsst und ein wenig an meinen Nippeln ziehst.«

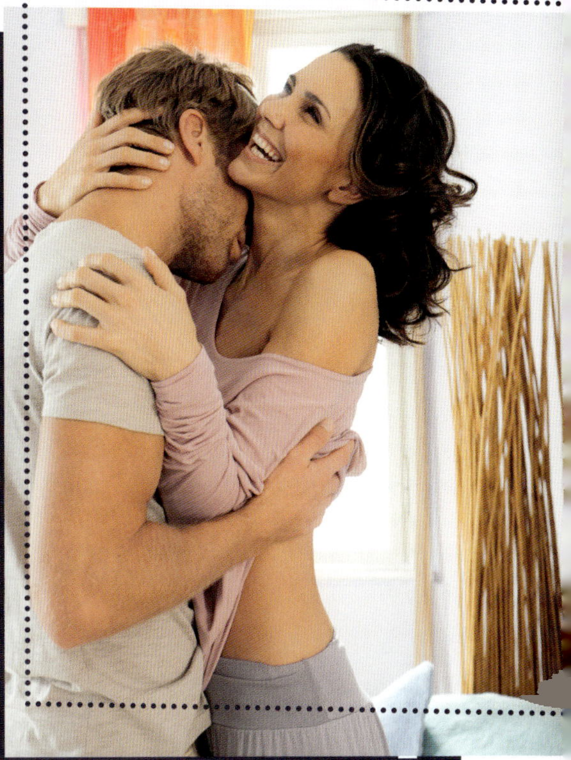

Ich denke, das wird er sich nicht zweimal sagen lassen. Sie dürfen zwischendurch natürlich auch ein wenig loben, denn Erfolg spornt an.
»Großartig machst du das und ich bin nun schon richtig feucht geworden. Zieh mir bitte das Höschen aus und lecke über meine Perle – oh ja, das ist schön. Jetzt steck bitte auch noch gleichzeitig zwei Finger in meine Muschi, damit ich dich noch besser spüren kann. Massiere jetzt mit den Fingern meinen G-Punkt! Du weißt nicht, wo der liegt? Warte, ich helfe dir, ihn zu finden ...«
An dieser Stelle wäre es hilfreich, dem Liebsten ein wenig zu helfen und seine Fingerspitzen an die richtige Stelle zu platzieren.

WERDEN SIE KREATIV!

Ihr Liebster macht alles für Sie, was Sie sich wünschen. Nutzen Sie diese günstige Gelegenheit: Lassen Sie sich ruhig auch ein paar ausgefallene Sachen einfallen. »Liebster, ich möchte jetzt von dir gebadet werden. Während du mich mit einem weichen Schwamm abwäschst, möchte ich, dass du mir erzählst, was du an mir liebst.«

FORDERN SIE DEN PARTNER HERAUS!

Normalerweise wissen wir genau, was unser Partner mag – und ebenso, worauf er überhaupt nicht steht. Wir neigen deshalb oft dazu, den anderen zu nett zu behandeln und ihn mit unseren Wünschen nicht zu überfordern. Aber immer nur in der Komfortzone zu bleiben, ist langweilig. Verlangen Sie von Ihrem Partner ruhig auch ab und zu mal etwas, was ihm nicht so leicht fällt und was Sie normalerweise nur schwer von ihm bekommen. »Lieg einfach nur bei mir und umarme mich 20 Minuten lang.« Intimität kann manchmal schwieriger sein als erotische Aktion.

Lippen-bekenntnisse

> Die Lippen einer Frau
> sind das schönste Tor
> zu ihrer Seele.
> (Chinesische Weisheit)[5]

Ein Kuss kann verspielt sein, sich schüchtern anbahnen, leidenschaftlich verschlingend sein oder auch Trost und Fürsorge ausdrücken. Mit den Lippen bringen wir intimste Gefühle zum Ausdruck. Erinnern Sie sich noch an Ihren ersten Kuss? Wo fand er statt? Von wem bekamen Sie ihn? Beobachten Sie beim nächsten Kuss mit Ihrem Liebsten, wie Sie küssen – und probieren Sie ruhig einmal etwas Neues aus. Es gibt so viele Arten, zu küssen – etwa Folgende:

Der fordernde Kuss: Saugen Sie abwechselnd an Unter- und Oberlippe Ihres Partners.

Der schüchterne Kuss: Ihre Lippen streifen ganz zart über seinen Mund.

Der verlangende Kuss: Beide Partner pressen die Lippen fest aufeinander.

Der leidenschaftliche Kuss: Erkunden Sie mit der Zunge die Innenseite seines Mundes.

Der neckende Kuss: Lecken Sie mit der Zunge über seine Lippen.

Der verspielte Kuss: Beißen Sie zärtlich in die Lippen des Partners.

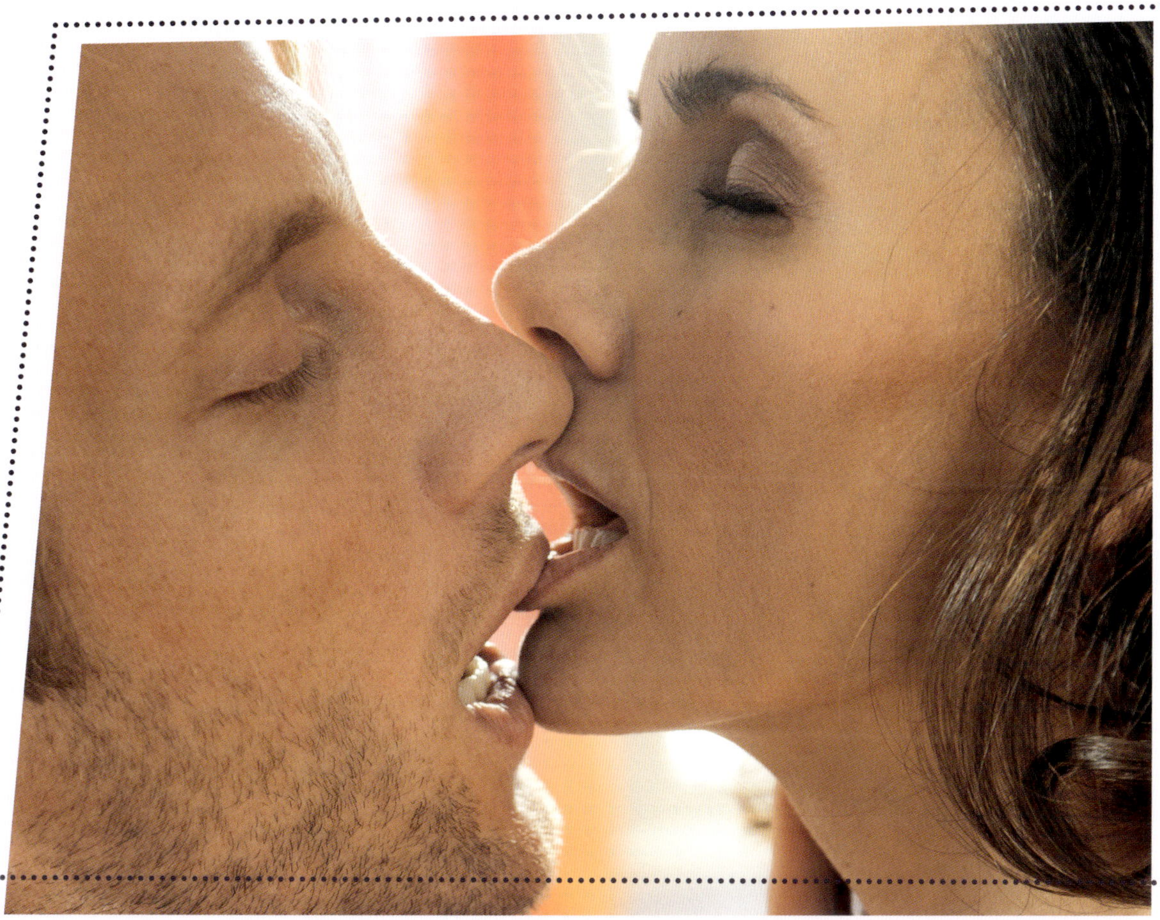

WUSSTEN SIE SCHON, DASS…

… eine Minute Küssen 20 Kalorien verbraucht?
… sich der Puls beim Küssen auf 120 Schläge pro Minute beschleunigt?
… Menschen, die gern küssen, etwa fünf Jahre länger leben als Kussmuffel?
… beim Küssen 38 Gesichtsmuskeln aktiviert werden?
… das Küssen die Abwehrkräfte stärkt und Karies vorbeugt?
… der Rekord für den längsten Kuss derzeit bei 58 Stunden liegt?
… am 6. Juli internationaler Kuss-Tag ist?

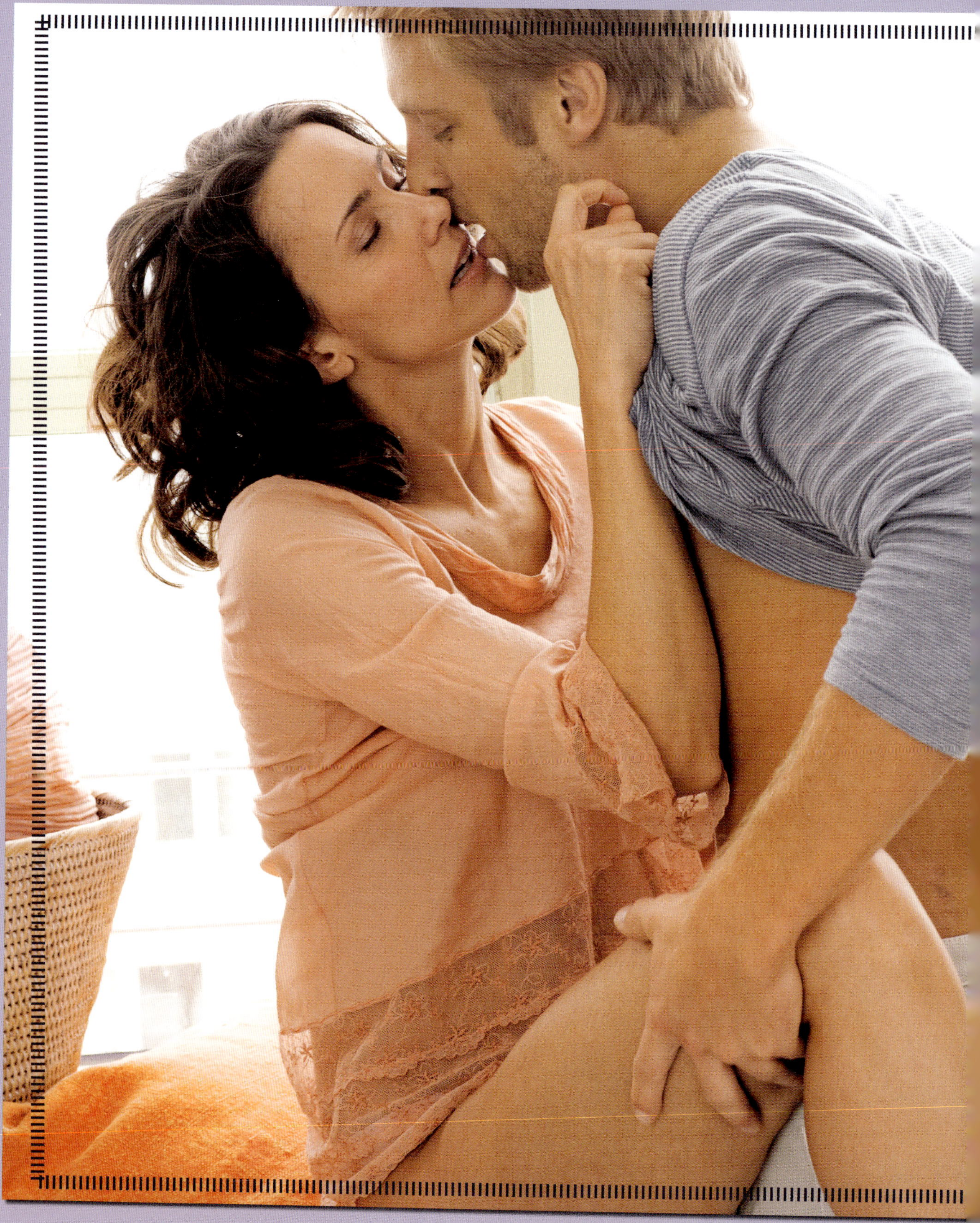

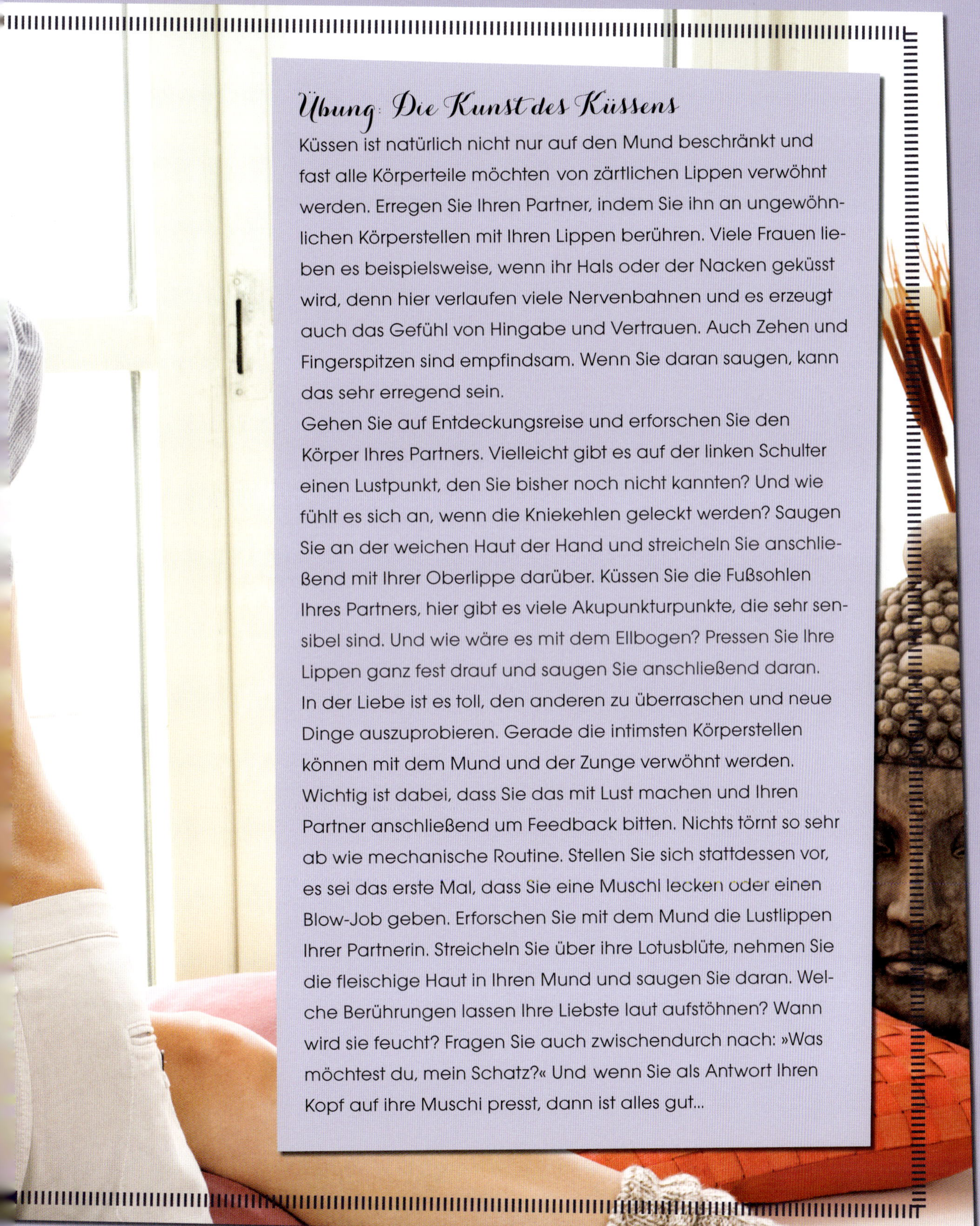

Übung: Die Kunst des Küssens

Küssen ist natürlich nicht nur auf den Mund beschränkt und fast alle Körperteile möchten von zärtlichen Lippen verwöhnt werden. Erregen Sie Ihren Partner, indem Sie ihn an ungewöhnlichen Körperstellen mit Ihren Lippen berühren. Viele Frauen lieben es beispielsweise, wenn ihr Hals oder der Nacken geküsst wird, denn hier verlaufen viele Nervenbahnen und es erzeugt auch das Gefühl von Hingabe und Vertrauen. Auch Zehen und Fingerspitzen sind empfindsam. Wenn Sie daran saugen, kann das sehr erregend sein.

Gehen Sie auf Entdeckungsreise und erforschen Sie den Körper Ihres Partners. Vielleicht gibt es auf der linken Schulter einen Lustpunkt, den Sie bisher noch nicht kannten? Und wie fühlt es sich an, wenn die Kniekehlen geleckt werden? Saugen Sie an der weichen Haut der Hand und streicheln Sie anschließend mit Ihrer Oberlippe darüber. Küssen Sie die Fußsohlen Ihres Partners, hier gibt es viele Akupunkturpunkte, die sehr sensibel sind. Und wie wäre es mit dem Ellbogen? Pressen Sie Ihre Lippen ganz fest drauf und saugen Sie anschließend daran.

In der Liebe ist es toll, den anderen zu überraschen und neue Dinge auszuprobieren. Gerade die intimsten Körperstellen können mit dem Mund und der Zunge verwöhnt werden. Wichtig ist dabei, dass Sie das mit Lust machen und Ihren Partner anschließend um Feedback bitten. Nichts törnt so sehr ab wie mechanische Routine. Stellen Sie sich stattdessen vor, es sei das erste Mal, dass Sie eine Muschi lecken oder einen Blow-Job geben. Erforschen Sie mit dem Mund die Lustlippen Ihrer Partnerin. Streicheln Sie über ihre Lotusblüte, nehmen Sie die fleischige Haut in Ihren Mund und saugen Sie daran. Welche Berührungen lassen Ihre Liebste laut aufstöhnen? Wann wird sie feucht? Fragen Sie auch zwischendurch nach: »Was möchtest du, mein Schatz?« Und wenn Sie als Antwort Ihren Kopf auf ihre Muschi presst, dann ist alles gut...

Übung: Die Kunst, eine Muschi zu lecken

Es ist durchaus hilfreich, auch einmal allein ein wenig zu üben und den Partner dann mit neuen Techniken zu überraschen. Nehmen Sie eine Pflaume und öffnen Sie sie. Stellen Sie sich vor, dass Sie die Lustlippen einer Frau vor sich sehen, und testen Sie, was Sie damit alles anstellen können. Sie können Ihre Zunge dabei tief eintauchen, an der saftigen Frucht knabbern und mit Ihrer Zungenspitze lecken. Setzen Sie Ihre Lippen ein: Ziehen Sie ein wenig an der Haut und schlürfen Sie den süßen Nektar. Es kann sehr erregend sein, wenn Sie ein wenig Luft über die Spalte Ihrer Liebsten blasen und Ihr ganzes Gesicht anschließend darin vergraben. Zeigen Sie ihr mit Ihren Lippen, wie sehr Sie sie begehren und verehren.

Übung: Die Kunst des Blow-Jobs

Wenn Sie einen Mann verwöhnen wollen, dann können Sie dafür an einer Gurke, einer Banane oder auch an einem Plastikdildo üben. Das hört sich vielleicht ein wenig unromantisch an, aber Sie können dabei in Ruhe ausprobieren, wie Sie mit einem länglichen Objekt umgehen können. Lassen Sie Ihre Zunge genüsslich über den langen Schaft gleiten, Öffnen Sie Ihren Mund und nehmen Sie den harten Ständer tief in sich auf, pressen Sie Ihre Lippen dagegen und spielen Sie sanft mit den Zähnen. Umfassen Sie den harten Stab mit beiden Händen und reiben Sie mit Ihren Händen im gleichen Rhythmus, wie Ihre Lippen sich auf und ab bewegen. Stöhnen Sie und lassen Sie sich die eigene Lust anmerken. Das wirkt sehr sexy!

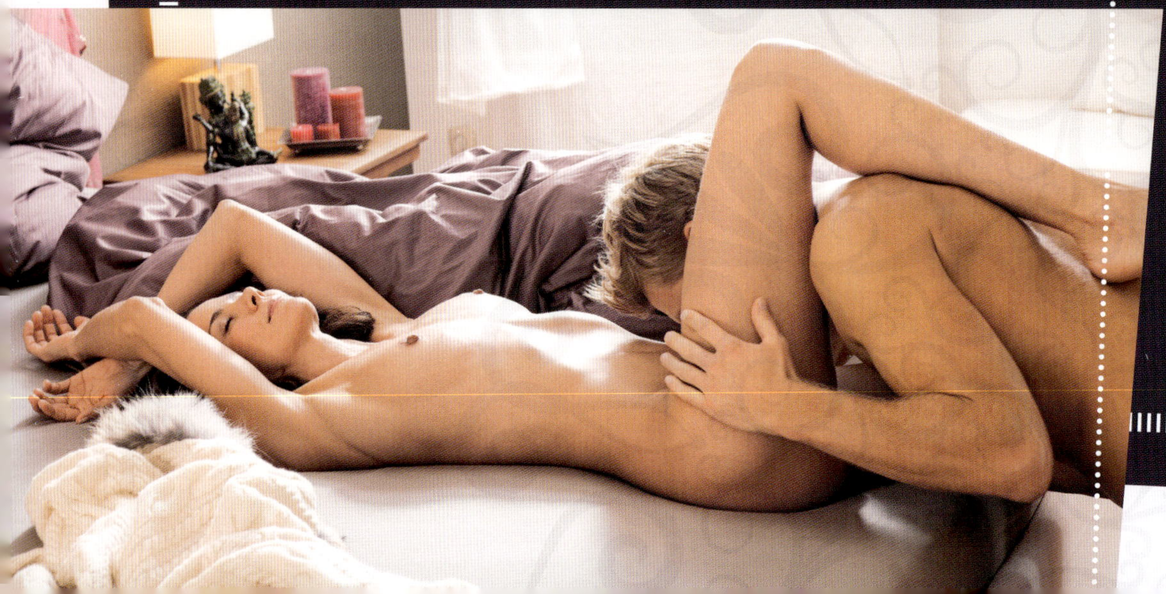

Erotische Skulptur

In den indischen Tempelanlagen von Khajuraho finden sich viele erotische Skulpturen, die Paare in leidenschaftlicher Vereinigung zeigen. Im Tantra ist Sexualität nichts, wofür man sich schämen muss, sondern die sexuelle Kraft wird sogar für bewusstseinsverändernde Rituale eingesetzt und die erotischen Skulpturen sollen die Lust anregen.

Freude und Sinnlichkeit sind im Tantra von großer Bedeutung und auch Sie dürfen sich daran erfreuen und sich davon inspirieren lassen. Für viele Menschen ist der visuelle Reiz in der Erotik sehr wichtig. Schöne Körper und aufreizende Positionen regen die Fantasie an. Die Übungen sind dazu gedacht, Ihre Kreativität zu stimulieren und miteinander viel Spaß zu haben.

Übung: Erotische Skulptur

Sie benötigen für diese Übung nichts – außer viel Fantasie.

BEOBACHTEN

Legen Sie eine entspannende Musik auf. Nun vereinbaren Sie, wer von Ihnen als erstes Model sein möchte und wer sich zuerst zum Künstler berufen fühlt. Sie können beide nackt sein oder auch bequem und sexy gekleidet sein. Der Künstler schaut sich sein Modell genau an: Was gefällt mir besonders an diesem Menschen, welche körperlichen Vorzüge würde ich gern hervorheben? In welcher Liebesstellung würde ich meinen Partner gern sehen?

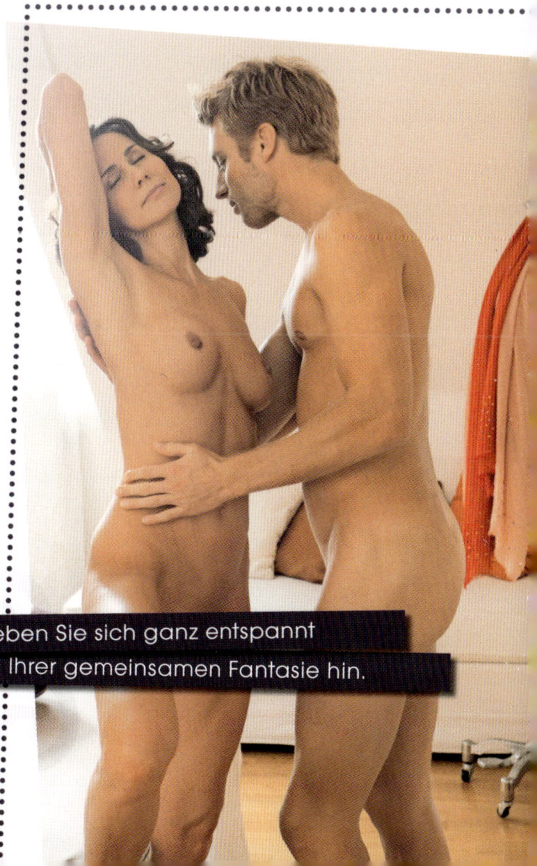

Geben Sie sich ganz entspannt Ihrer gemeinsamen Fantasie hin.

SKULPTUR FORMEN

Der Künstler darf sein Model jetzt sanft berühren und in eine Stellung biegen, die ihm besonders gut gefällt. Sie können stattdessen auch Anweisungen geben, wie sich Ihr Partner bewegen soll. Sie lieben den sexy Po Ihres Schatzes? Dann sorgen Sie dafür, dass er vor Ihnen auf die Knie geht und Ihnen diesen süßen Knackarsch hoch entgegenreckt.

Sie mögen die Brüste Ihrer Liebsten sehr? Bitten Sie sie, ihren Busen leicht anzuheben und sich etwas nach vorn zu beugen. Sie dürfen natürlich auch Hilfsmittel benutzen, etwa auf Sofa, Bett oder einem Stuhl posen. Wenn man mit Objekten spielt, dann ergeben sich viele neue Möglichkeiten, den Körper in Position zu bringen, ihn zu bewundern und anzufassen.

ERGÄNZEN

Wenn Sie ein wenig mit Ihrem Modell gespielt haben, dann dürfen Sie die Skulptur ergänzen. Das heißt, der Künstler darf sich jetzt auch selbst zu seinem erotischen Modell in Position bringen. Wie passt Ihr Körper zu der Haltung des Modells? Wenn Ihr Modell zum Beispiel auf allen vieren vor Ihnen kniet, dann gibt es verschiedene Möglichkeiten, sich als Künstler mit dem eigenen Körper einzubringen. Sie könnten hinter dem anderen knien und Ihre Hände auf dessen Rücken abstützen. Oder Sie legen sich einfach unter den Partner, sodass Sie an intimen Körperstellen riechen und sie schmecken können. Sie dürfen auch daneben stehen, umarmen, berühren ... Probieren Sie verschiedene Varianten aus. Je nachdem, wie der Künstler sich zu seinem Modell positioniert, ergeben sich nicht nur körperliche Skulpturen, sondern natürlich werden dadurch auch Emotionen hervorgerufen.

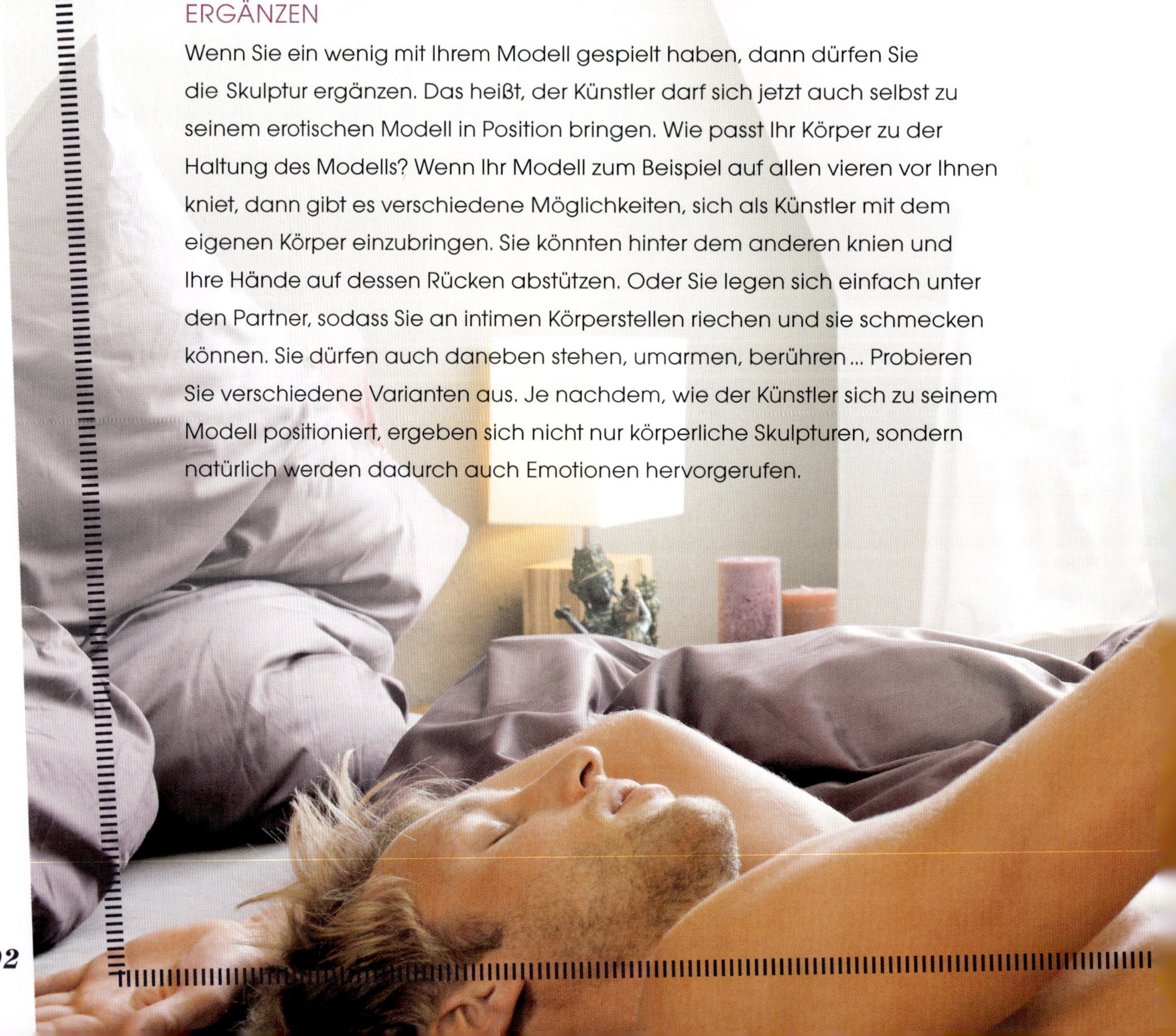

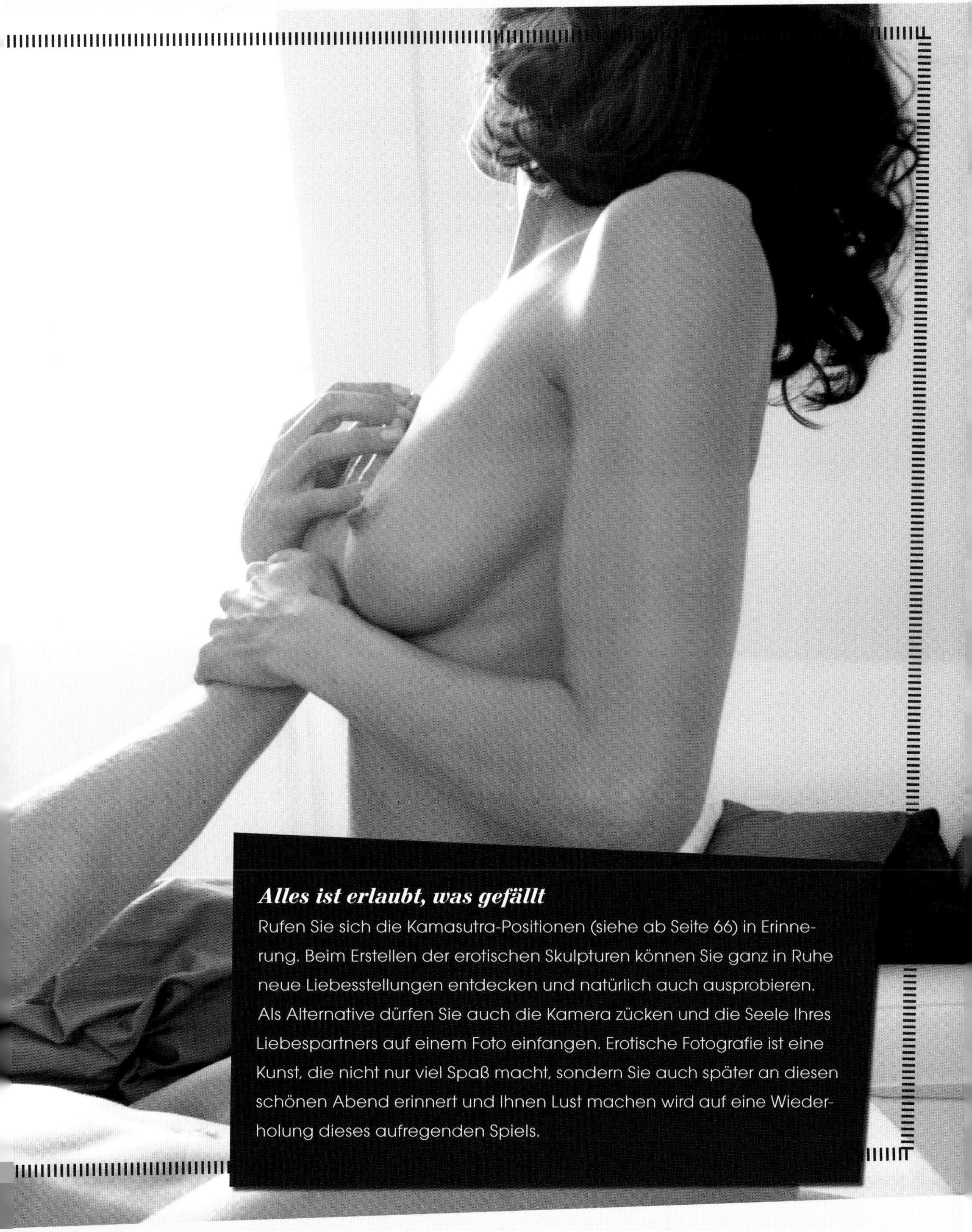

Alles ist erlaubt, was gefällt

Rufen Sie sich die Kamasutra-Positionen (siehe ab Seite 66) in Erinnerung. Beim Erstellen der erotischen Skulpturen können Sie ganz in Ruhe neue Liebesstellungen entdecken und natürlich auch ausprobieren. Als Alternative dürfen Sie auch die Kamera zücken und die Seele Ihres Liebespartners auf einem Foto einfangen. Erotische Fotografie ist eine Kunst, die nicht nur viel Spaß macht, sondern Sie auch später an diesen schönen Abend erinnert und Ihnen Lust machen wird auf eine Wiederholung dieses aufregenden Spiels.

Body-Painting

Körperbemalung gibt es schon seit Urzeiten. Früher wurden die Farben aus bunter Erde, Pflanzen, zermahlenen Muscheln, Lehm, Holzkohle oder Asche hergestellt.

In unserem Kulturkreis haben sich die keltischen Krieger mit glücksbringenden Symbolen bemalt, die gleichzeitig auch dem Feind Angst machen sollten. In Polynesien hat die Körperbemalung eine lange Tradition – man glaubt dort, dass die Götter die Menschen diese Kunst lehrten. Auch für Naturvölker in Afrika, Australien und Neuseeland hat die Körperbemalung eine tiefe Bedeutung: sie soll Glück bringen, wird bei religiösen Festen und Ritualen eingesetzt und soll die Zugehörigkeit zu einem Stamm oder einer bestimmten Gemeinschaft zeigen. In Indien bemalen sich die Sadhus, die heiligen Männer, mit Asche und Pflanzenfarbe. Damit wollen sie die Götter ehren und sich immer wieder an die Vergänglichkeit erinnern.

Der Aspekt der Vergänglichkeit spielt offensichtlich auch eine Rolle, wenn in Tibet die Mönche mit pulverisierten Farbpigmenten wunderschöne Mandalas auf den Boden malen. Diese Prozedur dauert viele Tage oder Wochen und im Rahmen eines heiligen Rituals wird das wunderschöne Kunstwerk anschließend wieder zusammengefegt und den Elementen übergeben. Ein wunderschönes Zeichen dafür, dass wir jeden Augenblick mit größter Bewusstheit und Freude erleben sollten, selbst wenn er sich bald wieder verflüchtigt.

HENNA-BEMALUNG

In Indien und verschiedenen arabischen Ländern werden Bräuten die Hände mit Henna-Tattoos bemalt – das soll Glück und Fruchtbarkeit in die Ehe bringen. Henna ist außerdem auch eine Heilpflanze, es hat unter anderem fiebersenkende Wirkung.
Der Hennastrauch wächst in Asien, Afrika und Australien und wird zum Färben von Wolle und Textilien eingesetzt.
Um die Haut kunstvoll mit Henna zu bemalen, werden die Blätter des Strauchs zermahlen und mit Wasser vermischt. So entsteht eine Paste, die die Haut rötlich braun einfärbt, was etwa vier bis sechs Wochen lang hält.

Die Bedeutung der Farben

Beim Body-Painting spielt die Wahl der Farben eine Rolle, da diesen im Tantra eine bestimmte Wirkung zugeschrieben wird. Folgende Bedeutung haben die Farben:

Die Farbe Rot steht für Lebensenergie und Fruchtbarkeit und wird mit dem ersten Chakra, dem Energiezentrum am unteren Ende der Wirbelsäule, in Verbindung gebracht. Deshalb tragen junge Inderinnen einen roten Hochzeitssari. Später soll die sexuelle Energie in Bewusstheit transformiert werden, deshalb malen sich verheiratete Hindu-Frauen einen roten Punkt zwischen die Augenbrauen. Er soll das »Dritte Auge« öffnen und Weisheit bringen.

Rot ist eine sehr dynamische Farbe und wirkt anregend auf die Sexualität und die Lebenskraft. Aus diesem Grund werden in Afrika Kranke mit roter Farbe bemalt, um ihre Lebensgeister zu wecken. Auf reizbare und nervöse Menschen kann diese Farbe allerdings auch zu intensiv wirken und das Nervensystem schwächen.

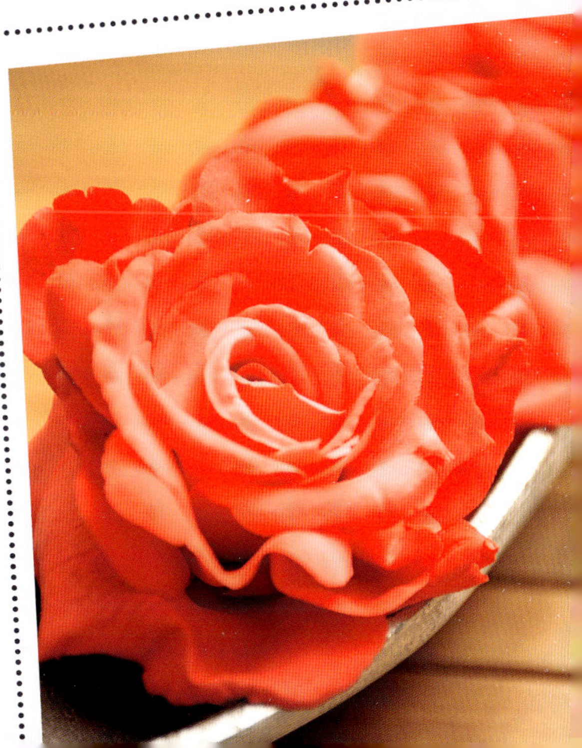

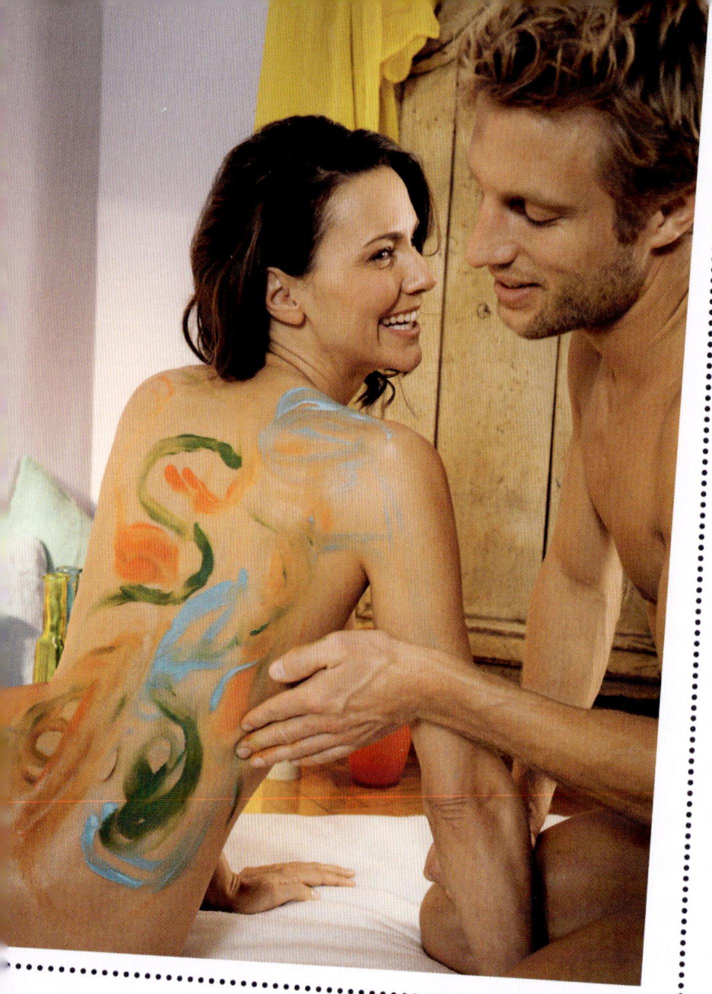

Die Farbe Orange steht für das zweite Chakra, das unterhalb des Bauchnabels liegt und mit Sinnlichkeit und Kreativität verbunden wird. Orange ist eine sehr warme und nährende Farbe und gerade an kalten Tagen bringt sie Lebensfreude. Sie unterstützt auch die Verdauungsorgane und macht Appetit. Wenn das Orange heller ist, wirkt es positiv und belebend, allerdings assoziieren wir mit dunklerem Orange eher Müdigkeit und Krankheit.

Die Farbe Gelb wird dem dritten Chakra zugeordnet und ist mit dem Solarplexus verbunden. Gelb erinnert uns an die Kraft der Sonne und gibt uns die Energie, alle unsere Wünsche im Leben zu manifestieren. Gelbe Kleidung zu tragen soll Glück bringen und deshalb tragen in Indien Frauen einige Tage vor der Hochzeit gelbe Saris. Die Farbe Gelb stärkt das Nervensystem, ist aufheiternd und hat eine positive Wirkung bei depressiven Verstimmungen.

Die Farbe Grün gehört zum dritten Chakra, das auch das Herzchakra genannt wird. Grün steht für tiefe Liebe, wirkt harmonisierend auf unser seelisches Gleichgewicht und stärkt Herz und Nieren. Im Frühling beginnt die Natur wieder zu sprießen und deshalb assoziieren wir mit der Farbe Grün Wachstum und Veränderung. Deshalb umgeben wir uns im tiefsten Winter mit grünen Tannenbäumen und Zweigen, damit wir die Hoffnung auf die warme Jahreszeit nicht aufgeben. Grün wird auch mit Jugend und Optimismus verbunden.

Die Farbe Blau steht für das fünfte Chakra, das mit dem Kehlkopf verbunden ist. Diese Farbe erinnert uns an den grenzenlosen Ozean und hat in Indien auch eine spirituelle Bedeutung. Der Gott Krishna wird mit blauer Hautfarbe dargestellt und ein blauer Elefant ist ein Glücksbringer. Blau wirkt stabilisierend und beruhigend. Gleichzeitig erinnert die Farbe uns an fließende Gewässer und hebt die Stimmung. Zu viel davon kann allerdings auch ein wenig kühl wirken – Blau ist deshalb eher eine Sommerfarbe.

Die Farbe Violett wird dem sechsten Chakra zugeordnet, dem sogenannten Dritten Auge. Es ist eine magische Farbe und wird bei vielen Ritualen eingesetzt, denn sie stimuliert das Unterbewusstsein, fördert meditative Einkehr und hilft dem Menschen, sich geistigen Welten zuzuwenden. Violett wirkt ausgleichend auf beide Gehirnhälften und hat eine schmerzlindernde Wirkung bei Migräne. Viele sakrale Kirchengewänder haben diese Farbe, denn sie soll transformierend wirken und die Weisheit fördern.

Die Farbe Weiß ist eigentlich gar keine wirkliche Farbe, sondern setzt sich aus allen anderen Farben zusammen.

Weiß gehört zu dem siebten Chakra, dem sogenannten Kronenchakra, und soll die Verbindung des Menschen zu seinem spirituellen Ursprung herstellen. Es ist eine Farbe, mit der wir Reinheit und Unschuld assoziieren, und deshalb tragen Frauen in der westlichen Welt diese Farbe zu ihrer Hochzeit. Eskimos kennen übrigens 200 Worte für die Farbe Weiß, je nachdem, welche feinen Schattierungen und Nuancen sie hat.

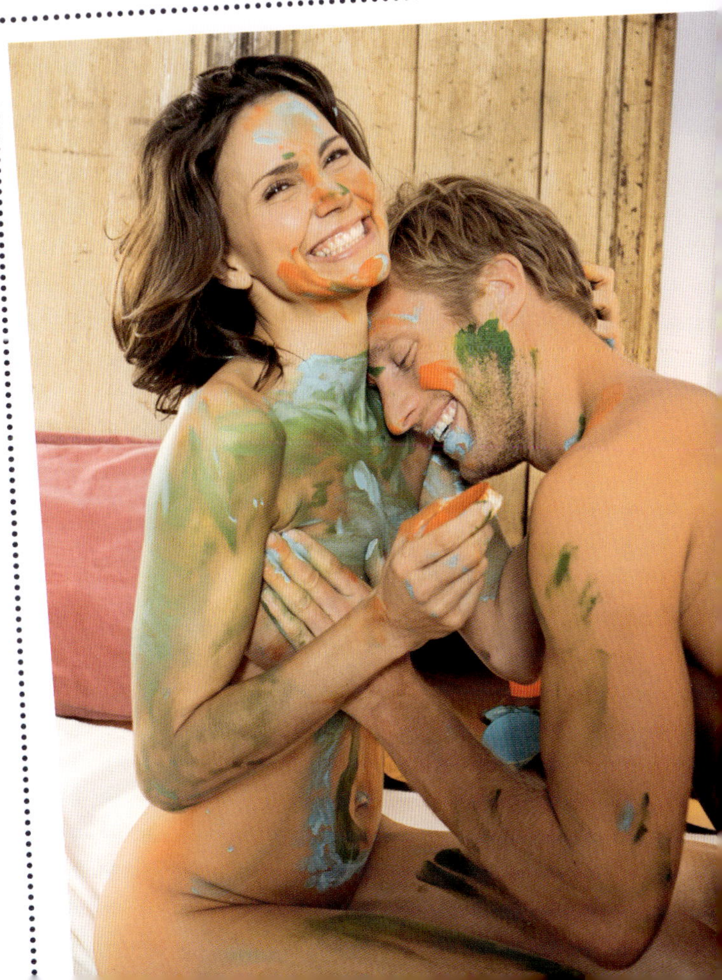

Henna-Party mit Freundinnen

In Indien ist es Tradition, dass angehende Bräute vor der Hochzeit von den Freundinnen an Händen und Füßen mit Henna bemalt werden. Diese schöne Tradition müssen Sie nicht unbedingt vor Ihrer Hochzeit abhalten, aber Sie können sich mit Ihren Lieblingsfreundinnen zu einer sinnlichen Hennaparty treffen. Dazu benötigen Sie naturreines Henna aus dem Asia-Shop, das oft in einer Tube geliefert wird, und mit der dazugehörenden spitzen Düse können Sie wie mit einem Stift malen.

Um ganz sicher zu gehen, dass Sie auf Henna nicht allergisch reagieren, sollten Sie vorsichtshalber etwas Hennapaste auf der Innenseite des Ellenbogens testen. Wenn sich nach drei Tagen keine allergische Reaktion zeigt, ist alles in Ordnung und der Spaß kann losgehen.

Sorgen Sie bei diesem Event für eine sinnliche Stimmung und dekorieren Sie Ihren Raum mit Kerzen, Blumen und indischer Musik. Da ein Henna-Tattoo immerhin vier bis sechs Wochen lang hält, sollten Sie vorher schon mal ein wenig auf dem Papier üben. In Indien sind Ranken- und Paisleymuster sehr beliebt. Genießen Sie es, sich von der besten Freundin verwöhnen zu lassen, und erleben Sie ein Gefühl tiefer Verbundenheit durch die sanfte Berührung. Sie können kreativ mit den verschiedenen Ornamenten umgehen.

Dann bringen Sie die Muster auf die Haut auf und lassen sie trocknen. Je länger Sie anschließend das Henna-Tattoo einwirken lassen, desto strahlender und intensiver wird es Ihren wunderschönen Körper verzieren.

BESONDERER TIPP

Wenn das Tattoo getrocknet ist, können Sie es mit einer Mischung aus Zitronensaft und Zucker betupfen. Das lässt die Farben noch intensiver leuchten. Sie merken schon, für eine Henna-Party sollten Sie einige Stunden einplanen, und das bedeutet, dass Sie mit Ihren besten Freundinnen viel Spaß und Zeit für sinnliche Themen haben werden. Stellen Sie doch mal die Frage nach dem aufregendsten Liebesabenteuer in den Raum. Oder gibt es irgendein Geheimnis, das Sie bisher noch niemandem erzählt haben? Henna-Partys bieten viel Raum für Intimität und anregende Gespräche.

Body-Painting-Ritual mit dem Partner

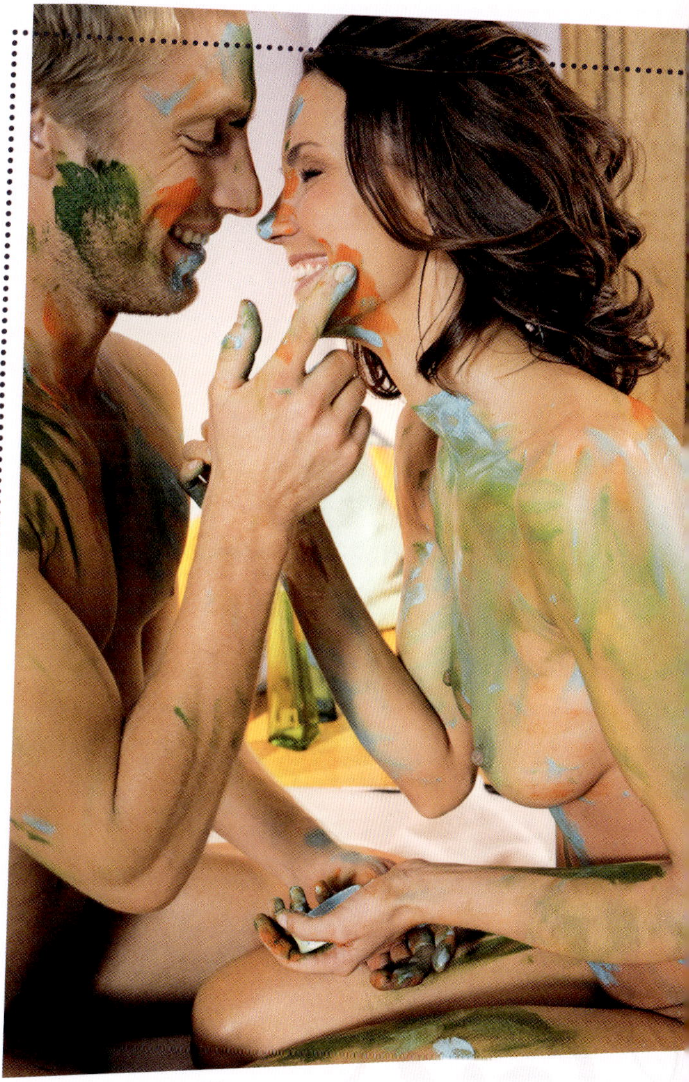

Wenn Sie mit Ihrem Partner ein fantasievolles Vergnügen erleben möchten, dann sollten Sie sich einen Nachmittag oder Abend lang Zeit nehmen für erotische Körperkunst. Für dieses Ritual benötigen Sie flüssige Körperfarbe, die Sie mit einem Schwamm, Pinsel oder auch direkt mit den Händen auftragen können. Ich persönlich finde es am sinnlichsten, wenn man mit den Fingern malt und sich dabei zart berührt. Wenn Sie dieses berührende Ritual zu Hause erleben möchten, dann sollten Sie mehrere alte Laken auf den Boden legen, denn Sie wollen ja Ihre Körper bemalen und nicht den Teppich.
Sie können aber auch einen warmen Sommertag nutzen, um in der freien Natur ein sinnliches Erlebnis miteinander zu haben. Vielleicht gibt es in Ihrem Garten einen Platz, der vor den Blicken neugieriger Nachbarn geschützt ist. Oder kennen Sie vielleicht auch eine einsame Waldwiese, auf der Sie sich ungestört miteinander vergnügen können? Ganz toll ist natürlich auch eine spektakuläre Kulisse an einem Urlaubsort. Es sollte auf alle Fälle ein Platz sein, an dem Ihr Herz aufgeht, dann werden Sie diesen Tag nie mehr vergessen. In der Liebe ist es wichtig, immer wieder besondere Augenblicke miteinander zu teilen, und die Erinnerung daran wird Sie immer wieder mit Ihrem Partner verbinden.

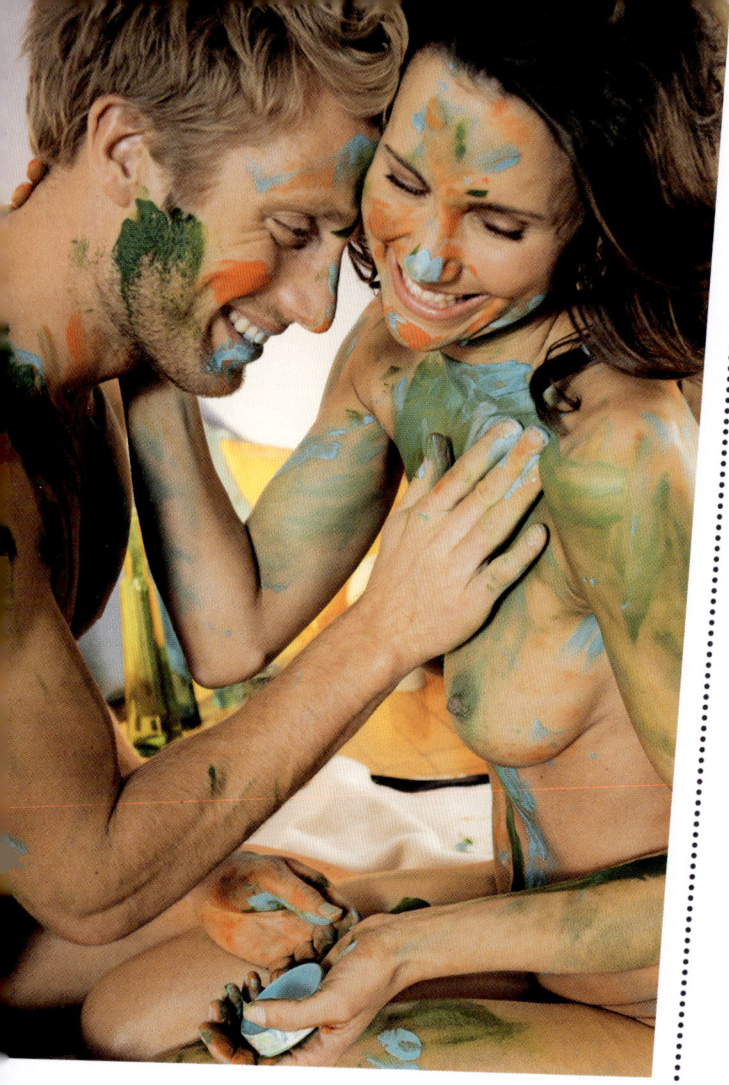

Falls Sie zu Hause bleiben: Schmücken Sie Ihren Raum mit Kerzen und frischen Blumen. Betören Sie Ihre Sinne mit zart duftendem Rosenöl. Legen Sie Ihre Lieblingsmusik auf, breiten Sie alle Malutensilien auf einem Tuch aus – und dann kann es losgehen.
Beginnen Sie dieses Ritual, indem Sie sich für einen Augenblick schweigend gegenübersitzen und sich in die Augen sehen. Falten Sie dann die Hände und begrüßen Sie Ihren Partner, indem Sie einander mit der Stirn berühren. Damit verbinden Sie sich über das Dritte Auge, das Zentrum Ihrer inneren Weisheit, und schaffen eine Atmosphäre von bewusster Sinnlichkeit. Sprechen Sie miteinander und teilen Sie einander mit, wie Sie sich fühlen, welche Farben heute zu Ihnen passen und ob Sie bestimmte Körperteile bevorzugen, die bemalt werden sollen. Vielleicht gibt es auch Stellen, an denen Ihnen Farbe unangenehm ist.
Wenn Sie mögen, können Sie aber auch einmal die Kontrolle abgeben und sich ganz der Fantasie des Partners überlassen. Welches Bild hat der andere von mir? Wie sieht er mich? In welcher Weise kann dadurch das Bild, das ich von mir habe, verändert werden? Lassen Sie sich davon überraschen, was dabei herauskommt.
Derjenige, der sich zuerst bemalen lässt, darf eine Körperposition auswählen und sollte dann die Augen schließen und sich dem Partner vertrauensvoll hingeben. Derjenige der malt, sollte sich von seiner Intuition und der eigenen Fantasie leiten lassen. Zu welchen Körperstellen zieht es mich am

meisten hin? Welche Farben assoziiere ich in diesem Augenblick für meinen Partner? Wenn eine Körperhälfte bemalt ist, können Sie die Rollen tauschen und die Bemalung trocknen lassen.
Mit Farben zu spielen, erinnert uns an die unbefangene Freude eines Kindes und Sie dürfen dabei Spaß haben, lachen und ausgelassen sein. Machen Sie anschließend einige Erinnerungsfotos und genießen Sie es, den anderen zu berühren und sich berühren zu lassen.

BODY-PAINTING MIT SCHOKOLADE

Eine leckere Variante des Body-Paintings ist es, wenn Sie einander mit flüssiger Schokolade bemalen. Die gibt es in Erotik-Shops oder auch im Internet zu kaufen. Bei dieser Variante dürfen Sie auch Ihre intimsten Körperstellen schmücken und dem Partner anschließend erlauben, die süße Verzierung abzulecken.

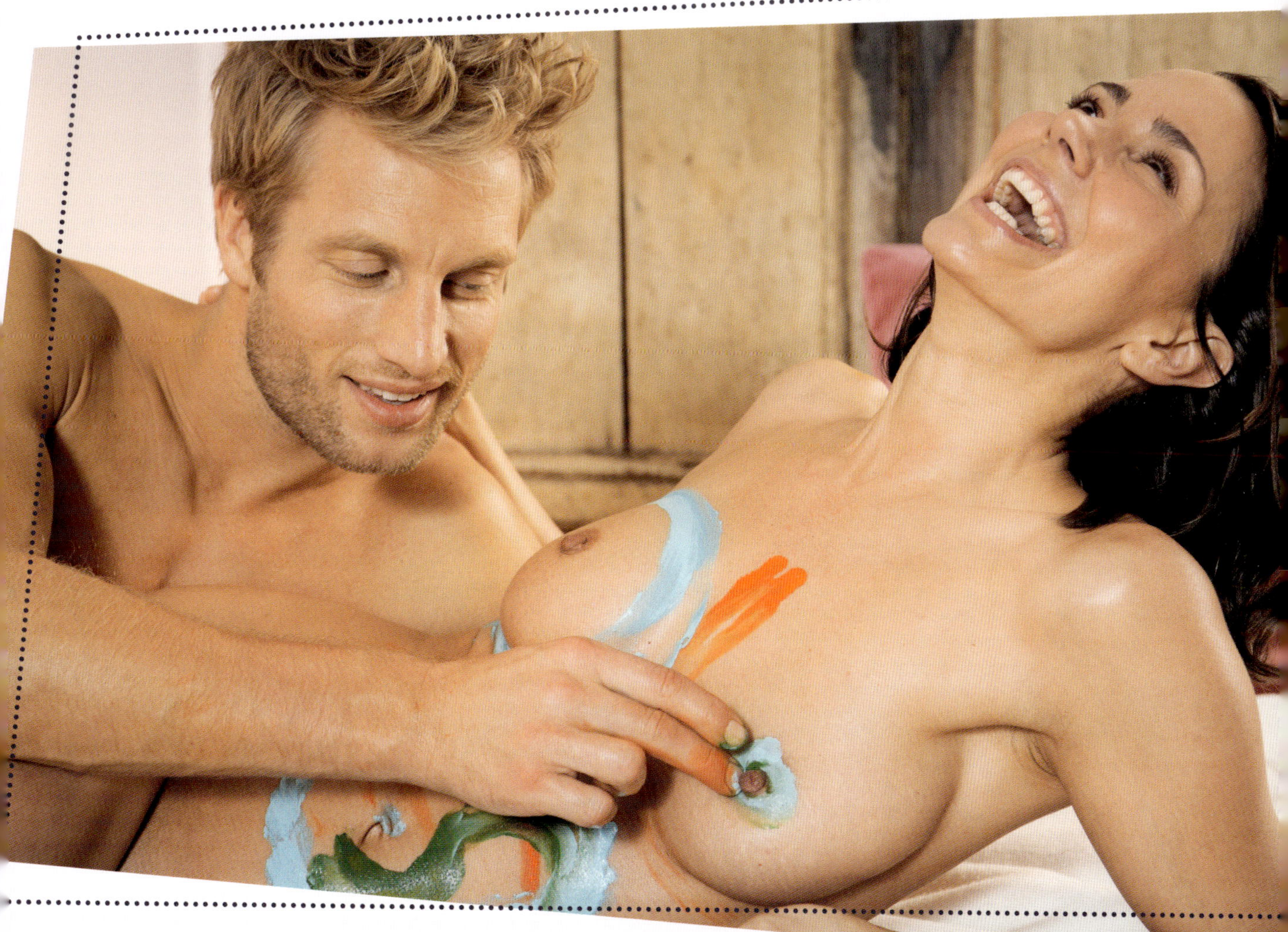

Massagen **zum** *Verwöhnen*

> Man sieht oft etwas
> *hundert Mal,*
> *tausend Mal,*
> ehe man es zum allerersten Mal
> *wirklich sieht.*
> (Christian Morgenstern)[6]

In diesem Kapitel erhalten Sie Anregungen, wie Sie durch sinnliche Berührung und Massage eine größere Intimität mit Ihrem Partner erreichen können. Gerade wenn Sie müde und angespannt sind, hilft Ihnen sanfte Berührung, den eigenen Körper wieder stärker zu spüren, innere Harmonie und Ruhe zu finden. Sorgen und Stress können so von Ihnen abfallen und Sie sind wieder offen für Liebe und Sinnlichkeit.

Es kommt nicht so sehr darauf an, dass Sie eine perfekte Massagetechnik beherrschen, sondern viel wichtiger ist es, dass Sie mit ganzem Herzen bei der Sache sind und sich auf die Bedürfnisse Ihres Partners einstellen können. Wenn Sie in der aktiven Rolle sind und Ihren Schatz mit zarten Handgriffen verwöhnen wollen, dann ist es vor allem wichtig, dass Sie selbst zentriert sind und dass Sie lernen, Ihrer eigenen Intuition zu vertrauen und sich von ihr leiten lassen.

Was ist die Aura?

Der menschliche Körper besteht nicht nur aus einem physischen Körper, sondern auch aus einer sogenannten Aura, einem unsichtbaren Energiefeld, über das Sie auf eine sehr feinfühlige Art Informationen mit anderen Menschen austauschen können. Dieser Vorgang wird nicht vom Verstand gesteuert oder verstanden, aber es sind diese sogenannten »Bauchgefühle«, die Sie nicht ignorieren sollten und durch die Sie zu einem einfühlsamen Liebespartner werden.
Je mehr Sie lernen, auch Energien zu fühlen, die für das menschliche Auge nicht sichtbar sind, desto stärker verbinden Sie die physische Welt mit der kosmischen Lebenskraft und werden über den Weg der Sinnlichkeit auch neue Zustände von Ekstase und Glück erfahren.
Für die folgenden Übungen benötigen Sie lediglich eine Yoga-Matte oder auch eine Matratze. Sie können mit oder ohne Öl massieren, wie Sie es lieber mögen. Am besten sind Sie beide nackt. Sie trainieren dabei Ihre Empathie, stimulieren Ihr Lustempfinden – deshalb eignen sich diese Massagen auch wunderbar als Vorspiel für eine heiße Nacht.

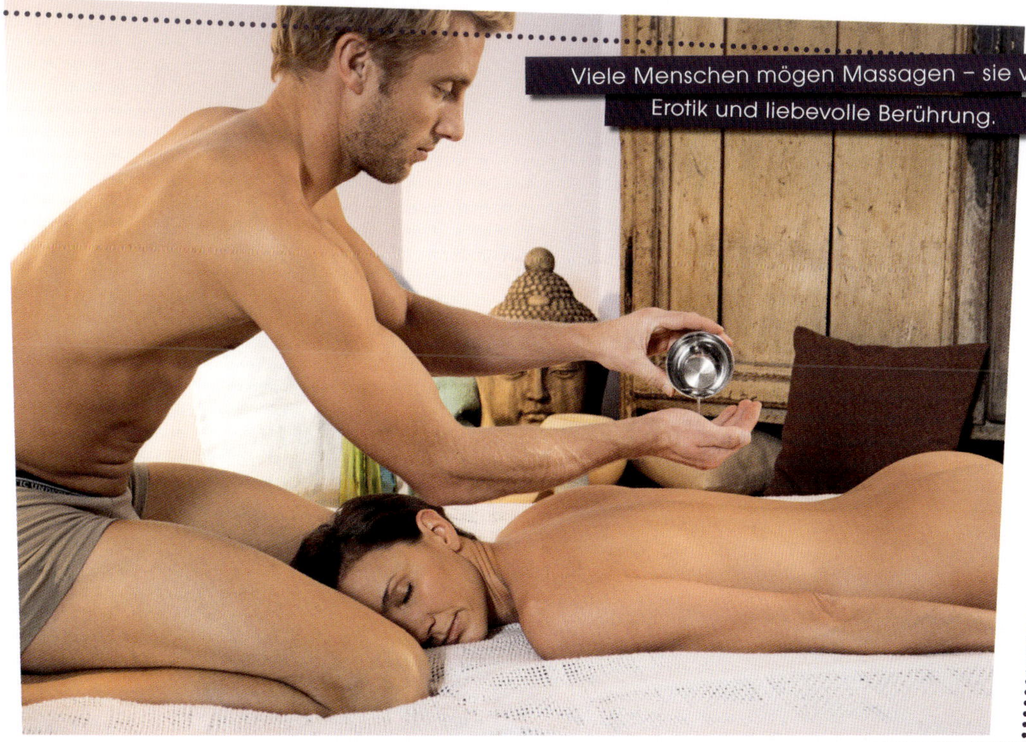

Viele Menschen mögen Massagen – sie vereinen Erotik und liebevolle Berührung.

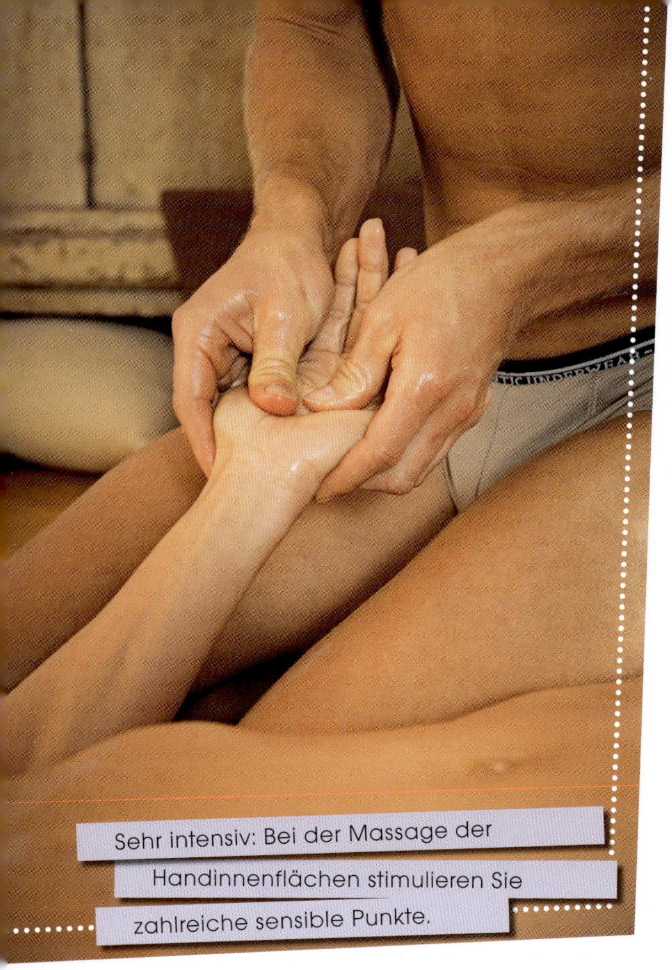

Sehr intensiv: Bei der Massage der Handinnenflächen stimulieren Sie zahlreiche sensible Punkte.

Übung: Sich zentrieren

Bevor Sie eine Massage geben, sollten Sie einen Augenblick im Fersensitz verweilen und sich auf den eigenen Atem konzentrieren. Das hilft Ihnen, sich zu zentrieren und innere Stabilität zu finden. Reiben Sie anschließend beide Handflächen aneinander, lösen Sie die Hände voneinander, führen Sie sie bis zu einem Abstand von etwa 50 Zentimetern auseinander und bewegen Sie die Handflächen langsam wieder aufeinander zu. Ab wann spüren Sie die Energie zwischen Ihren Händen?

Übung: Sprachlose Kommunikation

Entscheiden Sie, wer von Ihnen zunächst in der passiven Rolle ist und sich in Bauchlage auf die Matte oder das Bett legen möchte.
Der andere zentriert sich zunächst (siehe oben) und anschließend legt er eine Hand ganz spontan auf den Körperteil des Partners, von dem er sich angezogen fühlt. Schließen Sie dann Ihre Augen, lassen Sie Ihre Hand ganz ruhig auf dem Körperteil liegen und spüren Sie in sich hinein: Welche Botschaften übermittelt Ihnen das Unterbewusstsein Ihres Liebespartners nun? Wenn Sie den Wunsch spüren, Ihre Hand auf eine andere Stelle zu legen, dann tun Sie das. Konzentrieren Sie sich wieder auf die inneren Bilder oder Empfindungen, die Sie dabei haben. Stellen Sie sich vor, dass Sie mit Ihrer Hand eine Verbindung zum Energiesystem des Liebespartners aufgebaut haben und er auf einer unbewussten Ebene Informationen an Sie sendet. Nach etwa 15 Minuten beenden Sie die Übung. Erzählen Sie Ihrem Partner, was Sie alles gefühlt haben, und Sie werden erstaunt sein, wie direkt und ehrlich diese Form von Kommunikation sein kann.

WUSSTEN SIE, DASS IHRE HAUT…

… mit einer Fläche von 1,5 bis 2 Quadratmetern das größte Organ ist?

… sich im Laufe Ihres Lebens etwa tausendmal komplett erneuert?

… bis zu zehn Kilogramm schwer sein kann?

… Substanzen über die Umwelt aufnehmen, aber auch abgeben kann?

… auf jedem Quadratzentimeter etwa 200 Schmerzpunkte, zwei Wärmepunkte und 13 Kältepunkte besitzt?

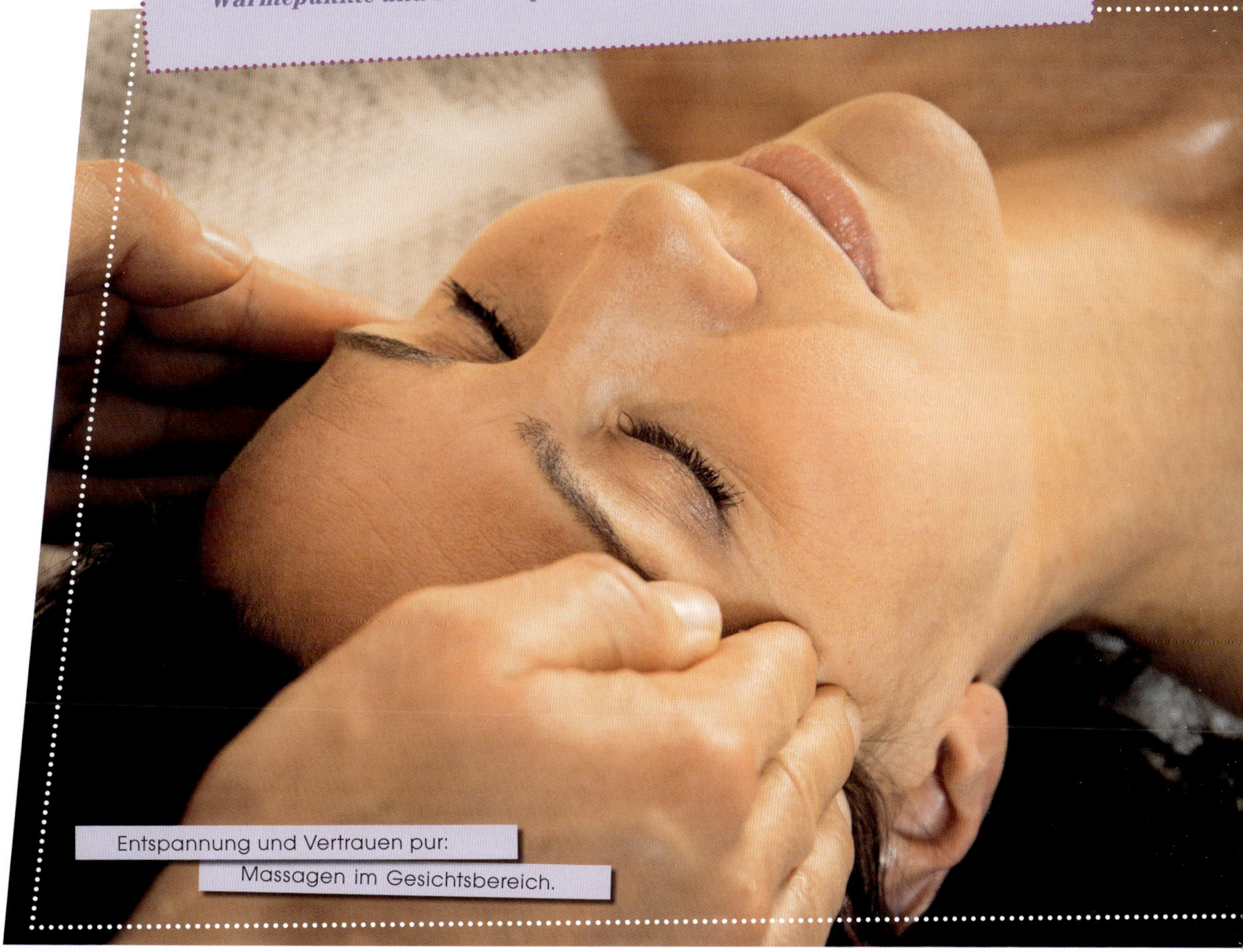

Entspannung und Vertrauen pur: Massagen im Gesichtsbereich.

Übung: Lustpunkte

In einer längeren Beziehung weiß man meist ganz gut, welche Lustknöpfe zu drücken sind, damit der Liebespartner möglichst schnell zum Höhepunkt kommt. Dagegen ist auch überhaupt nichts einzuwenden. Aber mit der Zeit wird diese zielorientierte Form der Erregung etwas langweilig, und es ist schön, sich wieder neu zu entdecken – so wie beim ersten Mal. Entdecken Sie neue erogene Lustpunkte.

Entscheiden Sie, wer von Ihnen zuerst verwöhnt werden will. Derjenige darf sich eine Position im Liegen aussuchen, die ihm angenehm ist. Der aktive Partner darf nun mit seinen Fingerspitzen die Haut des Liebsten ganz zärtlich streicheln und sollte dabei keinen Millimeter Hautoberfläche auslassen. Behalten Sie immer den gleichen Druck mit den Fingern bei, auch das Tempo, in dem Sie sanft über die Haut gleiten, sollte immer gleich bleiben. Achten Sie als aktiver Part auf die Reaktionen Ihres Partners: An welchen Körperstellen beschleunigt er die Atmung? Wann beginnt er zu stöhnen. Welche anderen Reaktionen fallen Ihnen auf? Bitten Sie Ihren Partner um Feedback, wenn Sie eine besonders empfindsame Körperstelle berührt haben.

Dann wechselt der Partner die Stellung, sodass Sie nach und nach den gesamten Körper erforschen können. Sie können sich auch an einem Abend eine ganz bestimmte Körperzone vornehmen, zum Beispiel das Gesicht, am nächsten Tag dann Hals und Nacken – und so die Übung auf mehrere Tage ausdehnen.

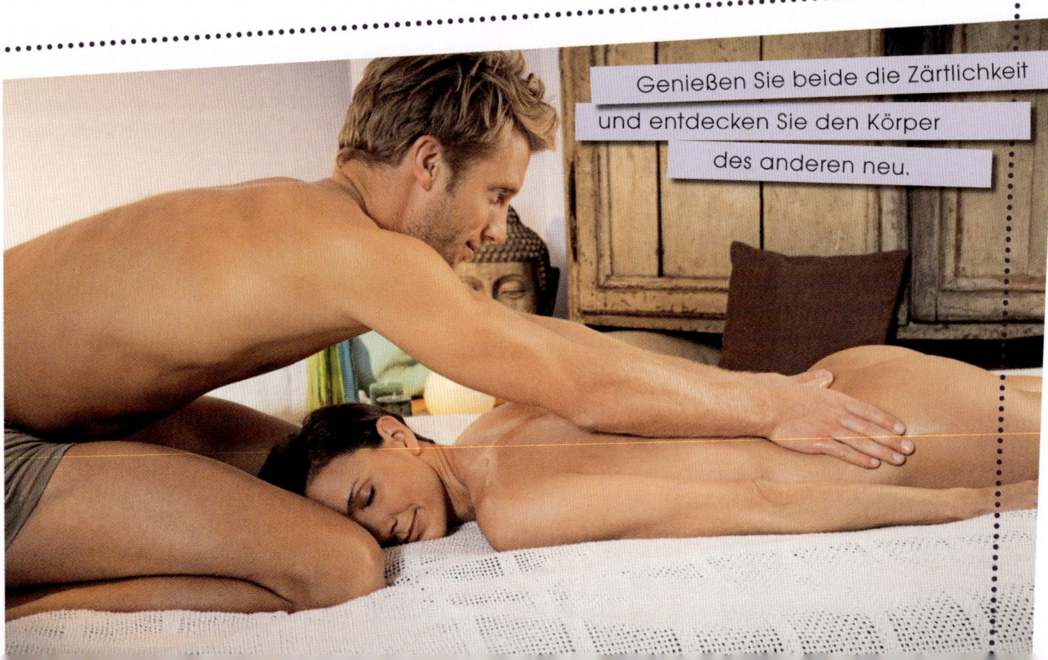

Genießen Sie beide die Zärtlichkeit und entdecken Sie den Körper des anderen neu.

Übung: Streicheleinheiten

Bei dieser Übung geht es darum, dass Sie bei einer Massage oder auch generell beim Liebesspiel Ihr eigenes Bewegungsrepertoire erweitern und zu einem noch fantasievolleren Liebhaber werden.

Auch hier darf sich wieder einer von Ihnen als Erster verwöhnen lassen. Er legt sich bequem in Bauchlage hin.

Der andere probiert nun aus, wie er seinen Partner mit den verschiedensten Körperteilen streicheln kann. Wie fühlt es sich an, mit dem Ellbogen über die nackte Haut Ihres Schatzes zu gleiten? Streichen Sie mit einem Finger und dann mit fünf Fingerspitzen über seinen Oberschenkel. Sie können den Partner auch mit Ihrer Nase streicheln, mit Ihrem Kinn oder den Haaren.

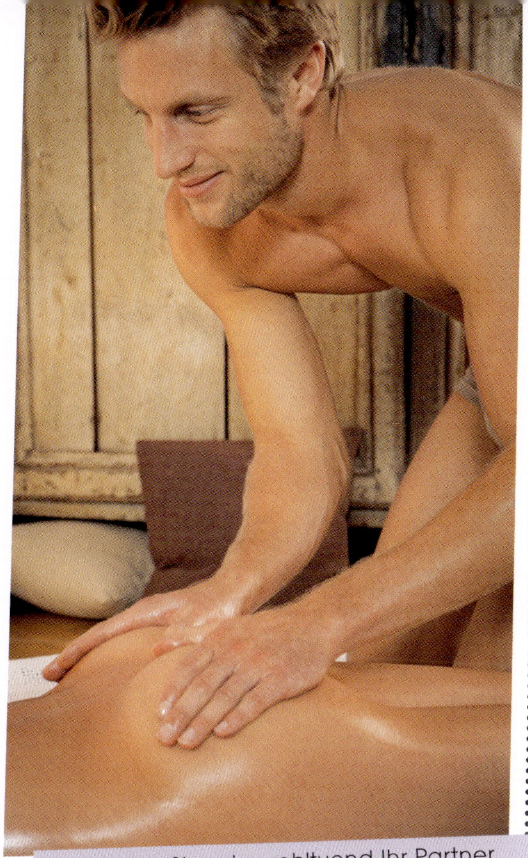

Erleben Sie, wie wohltuend Ihr Partner Ihre Berührungen empfindet.

Variieren Sie nun auch das Tempo. Wenn eine Massage zu gleichmäßig verläuft, ist das sehr entspannend, aber falls Sie sich anschließend noch leidenschaftlichen Sex wünschen, sollten Sie dafür sorgen, dass beim Streicheln schon ein wenig Dynamik ins Spiel kommt. Streicheln Sie einige Male sehr schnell über den Rücken – und werden Sie dann wieder ganz langsam. Malen Sie mit Ihrem Zeigefinger ein Symbol auf die Schulter, bewegen Sie Ihre Hände kreisend oder spiralförmig über den Bauch Ihres Partners. Je fantasievoller Sie mit Ihren Berührungen sind, desto mehr Spaß wird es Ihnen auch machen, eine Massage zu geben.

Variieren Sie auch den Druck Ihrer Hände. Sie können dadurch mehr Abwechslung in Ihre Massage bringen: Streicheln Sie ganz sanft und leicht, dann halten Sie einen Moment inne und üben mit den Handflächen und dem eigenen Körpergewicht einen stärkeren Reiz aus ... Versuchen Sie, unterschiedliche Berührungsqualitäten in Ihre Massage einzubauen.

Anleitung für eine Ölmassage

- Sie benötigen dafür reines Pflanzenöl, beispielsweise Mandelöl und ein Stövchen, um das Öl darauf zu erwärmen. Am besten bedecken Sie auch das Bett oder einen anderen Platz, an dem Sie massieren möchten, mit einem Handtuch, damit das Öl keine Spuren hinterlässt.
- Derjenige, der massiert werden möchte, legt sich mit dem Bauch auf das Bett, ein Sofa oder eine Liege. Die Arme liegen locker an der Seite.
- Der aktive Partner sucht sich eine bequeme Position am Kopfende und beginnt damit, etwas Öl auf seinen Handflächen zu verteilen und dann einige Male mit beiden Händen auf dem Körper des Partners vom Hals nach unten über den Rücken zu streichen und dann wieder nach oben.
- Variieren Sie die Bewegung, indem Sie anschließend auch über die Arme und Hände hinweg nach unten und oben streichen.
- Gleiten Sie nun auch mit Ihren Unterarmen und mit Ihrer Brust über Ihren Partner.
- Nun setzen Sie sich an die Seite und massieren den Rücken des anderen mit beiden Händen von unten nach oben. Werden Sie kreativ und spielen Sie mit verschiedenen Berührungselementen, drücken oder kneten Sie ein bisschen, streichen Sie mit kreisförmigen Bewegungen über den Lendenwirbelbereich.
- Setzen Sie sich nun an das Fußende des Partners und massieren Sie zunächst ein Bein von den Füßen in Richtung Leiste und dann das andere Bein. Anschließend beide Beine gleichzeitig.
- Widmen Sie Ihre Aufmerksamkeit nun dem Gesäß Ihres Liebsten: gleiten Sie einige Male mit beiden Händen über die Oberschenkel und den Po, dann über die Seiten wieder nach unten.
- Gleiten Sie nun mit Ihrem ganzen Körper über den öligen Rücken Ihres Partners und verweilen Sie dort einen Moment. Dabei entsteht ein sehr intensiver Körperkontakt.

(Die Anleitung wird auf Seite 110 fortgesetzt.)

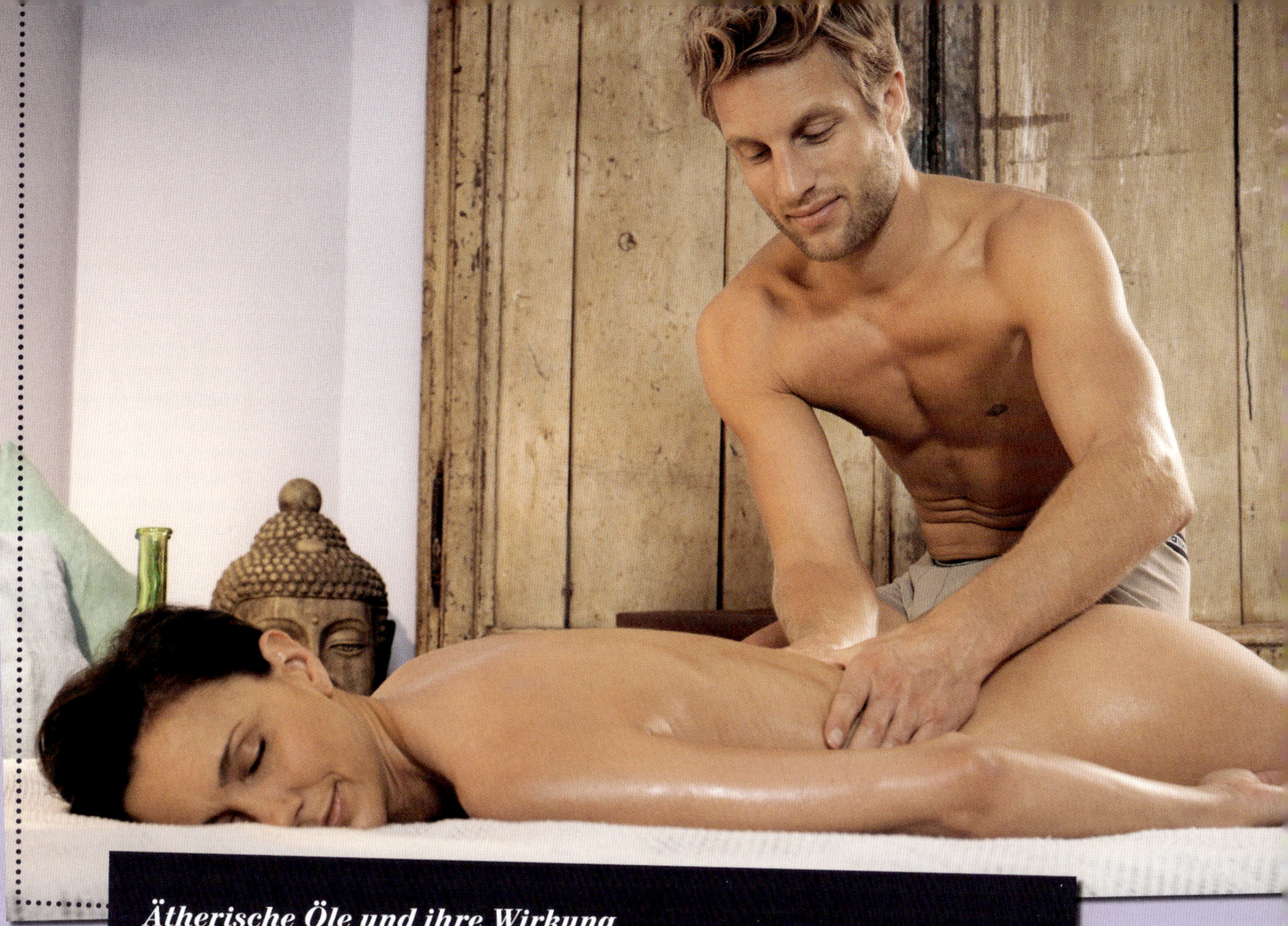

Ätherische Öle und ihre Wirkung

Sie können die ätherischen Öle für eine Massage einem Trägeröl beimischen oder sie in einer Duftlampe verwenden und damit Ihre Sinne erfreuen. Mit Düften können Sie unterschiedliche Empfindungen erzeugen: Düfte können anregend wirken, entspannen oder Lust machen. Und sie haben sogar oft eine therapeutische Wirkung. Hier eine Auswahl von ätherischen Ölen, die Sie für die Berührungs- und Massage-Übungen einsetzen können:

Rose: Dieser süße Duft öffnet das Herz und sorgt für eine romantische Stimmung. Die Rose soll Eifersucht lindern, schenkt Lebensfreude und bringt Harmonie.

Sandelholz: Dieses ätherische Öl hat eine stimmungsaufhellende Wirkung und soll gegen Impotenz helfen.

Ylang-Ylang: Diesem exotischen Duft wird eine aphrodisierende Wirkung nachgesagt. Er hilft gegen Niedergeschlagenheit und Depression.

Zeder: Der Duft wirkt stimulierend und regt die Lebensgeister an.

Vanille: Dieser weiche Duft löst seelische Anspannung und wirkt auch bei sexuellen Problemen. Er öffnet das Herz und macht Lust auf Berührung.

* Massieren Sie anschließend die Füße.
* Helfen Sie Ihrem Partner, sich auf den Rücken zu legen.
* Sitzen Sie seitlich neben Ihrem Partner und reiben Sie einige Male kreisförmig über seinen Bauch.
* Massieren Sie nun auch die Vorderseite der Beine und reiben Sie einige Male in sanften Bewegungen über die Kniescheiben.
* Lassen Sie nun Ihre Hände über den Bauch in Richtung Brustkorb wandern und massieren Sie sanft die Brust. Berühren Sie nun beide Oberarme gleichzeitig. Kneten Sie sanft die Hände und vor allem die Handflächen. Ziehen Sie die Finger sanft in die Länge, einen nach dem anderen.
* Sie dürfen nun entscheiden, wie Ihre Massage enden soll. Vielleicht hatte Ihr Partner einen harten Tag und braucht vor allem Entspannung. Dann können Sie sich jetzt an das Kopfende setzen, mit sanften Bewegungen über sein Gesicht streichen und Ihre Massage beenden.
* Wenn Sie allerdings noch das sexuelle Feuer entfachen möchten, sollten Sie sich nun ausgiebig mit den Lustzonen Ihres Schatzes beschäftigen. Gerade warmes Öl wirkt dabei besonders erotisierend …

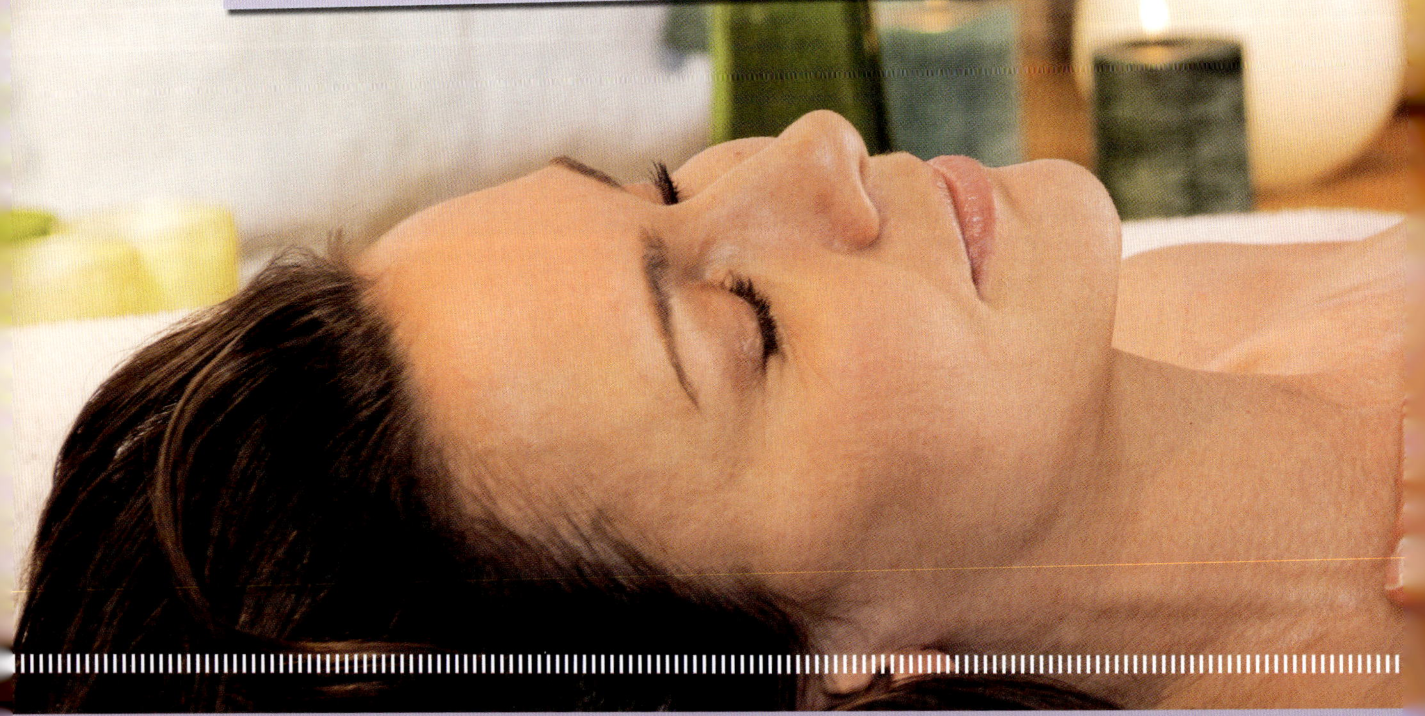

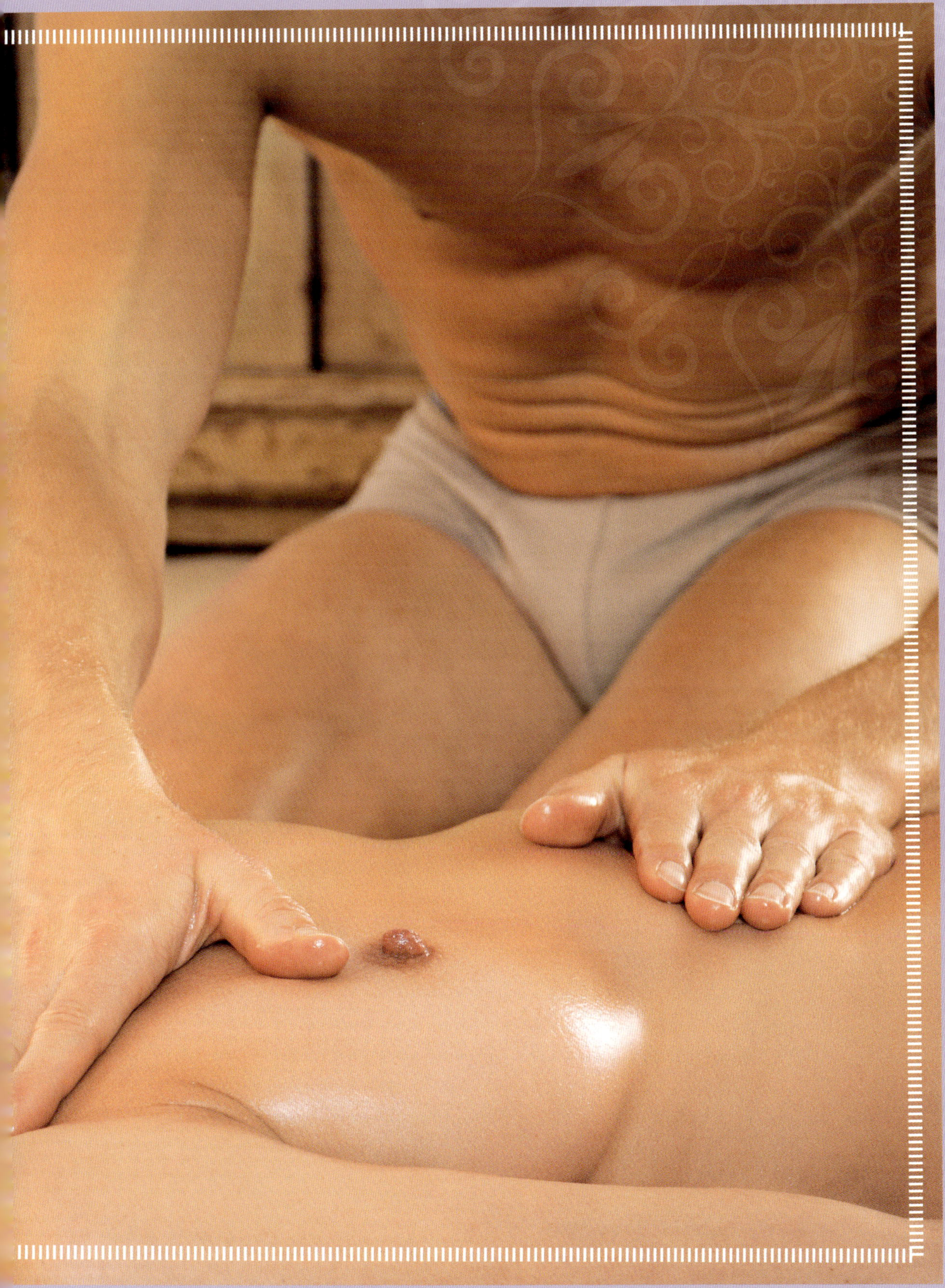

Sinnliche Fußwaschung

Es müssen nicht unbedingt großartige Aktionen sein, die uns mit einem anderen Menschen verbinden, sondern es ist die innere Haltung, mit der wir einander begegnen. Eine ganz simple Angelegenheit wie etwa das Waschen der Füße kann zu einem meditativen Erlebnis werden, wenn Sie sich darauf einlassen können, einmal ganz für den anderen da zu sein, egal wie banal Ihnen diese Tätigkeit erscheinen mag.

DIE TRADITION DER FUSSWASCHUNG

Im Orient war es früher üblich, dass der Hausherr einem von weither angereisten Gast die Füße wusch. Damit zeigte er Respekt und Achtung vor seinem Gast. Selbst Jesus scheute sich nicht, vor dem letzten Abendmahl seinen Jüngern die Füße zu waschen. Damit gab er ihnen zu verstehen, dass auch er sich nicht zu schade ist, zu dienen und dass er einer von ihnen ist.

Ritual: Sinnliche Fußwaschung

Sie benötigen einen Stuhl oder eine andere bequeme Sitzgelegenheit, eine Waschschüssel, ätherisches Öl (Empfehlungen siehe Seite 109), ein Handtuch, etwas Fußcreme, langsame Musik.
Schaffen Sie eine schöne Atmosphäre und entscheiden Sie dann, wer von Ihnen den anderen verwöhnen möchte. Füllen Sie die Schüssel mit warmem Wasser und geben Sie einige Tropfen ätherisches Öl dazu.

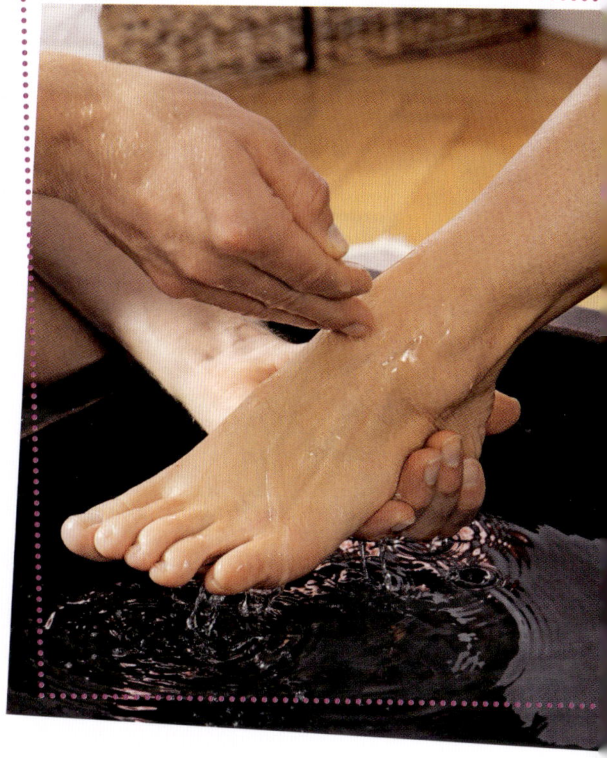

Setzen Sie sich zu Füßen Ihres Partners und heben Sie sanft einen seiner Füße nach dem anderen ins handwarme Wasser. Schließen Sie die Augen und beginnen Sie damit, die Füße des anderen abzutasten. Wie groß sind seine Zehen? Wie beweglich fühlt sich der Fuß an? Biegen Sie ihn ein wenig in verschiedene Richtungen und beginnen Sie dann, ihn sanft zu massieren. Drücken Sie mit Ihren Daumen auf verschiedene Punkte der Fußsohle, kneten, drücken und reiben Sie so, wie es sich in diesem Augenblick richtig anfühlt. Schenken Sie dem Partner Ihre ganze Aufmerksamkeit und zeigen Sie ihm mit Ihren Händen, wie sehr Sie ihn lieben und schätzen.
Wie fühlt es sich für Sie an, ganz für den anderen da zu sein? Wie fühlt es sich für die genießende Person an, sich verwöhnen zu lassen?
Trocknen Sie anschließend die Füße gut ab und massieren Sie eine fetthaltige Creme ein. Finden Sie einen passenden Abschluss, umarmen Sie sich und geben Sie einander Feedback, wie Sie sich fühlen.

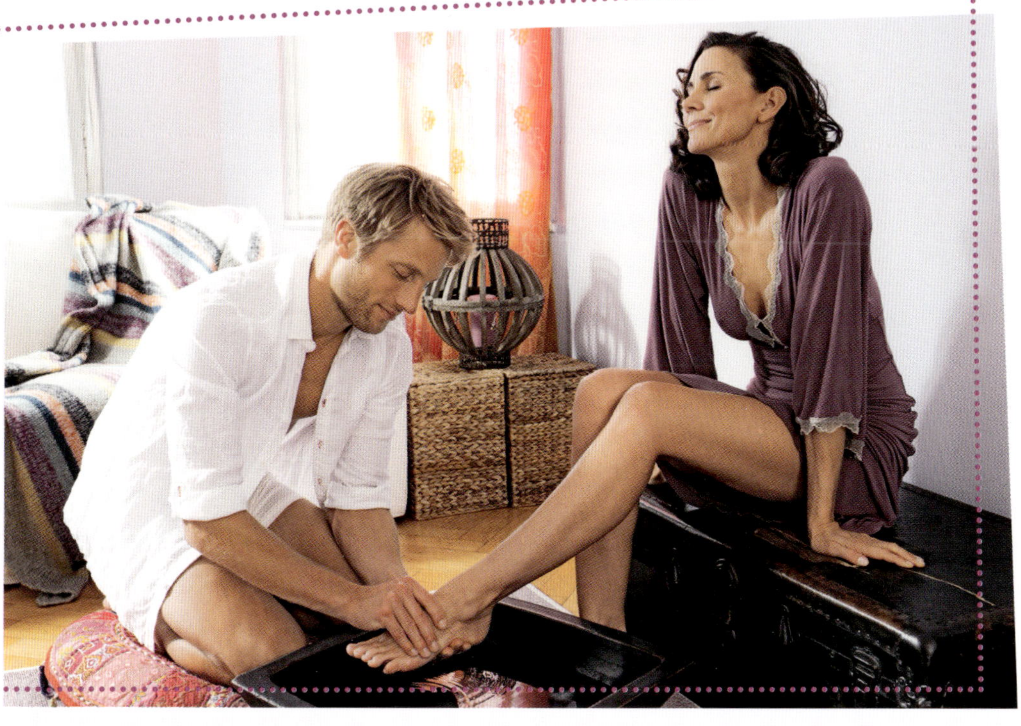

Maithuna – Die tantrische Vereinigung

Liebe ist
überfließende Freude.
(Osho)[7]

Sie haben in den vorherigen Kapiteln viele sinnliche Übungen kennengelernt, mit denen Sie die Intimität und Liebe zu Ihrem Partner vertiefen können. Auf den nächsten Seiten erhalten Sie nun Anregungen, wie Sie ein traditionelleres Tantra-Ritual feiern können und wie sich die sexuelle Kraft aus diesem Liebesakt zur Erfüllung Ihrer tiefsten Wünsche nutzen lässt.

Was bedeutet Maithuna?

Dieser Begriff bezeichnet im indischen Tantra ein Ritual, bei dem die sexuelle Vereinigung ein wesentlicher Bestandteil ist. Das Ziel dieser sinnlichen Feier ist eine bewusstseinsverändernde Erfahrung, die zu tiefer Liebe und Weisheit führen soll. Traditionell werden dabei den Göttern fünf verschiedene Nahrungsmittel und Handlungen »geopfert«, die mit dem Buchstaben M beginnen und den verschiedenen Elementen zugeordnet sind:

***madya* = Wein, symbolisiert das Element Luft.**
***mamsa* = Fleisch, symbolisiert das Element Feuer.**
***mudra* = geröstetes Getreide; symbolisiert das Element Erde.**
***matsya* = Fisch; symbolisiert das Element Wasser.**
***maithuna* = sexuelle Vereinigung; symbolisiert den Menschen jenseits von Zeit und Raum.**

Wie kann man sexuelle Energie zur Erfüllung der eigenen Wünsche nutzen?

Gedanken haben eine große Kraft und deshalb gibt es die Redensart: »Pass auf, was du dir wünschst, denn es könnte in Erfüllung gehen.« Vielleicht kennen Sie die Geschichte von der guten Fee, die einem Ehepaar drei Wünsche erfüllen möchte? In einem hungrigen Augenblick wünscht sich die Frau: »Ach, ein Bratwürstchen wäre jetzt schön«, und schon ist der erste Wunsch hinüber. Der Mann ärgert sich über diese Unbedachtheit so sehr, dass er laut flucht: »Ich wünschte, die Wurst wäre dir an die Nase gewachsen, du dummes Weib.« Und auch der zweite Wunsch wird verschleudert. Nun bleibt nur noch ein Wunsch und den müssen die Eheleute

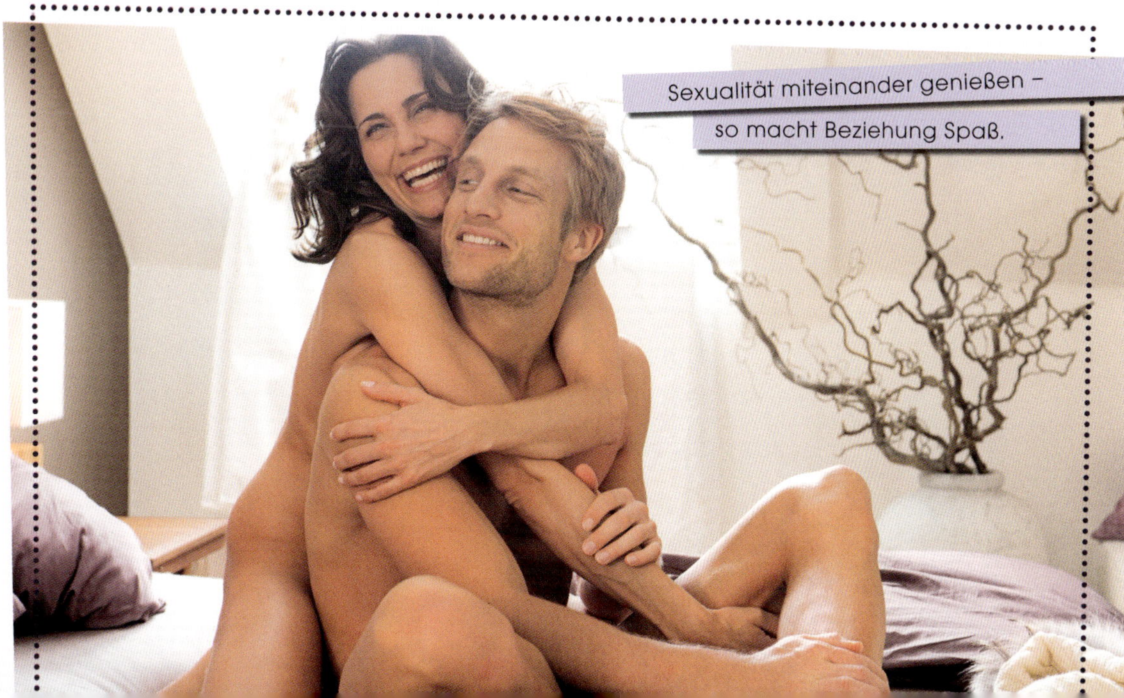

Sexualität miteinander genießen – so macht Beziehung Spaß.

darauf verwenden, der Frau die Wurst wieder von der Nase wegzuzaubern. Überlegen Sie sich also ganz genau vor dem Ritual, was Ihnen heute ein besonderes Anliegen ist. Wenn Sie Ihren Fokus auf etwas lenken, was Ihnen am Herzen liegt und das sexuelle Feuer zur Unterstützung nutzen, dann geben Sie Ihrem Wunsch viel Kraft, sich in Ihrem Leben zu manifestieren. Im umgekehrten Fall trifft das leider auch zu: Wer immer nur negative Dinge denkt, der wird auch selten im Leben Glück haben.

DIE MACHT DES FREIEN WILLENS

Wenn Sie sich etwas Bestimmtes im Leben wünschen, dann sollten Sie immer darauf achten, dass es vor allem Sie selbst betrifft und nicht in das Leben eines anderen Menschen eingreift. Wenn Sie sich beispielsweise wünschen: »Ich möchte, dass mir mein Partner niemals untreu wird«, dann versuchen Sie sich in das Leben eines anderen Menschen einzumischen. Besser wäre es, wenn Sie diesen Wunsch anders formulieren: »Ich möchte, dass ich und mein Partner glücklich sind.« Damit überlassen Sie es dem Schicksal, wie das Glück für Sie beide aussehen wird.

Das Ritual: Maithuna

Lesen Sie sich die komplette Beschreibung des Rituals vorher in Ruhe durch. Vor allem die Übung zum Tantra-Orgasmus, die Teil dieses Rituals ist, sollten Sie vor dem Ritual schon einmal ausprobiert haben, damit Sie es richtig gut können. Auch die in diesem Buch beschriebenen Übungen aus dem Tantra-Yoga (siehe Seite 32) sind hilfreich – diese können Sie auch allein üben.

VORBEREITUNG

Sie benötigen für dieses Ritual etwa 20 Teelichter, eine weiche Matte oder eine andere geeignete Unterlage, vier Nahrungsmittel, die Erde, Feuer, Wasser und Luft repräsentieren (zum Beispiel Wein, Fleisch, Getreide, Fisch; wer Vegetarier ist, kann natürlich auch andere symbolische Speisen verwenden, beispielsweise Tofu oder Algen), zwei Sitzkissen, entspannende Musik, Räucherwerk, eventuell eine indische Maithuna-Statue, bei der sich

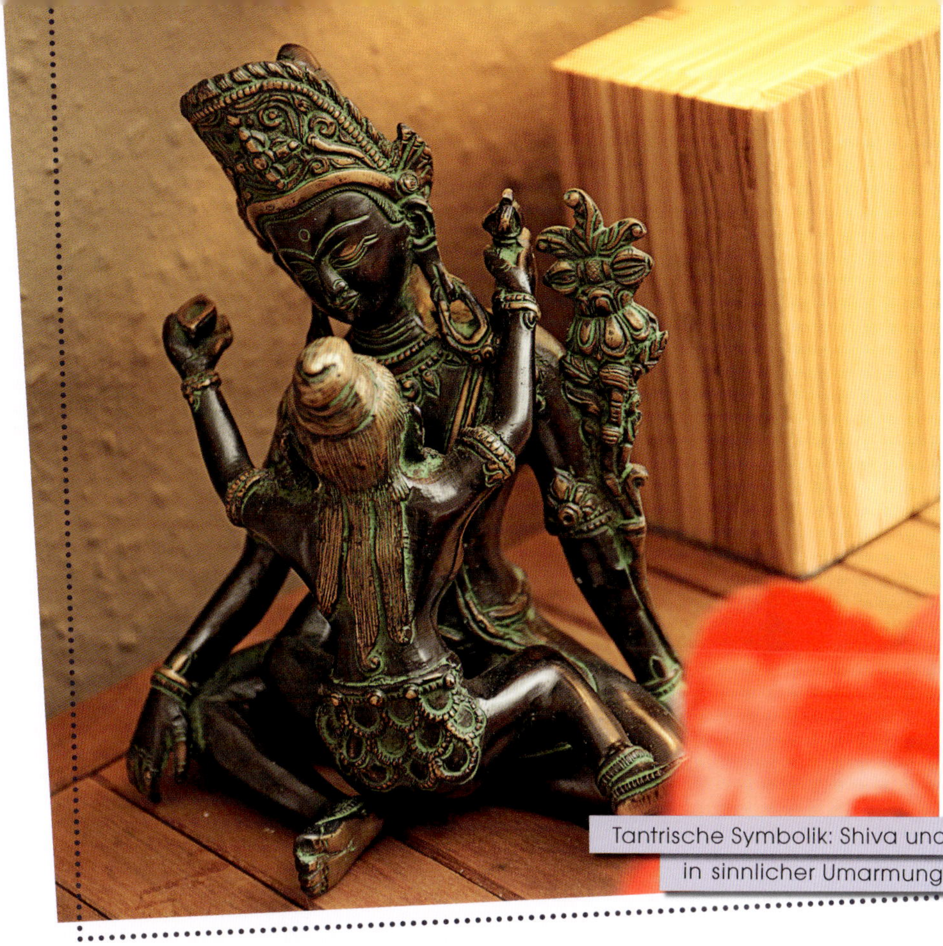

Tantrische Symbolik: Shiva und Shakti in sinnlicher Umarmung.

ein Paar miteinander vereinigt und die Göttin Shakti und Shiva repräsentiert. Dekorieren Sie gemeinsam eine Ecke Ihrer Wohnung für dieses besondere Ritual. Legen Sie mit Teelichtern einen großen Kreis, in dem sie mit Ihrem Partner sitzen oder liegen können. Damit keine Wachsflecken entstehen, können Sie die Teelichter in kleine Glasbehälter setzen. In die Mitte des Kreises legen Sie eine weiche Matte und darauf die zwei Sitzkissen.

Legen Sie eine leise Hintergrundmusik auf, die für eine entspannte Atmosphäre sorgt. Richten Sie die vier verschiedenen Nahrungsmittel in kleinen Schälchen an und stellen Sie diese in den Kreis. Sie können Fisch, Fleisch, geröstetes Getreide und Wein verwenden, so wie es traditionell gemacht wurde. Sie können aber andere Nahrungsmittel auswählen, die zu den Elementen passen.

Raumdüfte regen die Sinne an – dafür können Sie ein Räucherstäbchen anzünden, aber noch schöner finde ich es, Räucherkohle zu verwenden. Zünden Sie die Kohle an, und wenn sie rot glüht, können Sie verschiedene Duftmischungen aus Weihrauch, Sandelholz, getrockneten Rosenblättern oder Harzen rösten (Tipps dazu siehe Kasten unten). Das reinigt den Raum und hilft Ihnen, sich in eine meditative Stimmung zu versetzen.

SINNLICHE RÄUCHERMISCHUNGEN

(BEZUGSQUELLEN SIEHE ANHANG, SEITE 159)

SHAKTIS ERWACHEN

Mischen Sie zu gleichen Teilen, zum Beispiel je einen Esslöffel Sandelholzpulver, Koriander, Zimt, Safran und getrocknete Rosenblüten, und füllen Sie die Räuchermischung in einen hübschen Flakon. Diese Räuchermischung wirkt entspannend und öffnet das Herz.

KUNDALINI RISING

Mischen Sie zwei Teelöffel Weihrauch, einen Teelöffel Nelken, einen Teelöffel Kampfer, einen Teelöffel Tannennadeln miteinander. Zerstoßen Sie die Zutaten in einem Mörser. Diese Räuchermischung klärt den Geist und macht wach.

TANZ DER GÖTTER

Vermischen Sie zu gleichen Teilen getrocknete Orangenschale, Zimt, Weihrauch und Rosenblüten und fügen Sie eine Prise Lorbeer hinzu. Zerstoßen Sie die Zutaten grob in einem Mörser. Dieser Duft wärmt die Seele und verzaubert die Sinne.

RITUELLE BEGRÜSSUNG

Beide Partner setzen sich nackt auf die Sitzkissen. Sie sitzen einander in einer Meditationshaltung gegenüber und begrüßen sich, indem jeder seine Hände vor dem Gesicht faltet und sich damit kurz an der Stirn berührt. Schließen Sie die Augen und konzentrieren Sie sich auf die eigene Atmung. Achten Sie auf eine entspannte Haltung.

Wenn Sie nach einigen Minuten spüren, dass Sie Ihre Balance gefunden haben, dürfen Sie sich fragen: »Wofür benötige ich im Augenblick in meinem Leben Unterstützung? Was wünsche ich mir?« Konzentrieren Sie Ihren Wunsch auf ein Wort oder ein Symbol.

VISUALISIERUNG

Stellen Sie sich nun vor, wie Sie idealerweise aussehen möchten. Sehen Sie ein Bild vor sich: Sie selbst als junges Mädchen oder reife Frau, als stattlicher Mann oder als weiser alter Mann. Dieses Bild ist Ihre innere Göttin/Ihr innerer Gott. Stellen Sie sich vor, welche Kleidung Sie tragen möchten und in welcher Umgebung und Haltung Sie sich in diesem Augenblick gern sehen. Sie schaffen damit die Verbindung zu dem höchsten Potenzial, das in Ihnen steckt.

REINIGUNG

Öffnen Sie wieder Ihre Augen und schauen Sie einander an. Was hat sich verändert im Gesichtsausdruck? Einer von Ihnen nimmt nun die Räucherschale, geht damit um den Partner herum und stellt sich vor, dass alle Sorgen und Hindernisse ausgeräuchert werden.

Dann tauschen Sie die Rollen.

Auch wenn Sie nicht an höhere Mächte glauben, fühlen Sie trotzdem, was diese Zeremonie mit Ihnen macht und wie Sie sich fühlen. Seien Sie offen für alle Empfindungen und auch alle Widerstände.

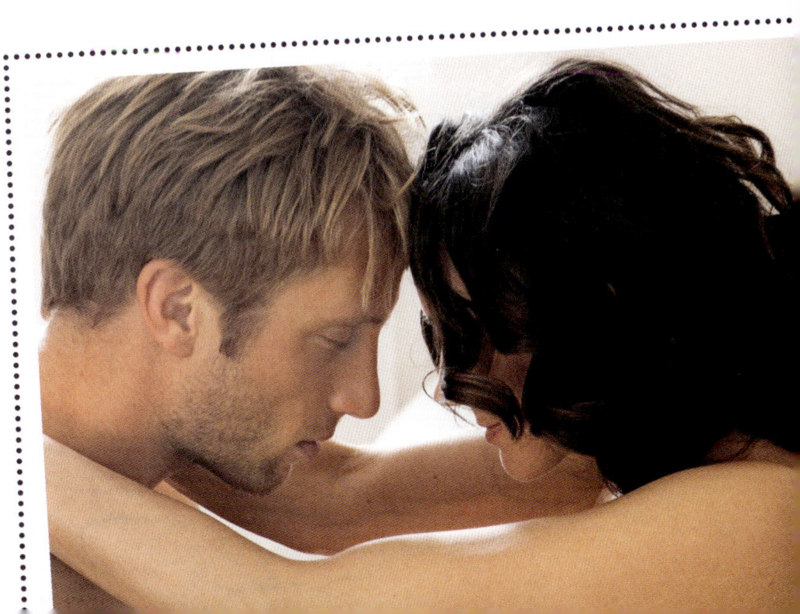

DANKSAGUNG

Nun dürfen Sie von den Speisen essen und den Wein trinken. Tun Sie auch das auf eine ritualisierte Weise. Einer von Ihnen beginnt: Nehmen Sie beispielsweise die Schale mit dem gerösteten Getreide in die Hand und bedanken Sie sich bei der Erde für alles, was sie uns geschenkt hat. Sagen Sie das mit Ihren eigenen Worten. Es ist nicht wichtig, dass Sie es perfekt machen, es sollte von Herzen kommen. Dann dürfen Sie Ihren Liebespartner mit der Speise füttern und auch selbst davon kosten. Anschließend darf der andere sich bei einem Element bedanken und davon kosten.

Es ist ein Akt der Hingabe und Demut, wenn wir uns immer wieder daran erinnern, was das Leben uns geschenkt hat. Ganz gleich, wie kompliziert und schwierig der Alltag vielleicht auch manchmal für Sie sein mag: konzentrieren Sie sich auf die Dinge, die schön sind – und davon gibt es sicher eine ganze Menge!

SEELE KÜSST LIBIDO

Vielleicht war Ihnen der erste Teil des Rituals ein wenig zu abgehoben oder einfach nur ungewohnt? Dann gefällt Ihnen dieser wildere Teil vielleicht besser – Tantra vereinigt Gegensätze und jetzt dürfen Sie sich so richtig austoben. Sie können sich gegenseitig sexuell stimulieren und sich richtig wild lieben. Aber möglicherweise hat sich Ihre innere Haltung auch verändert und Ihr Sex ist heute anders als sonst?

Es ist schön, sich einen äußeren rituellen Rahmen zu schaffen, damit Sie sich auf einer tiefen Herzensebene mit Ihrem Liebespartner vereinigen können. Lassen Sie Ihren Gefühlen freien Lauf und tun Sie alles, worauf Sie Lust haben. Nur eines dürfen Sie noch nicht: zum Höhepunkt kommen!

WÜNSCH DIR WAS!

Wenn Sie spüren, dass Sie sehr erregt sind und sich tief mit dem Partner verbunden fühlen, dann können Sie sich an Ihren Wunsch erinnern, auf den Sie sich am Anfang dieses Rituals konzentriert hatten. Denken Sie ganz intensiv daran und visualisieren Sie das Symbol oder das Wort, das Sie sich ausgesucht hatten.

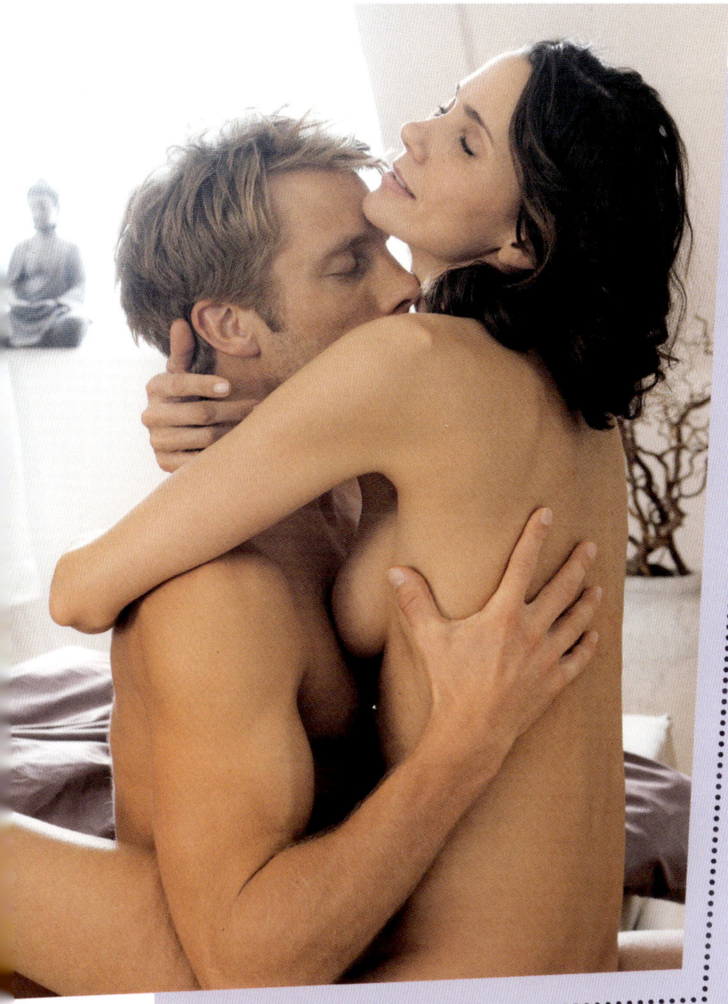

LIEBESATMUNG

Nun setzt sich die Frau auf den Mann. Am besten sitzt der Mann dafür so auf dem Sitzkissen, dass sich seine Fußsohlen berühren. Sie sitzt auf seinem Schoß und hat die Beine um seine Hüften geschlungen. Das ist nur ein Vorschlag: Im Tantra gilt: Regeln sind dazu da, durchbrochen zu werden. Sie können also auch damit experimentieren, dass der Mann sich auf die Frau setzt, oder eine ganz andere Haltung auswählen, in der Sie sich wohl fühlen. Wichtig ist, dass Sie in inniger Umarmung sitzen können. Atmen Sie nun gemeinsam und spüren Sie den anderen. Mit der Zeit wird sich ein Gleichklang einstellen. Stellen Sie sich dann vor, dass Sie mit Ihren Geschlechtsteilen die Energie aus der Erde ziehen, über die Wirbelsäule nach oben atmen – und dann die Energie über die Wirbelsäule des Liebespartners wieder nach unten wandert. Spüren Sie diesen fließenden Kreis der Atmung und achten Sie darauf, wie Sie sich fühlen. Vielleicht haben Sie das Gefühl, mit dem anderen zu verschmelzen, als ob die eigenen Körpergrenzen sich auflösen. Oder Sie erleben ein tiefes Gefühl von Glück, Liebe und Verbundenheit. Aber vielleicht kommen auch Widerstände hoch, Sie haben keine Lust auf diesen tantrischen Humbug und denken bereits an die Sportschau. Zwingen Sie sich zu nichts. Wenn Sie nicht in dieser Haltung verweilen möchten, können Sie auch zum nächsten Teil des Rituals übergehen. Derjenige, der als Erstes unruhig wird, bestimmt das Tempo.

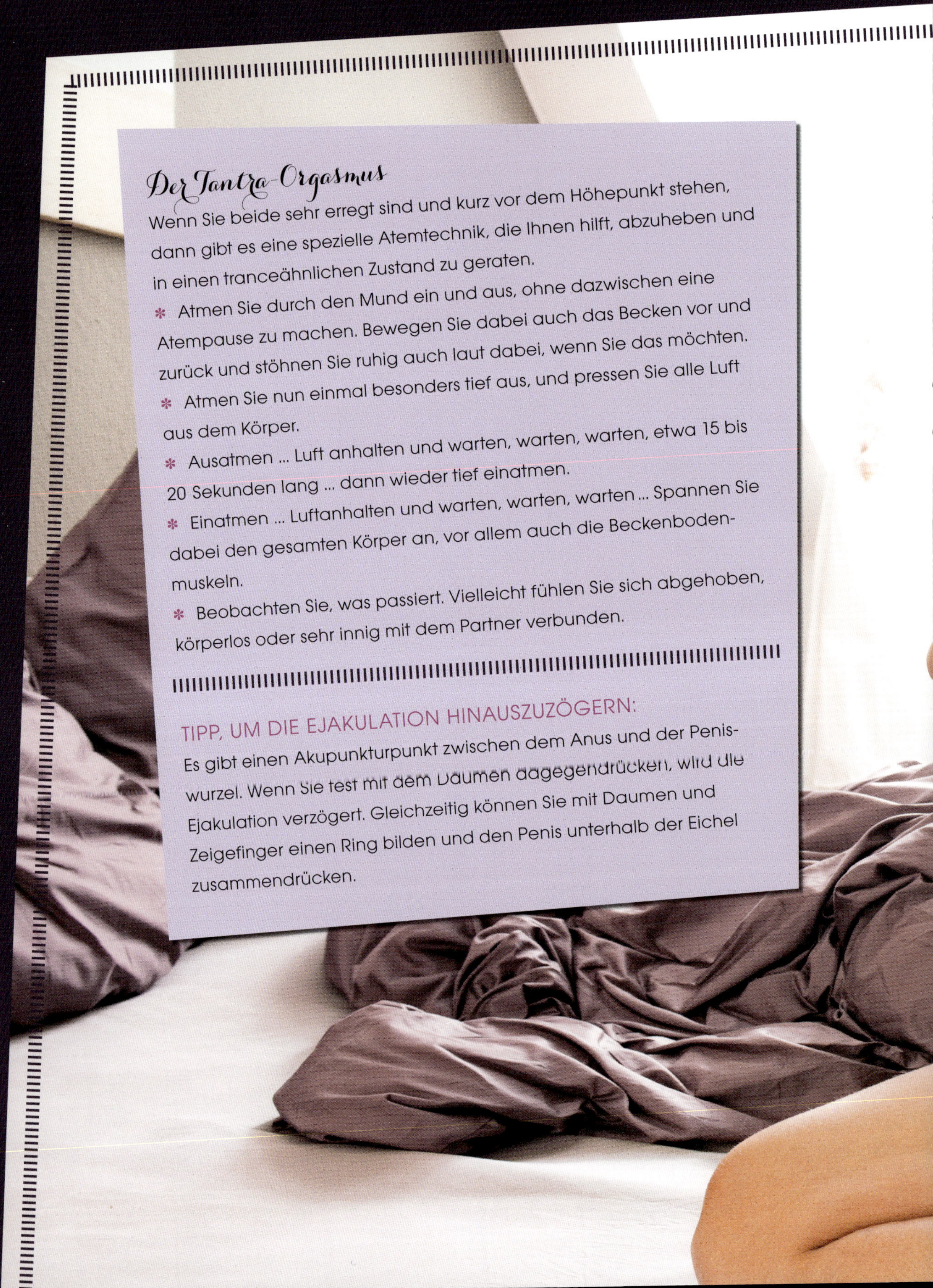

Der Tantra-Orgasmus

Wenn Sie beide sehr erregt sind und kurz vor dem Höhepunkt stehen, dann gibt es eine spezielle Atemtechnik, die Ihnen hilft, abzuheben und in einen tranceähnlichen Zustand zu geraten.

* Atmen Sie durch den Mund ein und aus, ohne dazwischen eine Atempause zu machen. Bewegen Sie dabei auch das Becken vor und zurück und stöhnen Sie ruhig auch laut dabei, wenn Sie das möchten.
* Atmen Sie nun einmal besonders tief aus, und pressen Sie alle Luft aus dem Körper.
* Ausatmen ... Luft anhalten und warten, warten, warten, etwa 15 bis 20 Sekunden lang ... dann wieder tief einatmen.
* Einatmen ... Luftanhalten und warten, warten, warten ... Spannen Sie dabei den gesamten Körper an, vor allem auch die Beckenbodenmuskeln.
* Beobachten Sie, was passiert. Vielleicht fühlen Sie sich abgehoben, körperlos oder sehr innig mit dem Partner verbunden.

TIPP, UM DIE EJAKULATION HINAUSZUZÖGERN:

Es gibt einen Akupunkturpunkt zwischen dem Anus und der Peniswurzel. Wenn Sie fest mit dem Daumen dagegendrücken, wird die Ejakulation verzögert. Gleichzeitig können Sie mit Daumen und Zeigefinger einen Ring bilden und den Penis unterhalb der Eichel zusammendrücken.

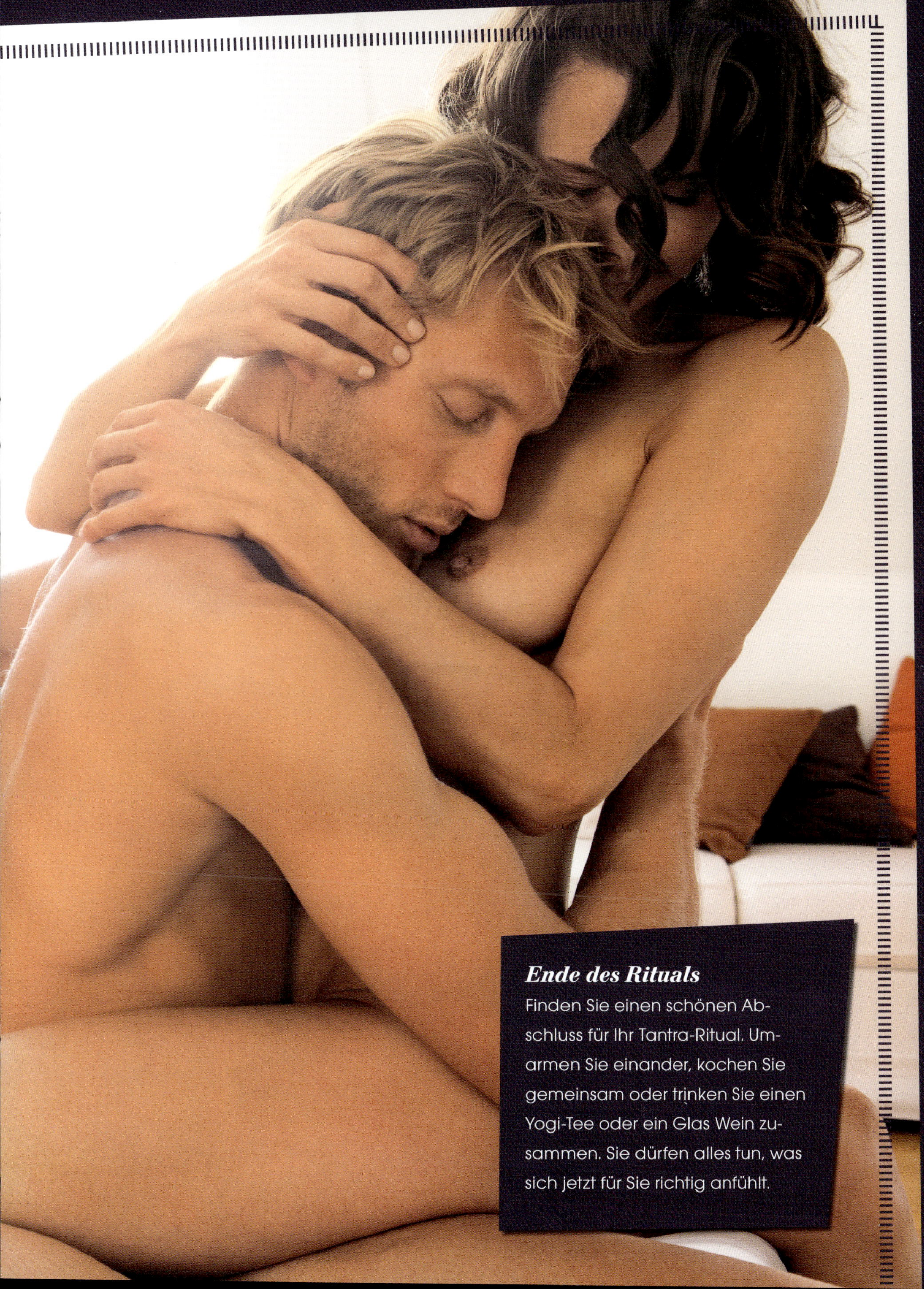

Ende des Rituals

Finden Sie einen schönen Abschluss für Ihr Tantra-Ritual. Umarmen Sie einander, kochen Sie gemeinsam oder trinken Sie einen Yogi-Tee oder ein Glas Wein zusammen. Sie dürfen alles tun, was sich jetzt für Sie richtig anfühlt.

Zeit für Leidenschaft

TANTRA BEDEUTET AUCH, SICH GEMEINSAM AUF ENTDECKUNGSREISE ZU BEGEBEN UND DIE GEWOHNTEN GRENZEN DER EROTIK ZU ÜBERSCHREITEN …

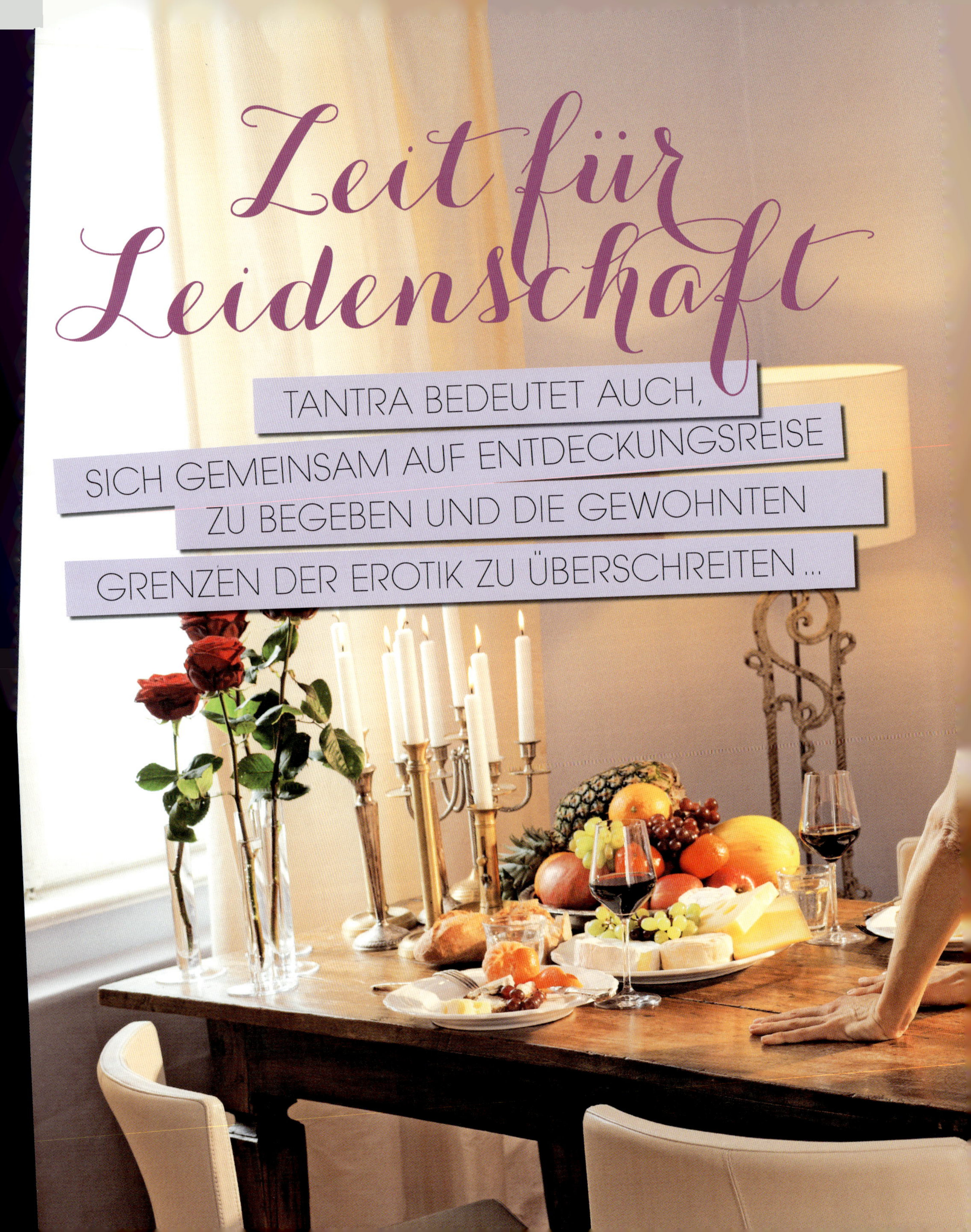

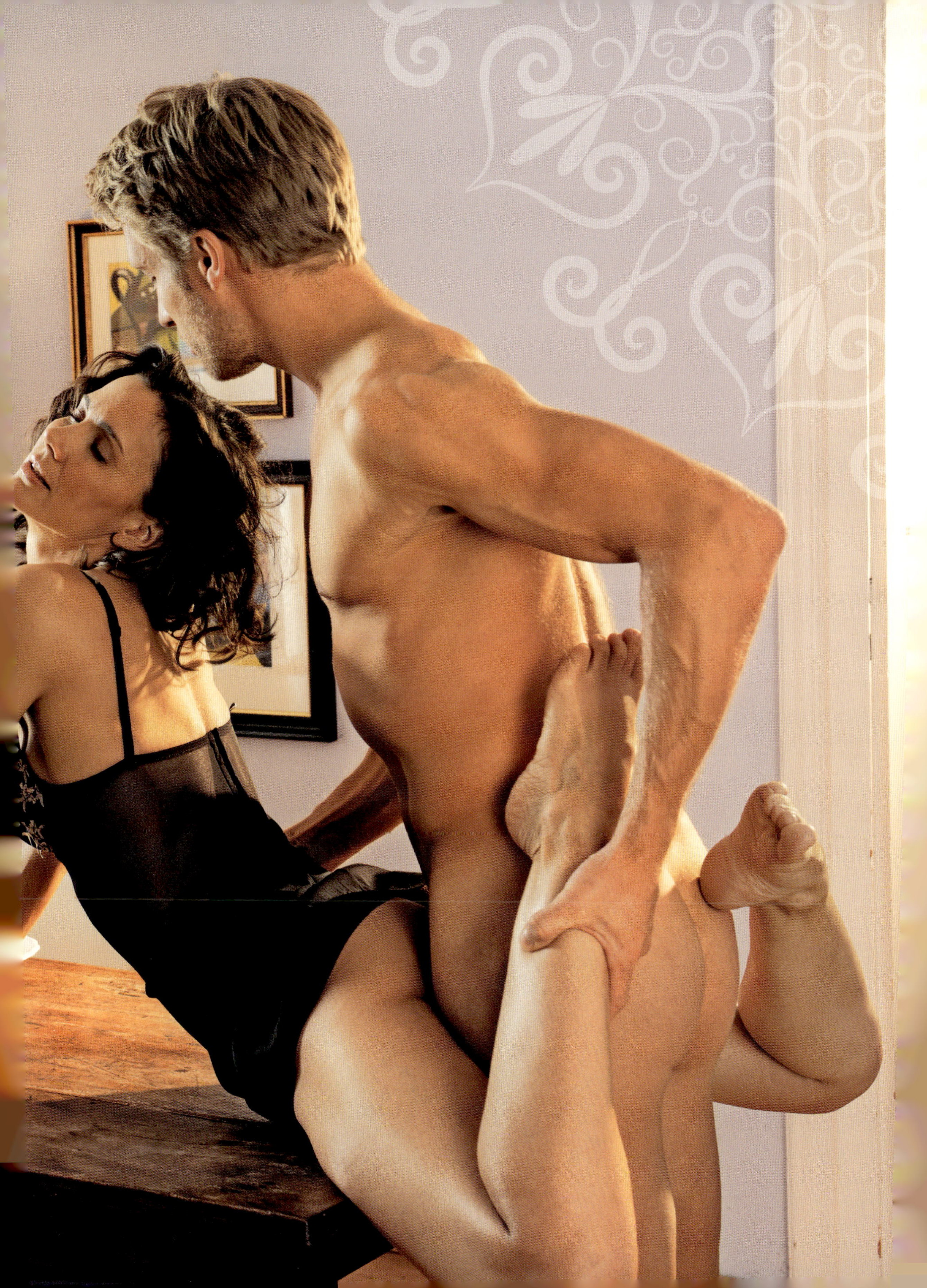

Exhibitionismus für Schüchterne

Viele Menschen haben Angst, sich dem anderen in ihrer Lust hemmungslos zu zeigen. Wie schade, denn es gibt nichts Aufregenderes, als den Partner in seiner sinnlichen Schönheit betrachten zu dürfen. Auch sich selbst zu zeigen, kann sehr befreiend sein. Ich habe einmal einen Workshop mitgemacht, bei dem die Teilnehmer sich einander in ihrer Nacktheit zeigen sollten. Wir bildeten einen Kreis und jeder, der Lust hatte, durfte in die Mitte treten und sich so weit entblößen, wie es ihm angenehm war. Ich muss dazu sagen, dass ich generell auch ein wenig schüchtern bin und mich angezogen oft

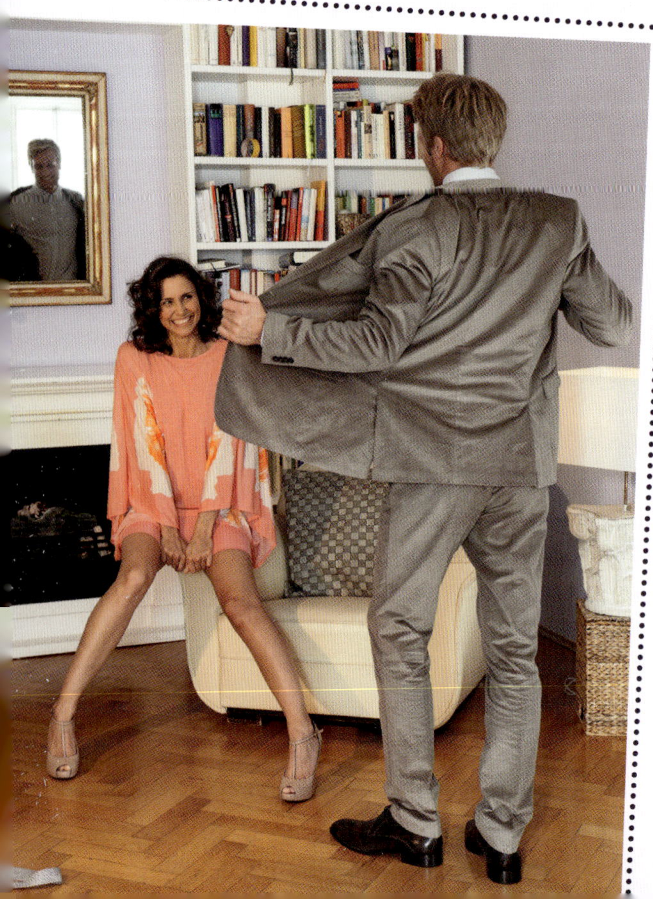

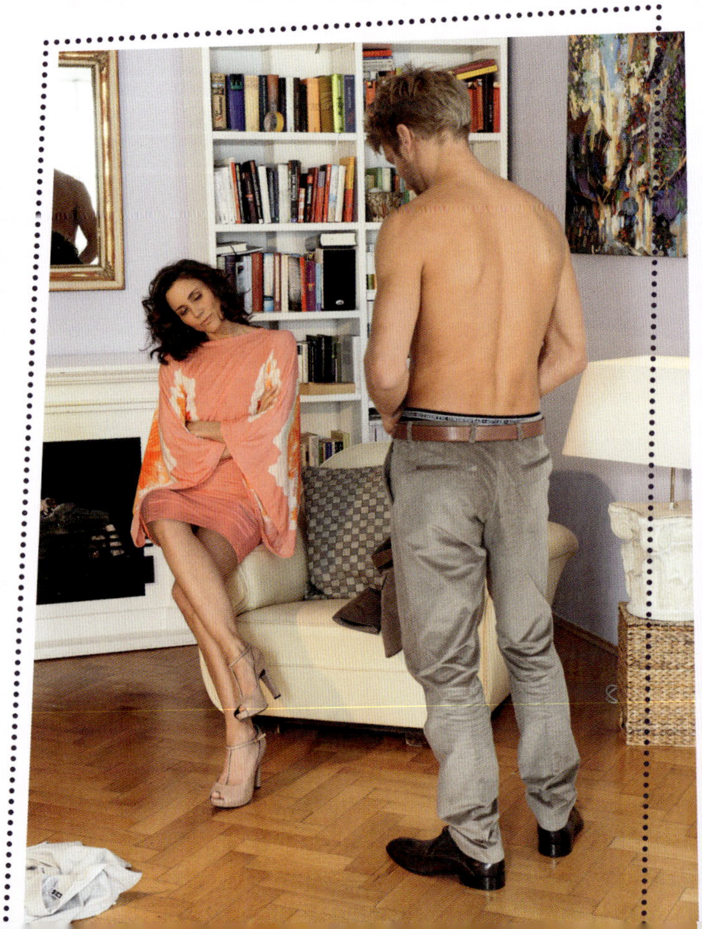

Übung: Zeige dich in deiner Lust!

Legen Sie eine sanfte Musik auf. Sie oder Ihr Partner bekommt die Augen verbunden und soll nun seinen eigenen Körper erforschen – der andere darf zusehen. Der Partner, der die Augen verbunden hat, bleibt zunächst angezogen und darf sich so berühren, wie es sich für ihn selbst gut anfühlt.

Wenn Sie beide mehr in Ihre eigene Welt der Sinnlichkeit eingetaucht sind und sich sicherer fühlen, können Sie sich auch langsam ausziehen. Aber lassen Sie sich Zeit! Verändern Sie die Position, probieren Sie aus, wie es sich anfühlt, sich über den eigenen Po zu streicheln, wenn Sie auf allen vieren knien. Spielen Sie mit Ihren Brüsten, so wie Sie es am liebsten haben. Sie können sich an ihren intimsten Stellen berühren und erregen. Vergessen Sie, dass Sie beobachtet werden, und fühlen Sie sich ganz sicher und geborgen. Beginnen Sie, sich immer lustvoller zu streicheln. Wenn Sie möchten, dürfen Sie zum Höhepunkt kommen – ganz allein und doch gemeinsam mit dem anderen. Wie fühlt es sich an, vor dem Partner zu masturbieren? Welche Empfindungen haben Sie dabei?

Und was geht in Ihnen als Zuschauer vor – wenn Sie Ihren Partner fast heimlich, wie ein Voyeur beobachten? Greifen Sie als Zuschauer nicht in das erotische Spiel Ihres Partners ein, sondern genießen Sie!

schöner finde als nackt. Ich habe früher einige Jahre als Fotomodel gearbeitet und dieser Anspruch an den perfekten Körper hat mich bis heute leider stark geprägt. In dem Workshop war ich also recht aufgeregt und wollte mich zunächst verstecken und nur zusehen. Aber irgendwann nahm ich meinen ganzen Mut zusammen, trat in diesen Kreis von etwa 40 Leuten und zog mich ganz langsam aus. Dann setzte ich mich auf den Boden, öffnete meine Beine ganz weit und zeigte meine Möse, den intimsten Teil meines Körpers. Es kostete mich viel Überwindung, mich so offen und verletzlich zu zeigen. Durch das anschließende Feedback einiger Teilnehmer erfuhr ich, dass ich sie im Herzen berührt hatte – durch meinen Mut. Ich glaube, ich bin an diesem Erlebnis sehr gewachsen, und möchte auch Sie ermutigen, sich zu zeigen. Es muss ja nicht gleich vor 40 Menschen sein ... beginnen Sie mit Ihrem Partner.

Erotische Fantasien

> Sex ist nur schmutzig, wenn er richtig gemacht wird
> (Woody Allen)[8]

Tantra bedeutet, dass wir aufhören zu bewerten und alle Aspekte unseres SEINS annehmen können. Im Kapitel Tantra-Yoga (siehe ab Seite 32) haben Sie schon etwas über die indische Chakrenlehre erfahren. Es gibt sieben Energiezentren, die mit wichtigen Lebensthemen, Emotionen und körperlichen Organen zusammenhängen. Die beiden unteren Chakren sind die Basis, auf der alles aufbaut. Sie sind mit unserer sexuellen Lebensenergie verbunden, mit animalischer Lust und Leidenschaft. Das dritte Energiezentrum hat mit der Fähigkeit zu tun, sein Leben selbst zu bestimmen. Das vierte Chakra, das Herzchakra, steht für mitfühlende Liebe und verbindet die unteren drei Energiezentren mit den oberen Chakren.
Viele spirituelle Menschen sehen den Schwerpunkt in der eher vergeistigten Liebe der oberen Energiezentren und beschäftigen sich weniger gern mit den sogenannten »niederen« Gelüsten, die mit den unteren Chakren zu tun haben. Aber im Tantra wertet man nicht: Die animalische Lust ist ebenso wichtig wie Mitgefühl und die Verbindung zu kosmischer Weisheit. Sie dürfen sich an Ihrer animalischen Lust erfreuen und sich verwegene Fantasien ausdenken, die Sie mit Ihrem Partner erleben möchten.

ÜBUNG: MEIN EROTISCHES GEHEIMNIS

Machen Sie es sich mit Ihrem Partner an einem verregneten Sonntagnachmittag bei einem Glas Yogi-Tee oder auch einem samtigen Merlot auf dem Sofa gemütlich. Jeder von Ihnen hat ein leeres Blatt Papier und einen Stift und Sie dürfen nun Ihren Fantasien freien Lauf lassen. Jeder schreibt fünf erotische Fantasien auf, die er gern einmal erleben will. Anschließend teilen Sie einander Ihre Fantasien mit. Und wenn Sie Glück haben, haben Sie sogar ein gemeinsames geheimes Verlangen, von dem Sie bisher noch nichts ahnten. Das wäre doch schon mal ein guter Anfang.

Wie sage ich es meinem Partner?

Ich hatte einmal eine Frau in meiner Coaching-Praxis, die unbedingt gefesselt werden wollte. Ihr Mann war ein ziemlich intellektueller Mensch und sie glaubte, dass er es für politisch unkorrekt halten würde, in die Sexualität Fantasien von Macht und Ohnmacht einfließen zu lassen.
»Ich glaube, er würde mich total verurteilen«, sagte sie.
»Aber wollen Sie Ihr Leben lang unbefriedigenden Sex haben, nur weil Sie Angst haben, mit Ihrem Mann zu sprechen?«, überzeugte ich die Frau, das Thema bei einer Tätigkeit anzusprechen, die sie beide liebten: beim Kochen. Zwei Wochen später kam sie wieder zu mir und strahlte: Wie sich herausgestellt hatte, fand ihr Partner diese Fantasie überhaupt nicht abwegig und traf eine Abmachung mit ihr: Er würde sie an einen Stuhl fesseln, wenn sie ihm dafür anschließend nackt in der Küche einen Kuchen backen würde.
Es reizte ihn, sie als Hausfrau zu sehen, die auch für schmutzigen Sex in der Küche zu haben sei.
Natürlich ist es nicht immer so einfach, aber es gibt nichts Schlimmeres im Leben, als sich vorzuwerfen, etwas Wichtiges verpasst zu haben. Eine glückliche Beziehung braucht auch erotische Spannung und Abenteuer.

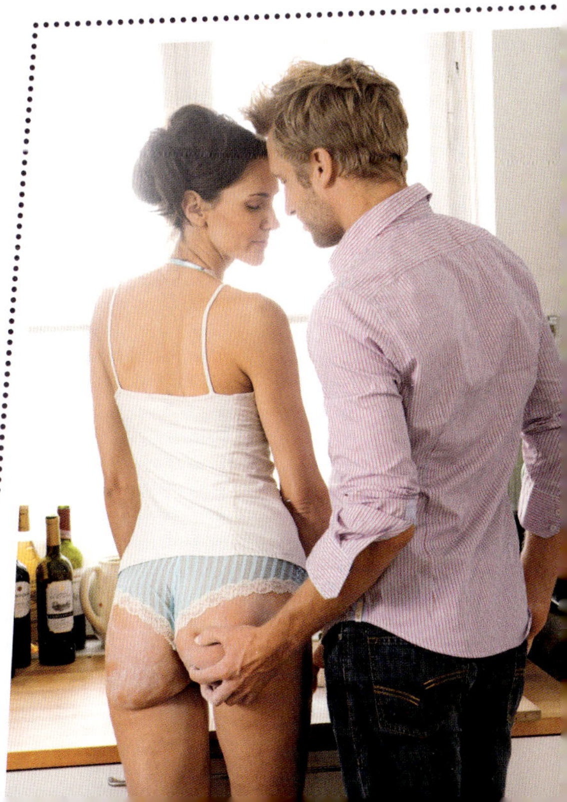

Was tue ich, wenn mir nichts einfällt?

Interessanterweise habe ich die Erfahrung gemacht, dass es Frauen schwerer fällt als Männern, sich über erotische Fantasien zu äußern. Männer sind da oft spontaner – und ganz oben auf der Wunschliste steht ein Dreier mit der Partnerin und einer anderen Frau. Bei der Frage nach erotischen Fantasien geht es jedoch nicht unbedingt immer nur um die »gängigen« Sexwünsche, wie SM, Fetisch oder Swinger, sondern vor allem darum, wonach Sie sich in diesem Moment sehnen. Eine aktuelle Fantasie kann also auch ein gemeinsames Bad bei Kerzenschein sein oder ein romantisches Dinner, bei dem er sich unter den Tisch begibt und sie oral verwöhnt ...
Wenn man Erotik und Sexualität eine Zeit lang etwas vernachlässigt hat, fällt einem vielleicht erst einmal nicht so viel ein. Deshalb möchte ich Ihnen ein paar Anregungen geben.

BESONDERER TIPP

Sie können auch auf indirekte Weise versuchen, Ihren Partner darauf hinzuweisen, dass Ihnen ein bestimmtes erotisches Thema am Herzen liegt. Legen Sie ihm ein Buch aufs Bett: einen Fotoband über Bondage, einen einfühlsamen SM-Ratgeber oder ein Massagebuch ...

HEILIGE UND HURE

Vor allem Männer finden es oft ziemlich scharf, wenn eine Frau unterschiedliche Rollen in sich vereint. Es kann recht erotisch sein, wenn sie sich mit Perlenkettchen und Blümchenkleid zum Geburtstagskaffee bei Oma schön macht und nur er weiß, dass sie darunter kein Höschen trägt.

DER REIZ VON UNIFORMEN

Ich kenne einige Frauen, die Männer in Uniformen sehr erregend finden. Uniformen schaffen eine gewisse Distanz, das kann reizvoll sein. Wenn er seiner Liebsten eine Freude machen möchte, dann könnte er beispielsweise eine Pilotenuniform ausleihen und sie damit überraschen.

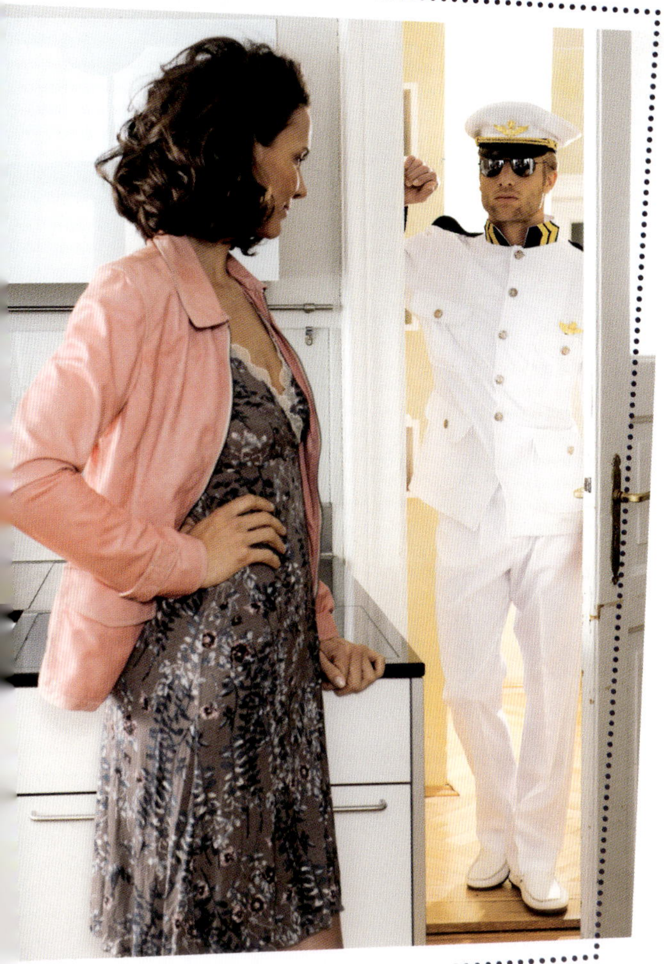

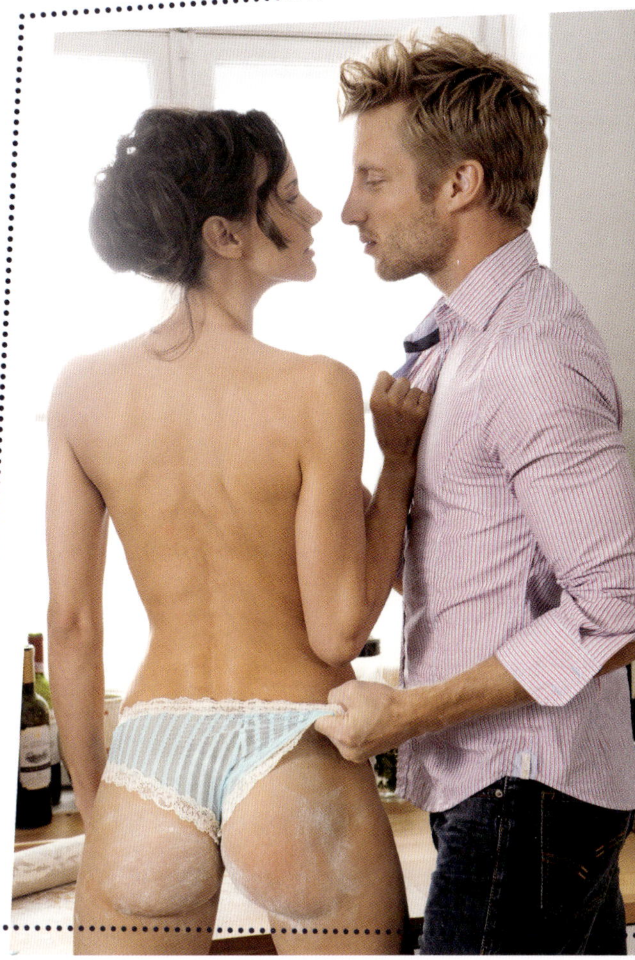

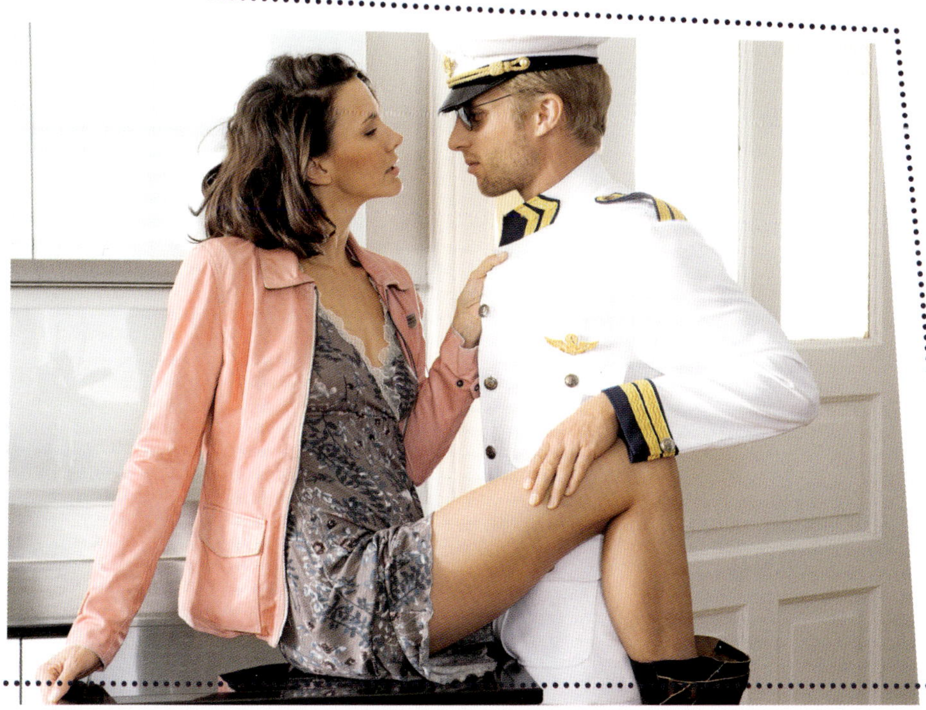

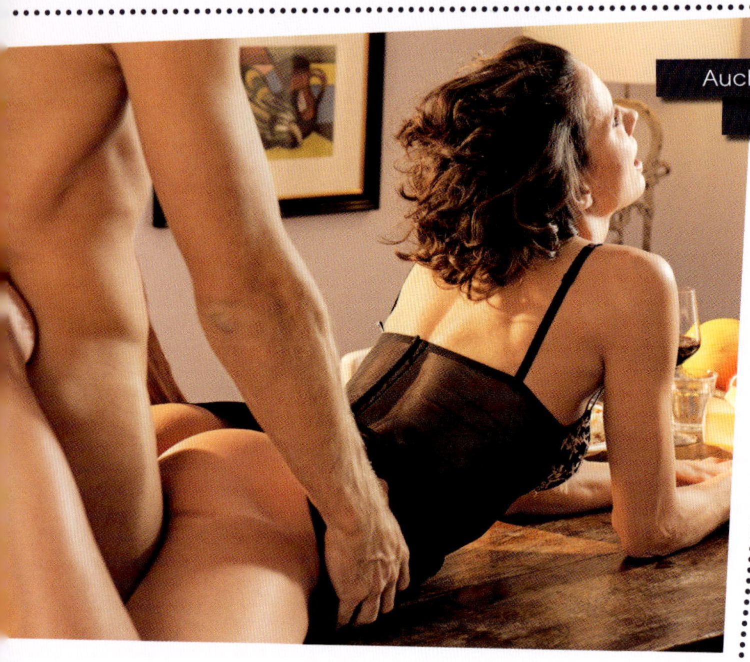

Auch für Langzeitpaare wichtig: Gelegenheiten genießen und spontan Sex miteinander haben.

DAS ERSTE MAL

Wie wäre es, nochmal ein erstes Date miteinander zu haben? Spielen Sie es doch einfach! Dabei kommt es auf die richtige Verkleidung an: Sie könnte eine Perücke aufsetzen – und er trägt vielleicht eine intellektuelle Brille – wetten, Sie verlieben sich aufs Neue ineinander?

OUTDOOR-SEX

Gehen Sie an einem schönen Sommertag im Wald spazieren und suchen Sie sich eine schöne Waldwiese oder einen großen Baum, hinter dem Sie sich verstecken können. Und nun geht es nur noch drum, sich nicht erwischen zu lassen ... aber darin liegt ja auch der Reiz.

LIEBE GEHT DURCH DEN MAGEN

Alles was mit dem Essen und der Zubereitung des Essens zu tun hat, regt zu Fantasien an. Machen Sie Ihre Küche zu einem Ort der Sinnlichkeit. Stellen Sie sich vor, wie Sie als Mann nach der Arbeit nach Hause kommen und die Hausfrau ist halbnackt am Plätzchenbacken.

SOLLTE MAN DEM PARTNER VON EROTISCHEN FANTASIEN ERZÄHLEN?

Grundsätzlich kann es wunderbar sein, erotische Fantasien zu teilen – und einige davon auch miteinander auszuleben. Es gibt aber auch Dinge, die behält man lieber für sich, etwa dass er gern mal mit seiner netten Kollegin und seiner Partnerin einen Dreier hätte. Es ist in solchen Fällen auch besser, über eine Fantasie ganz allgemein zu sprechen, als genau die Personen zu benennen, die dabei sein sollen. Anstatt dem Partner Lust zu machen, könnte das nämlich in einem Eifersuchtsdrama enden. Das wäre schade – und manche Fantasien sind ohnehin schärfer, wenn sie im Kopf stattfinden ...

Das besondere *Dessert*

Liebe geht bekanntlich durch den Magen. Wie wäre es deshalb, wenn Sie Ihren Partner zu einem besonders süßen Dessert verführen? Diese kleine sinnliche Überraschung eignet sich als besonderes Highlight, wenn Sie für Ihren Liebsten gekocht haben und den Nachtisch auf eine besonders originelle Weise präsentieren wollen...

VORBEREITUNG

Sie brauchen Obst (Himbeeren, Erdbeeren, Mangospalten ...), dazu Schlagsahne, vielleicht auch Smarties oder Gummibärchen. Bereiten Sie alle Zutaten vor und richten Sie die Früchte in kleinen Schälchen an. Nach dem Essen darf Ihr Partner sich kurz im Bad frisch machen, während Sie sich nackt auf dem Esstisch drapieren.

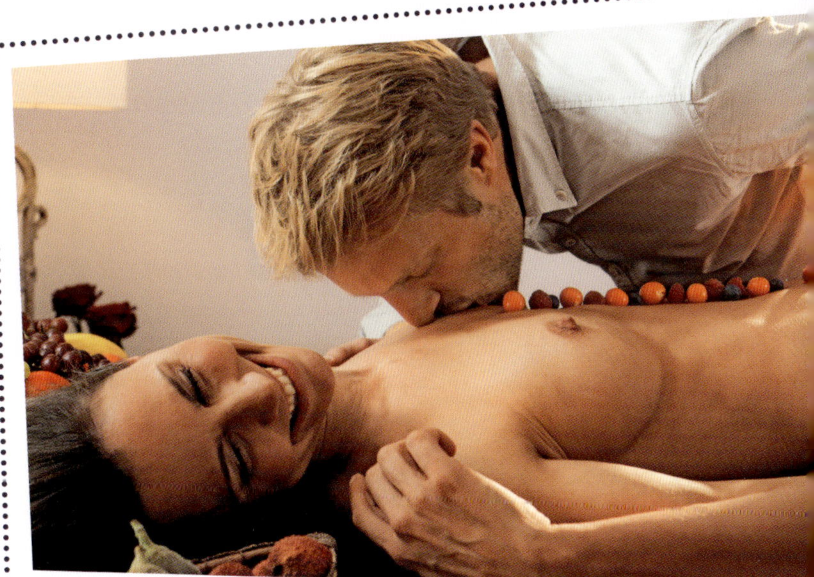

Wenn Ihr Liebster wieder ins Zimmer kommt, eröffnen Sie ihm mit zuckersüßem Lächeln, worum es geht: Er soll Sie mit süßen Leckereien kreativ dekorieren und anschließend darf er ein paar Fotos von Ihnen machen. Dann kommt der schönste Teil: Ihr Partner darf sich mit viel Vergnügen ans Naschen machen. Lassen Sie sich von ihm nach Herzenslust anknabbern und abschlecken. Und dann geht es unter der Dusche weiter...

Indische Liebesnacht

Spontanen Sex finde ich reizvoll, aber ich finde es auch schön, sich ab und an gezielt für einen sinnlichen Abend zu verabreden, bei dem alle Sinne verwöhnt werden. Da Tantra ursprünglich aus Indien kommt, könnten Sie zum Beispiel einmal eine indische Liebesnacht feiern. Schmücken Sie den Raum mit bunten Tüchern, legen Sie indische Musik auf und bereiten Sie ein leichtes indisches Essen vor. Hier finden Sie einige Rezepte dafür.

Samosas (indische Gemüsebällchen)

300 g Mehl | etwas Öl | 1 Prise Salz | 3 Kartoffeln | 3 Fleischtomaten | 1 Dose Erbsen | etwas Salz | 1 Zwiebel | ½ TL geriebener Ingwer | ½ TL zerkleinerter Knoblauch | 1 TL fein geschnittener Cilantro | ½ TL gemahlene Koriandersamen | ½ TL Zitronensaft | ½ TL Garam Masala | ½ TL Turmeric (das sind indische Gewürze, die Sie in jedem guten Supermarkt bekommen) | 1 Prise Chilipulver | einige zerriebene Curryblätter | Öl zum Frittieren

Für den Teig vermischen Sie das Mehl mit etwas Öl und einer Prise Salz. Kneten Sie so lange, bis ein fester Teig entsteht, der nicht mehr an den Fingern kleben bleibt. Stellen Sie den Teig für etwa 20 Minuten kühl. Anschließend formen Sie den Teig zu tischtennisgroßen Bällchen und rollen diese zu kleinen Fladen aus.
Für die Füllung kochen Sie die Kartoffeln weich und zerkleinern die Tomaten und Zwiebeln. Die Zwiebeln weich dünsten, dann mit den Gewürzen vermischen. Kartoffeln, Tomaten und Erbsen hinzugeben. Die Füllung jetzt noch 5 Minuten leicht köcheln lassen. Sie sollte etwas würzig schmecken.
Für die Samosabällchen falten Sie nun aus den Teigfladen kleine Kegel, die Sie mit dem Gemüse füllen. Zum Verschließen drücken Sie die offenen Enden der Fladen aufeinander, so dass ein gefülltes Bällchen entsteht. Erhitzen Sie in einem kleinen Topf Öl und frittieren Sie darin die Samosas, bis sie knusprig braun sind. Anschließend auf Küchenpapier abtropfen lassen.

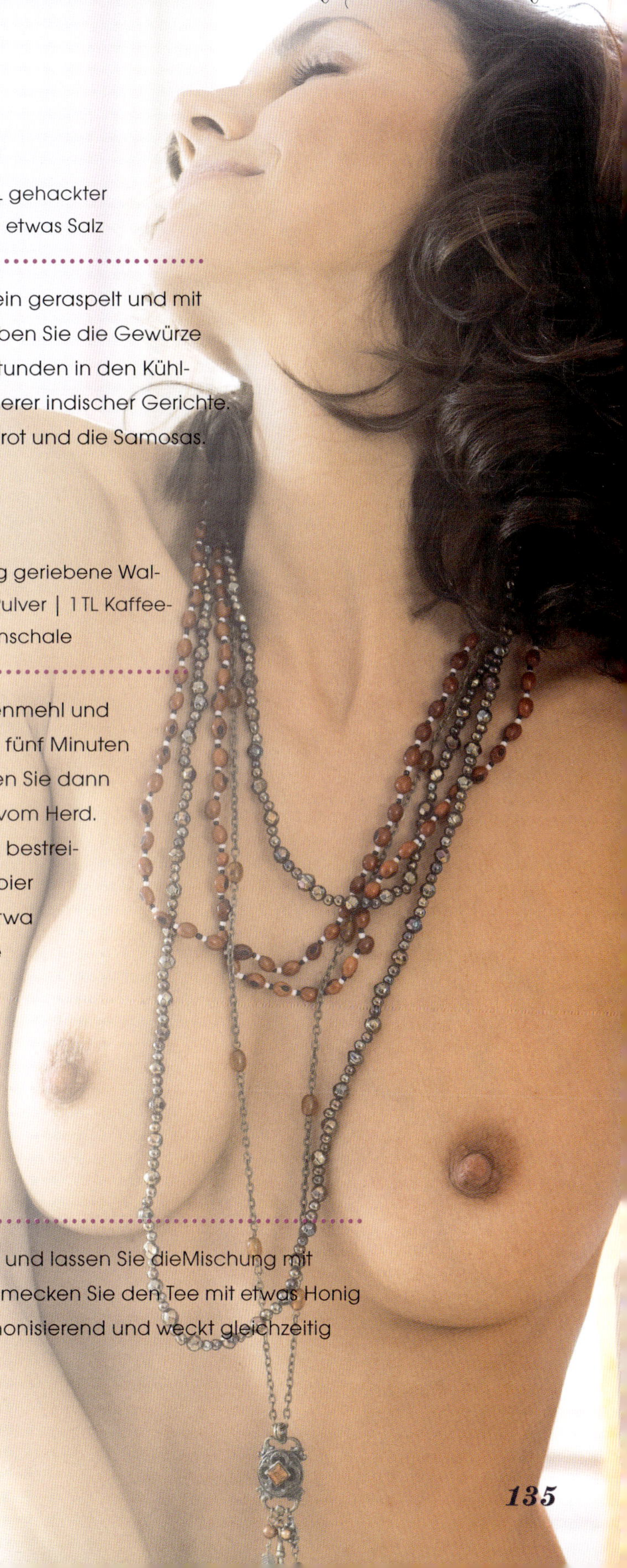

Gurken-Raita

1 große Salatgurke | 250 g Naturjoghurt | 1 TL gehackter Koriander | 1 Messerspitze Cayennepfeffer | etwas Salz

Die entkernte und geschälte Gurke wird klein geraspelt und mit dem Naturjoghurt cremig geschlagen. Geben Sie die Gewürze hinzu und stellen Sie das Raita etwa zwei Stunden in den Kühlschrank. Das Raita mildert die Schärfe anderer indischer Gerichte. Dazu passen hervorragend etwas Fladenbrot und die Samosas.

Indische Schokolade

200 g Ghee | 200 g Kichererbsenmehl | 100 g geriebene Walnüsse | 150 g cremiger Honig | ½ TL Vanille-Pulver | 1 TL Kaffeepulver (Mokka) | etwas abgeriebene Zitronenschale

Erhitzen Sie das Ghee mit dem Kichererbsenmehl und lassen Sie es unter ständigem Rühren etwa fünf Minuten lang bei niedriger Hitze anschwitzen. Geben Sie dann die Nüsse hinzu und nehmen Sie den Topf vom Herd. Rühren Sie die restlichen Zutaten unter und bestreichen Sie mit der Mischung ein mit Backpapier ausgelegtes Blech. Lassen Sie die Masse etwa zwei Stunden erkalten, dann schneiden Sie sie in Rauten

Yogi-Tee

8 Gewürznelken | 2 Stangen Zimt | 8 Kardamomkapseln | etwas Ingwer | 500 ml Wasser | etwas Milch

Zerreiben Sie die Gewürze in einem Mörser und lassen Sie dieMischung mit dem Wasser etwa 30 Minuten köcheln. Schmecken Sie den Tee mit etwas Honig und Milch ab. Dieser Gewürztee wirkt harmonisierend und weckt gleichzeitig das sexuelle Verlangen.

Der Start in die indische Liebesnacht

Verwandeln Sie Ihr Wohnzimmer in einen indischen Palast, machen Sie es sich auf weichen Kissen bequem und servieren Sie das Essen heute ausnahmsweise auf dem Boden. In vielen arabischen und asiatischen Ländern sitzt man traditionell beim Essen auf der Erde. Die Speisen werden ohne Besteck direkt mit den Händen gegessen. Dadurch kommen Sie wieder mit Ihrer ursprünglichen Sinnlichkeit in Kontakt. Lassen Sie sich die Finger anschließend von Ihrem Partner sauber lecken, bevor es mit dem erotischen Abendprogramm weitergeht...

ERREGENDE TALENTSHOW

Im Kamasutra wird den Liebespaaren geraten, sich auch künstlerische Fähigkeiten anzueignen und sich gegenseitig mit sinnlichen Darbietungen zu erfreuen. Wenn man sich im freien künstlerischen Ausdruck übt, wirkt sich dieser kreative Fluss auch auf die Sexualität und die Beziehung positiv aus. Sie müssen dafür kein Klaviervirtuose sein und keine preisgekrönte Ballerina – es ist vor allem die Freude am spontanen Ausdruck gefragt und der Spaß daran, spielerisch miteinander umzugehen.
Bereiten Sie eine kleine Darbietung vor, die Sie Ihrem Partner zeigen können. In welcher Kunstform fühlen Sie sich zu Hause? Oder zumindest ein klein wenig geübt? Er könnte vielleicht seiner Traumfrau ein Liebesgedicht schreiben und es ihr vorlesen. Oder auch ein Lied singen, nur für sie. Und wie wäre es, wenn sie ihm einen indischen Schleiertanz vorführt – oder einen sinnlichen Bauchtanz, der sein Verlangen nach ihr wachsen lässt? Lassen Sie sich von Ihrem Schatz überraschen. Vielleicht werden Sie erstaunt sein, welche verborgenen Talente in ihm stecken.

MAL EIN GANZ ANDERER HÖHEPUNKT ...

Wie wäre es, wenn Sie sich heute Abend vornehmen, ausnahmsweise keinen geilen Sex zu haben, sondern nur zu kuscheln, sich im Arm zu halten und die Zärtlichkeit in Ihrem Herzen zu fühlen? Manchmal ist es auch wunderschön, sich ganz bewusst gegen Sex zu entscheiden und die vielen Nuancen der Liebe auf anderen Ebenen zu entdecken.

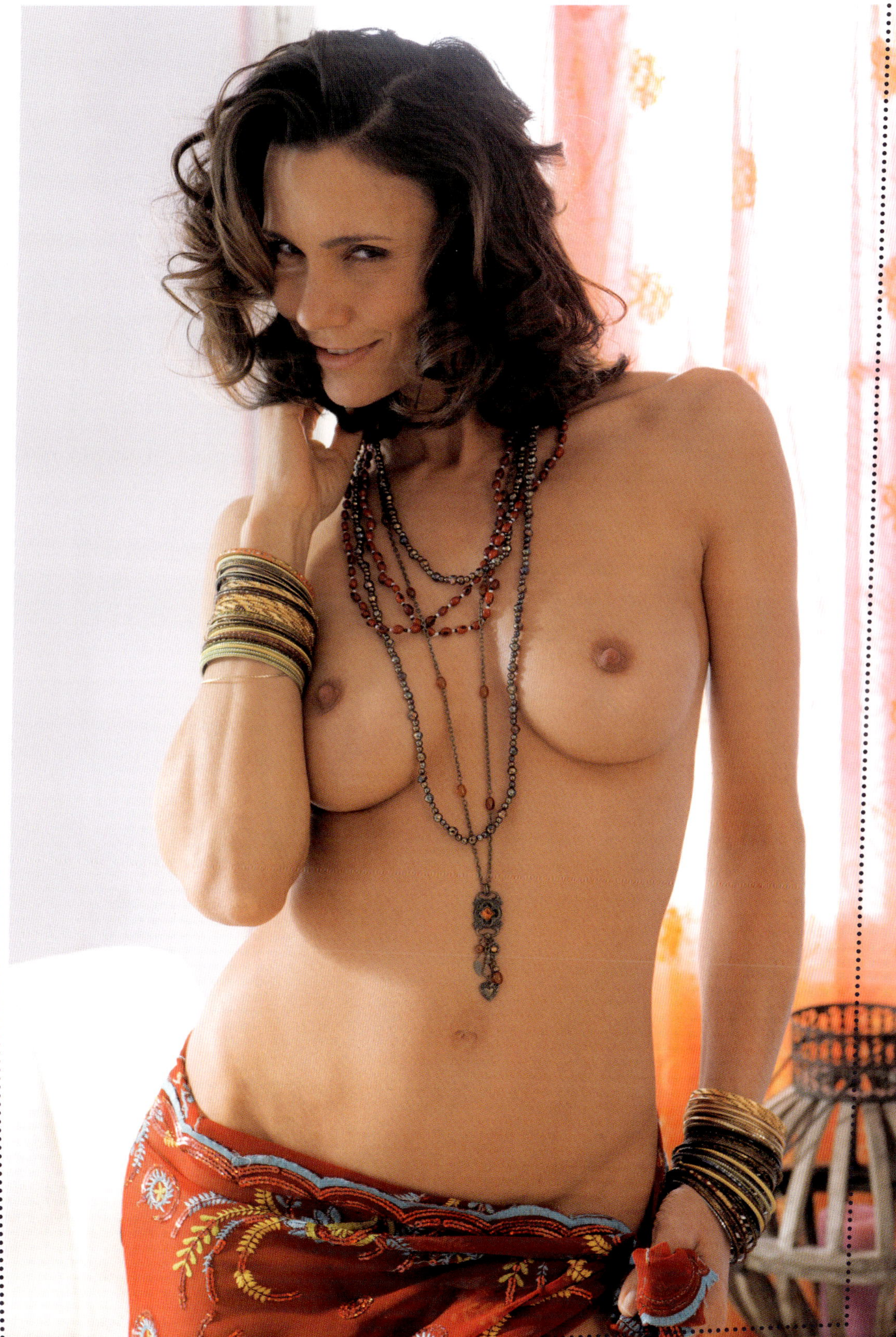

Wer ist hier die Frau?

Erregung und Lust sowie persönliche Gewohnheiten und Eigenheiten können mitunter zu einer Umkehr führen.

Im Tantra sind Mann und Frau gleichberechtigt. Sie werden deshalb aufgefordert, auch die Rolle des anderen Geschlechts auszuprobieren. Durch die Vereinigung von Mann und Frau ergibt sich ein Austausch von männlicher und weiblicher Energie – Ziel eines Tantrikers ist es, beide Anteile in sich zu entwickeln. Im Tantra geht es nicht in erster Linie um Sexualität, sondern über diese tiefe Vereinigung soll der Mensch Erfahrungen sammeln, die zu größerer Weisheit und Bewusstheit führen.

Das höchste Ziel im Tantra ist der große Orgasmus mit dem Universum, und das bedeutet, dass wir immer unabhängiger werden von unserem Partner – und uns mehr und mehr in das Leben selbst verlieben. Wenn wir die Vorstellung haben, dass wir ohne den anderen nicht glücklich sein können, dann belastet das unsere Beziehung und es kommt zu einer quälenden Bedürftigkeit, die wenig anziehend wirkt. Jeder Mensch fühlt sich eher von jemandem angezogen, der auf eigenen Beinen steht und mit sich und sei-

nem Leben im Reinen ist. Oft ist es auch so, dass wir uns in einen Menschen verlieben, der zunächst sehr unabhängig wirkt, aber im Laufe der Jahre entwickeln sich Strukturen von Abhängigkeit, die die Liebe zerstören.
Es ist deshalb spannend, auch in der Partnerschaft mal die Rollen zu vertauschen und für sich auszuprobieren, inwieweit man sich als Mann traut, auch weich und hingebungsvoll zu sein. Und Frauen dürfen durchaus öfter mal die Führung übernehmen – nicht nur beruflich, sondern auch in der Sexualität. Abgesehen davon, dass Sie damit Ihr eigenes Potenzial erweitern, bringen Sie auch wieder neue Ideen und Erfahrungen in Ihre Sexualität.

Lieben kann man nur, wenn man sich als freier und unabhängiger Mensch fühlt.

Rollentausch

Sind Sie bereit für ein kleines Experiment? Nehmen Sie sich einen ganzen Tag lang vor, die Rollen in Ihrer Beziehung einmal umzukehren. Ein Wochenende eignet sich dazu am besten oder auch ein Urlaubstag, denn dann können Sie frei über Ihre Zeit entscheiden. Setzen Sie sich zusammen und überlegen Sie wer zum Beispiel an einem normalen Samstag welche Aufgaben übernimmt. Wer ist verantwortlich für die Wochenendplanung bei Ihnen? Wer putzt und räumt auf? Wer liest morgens die Zeitung und bereitet

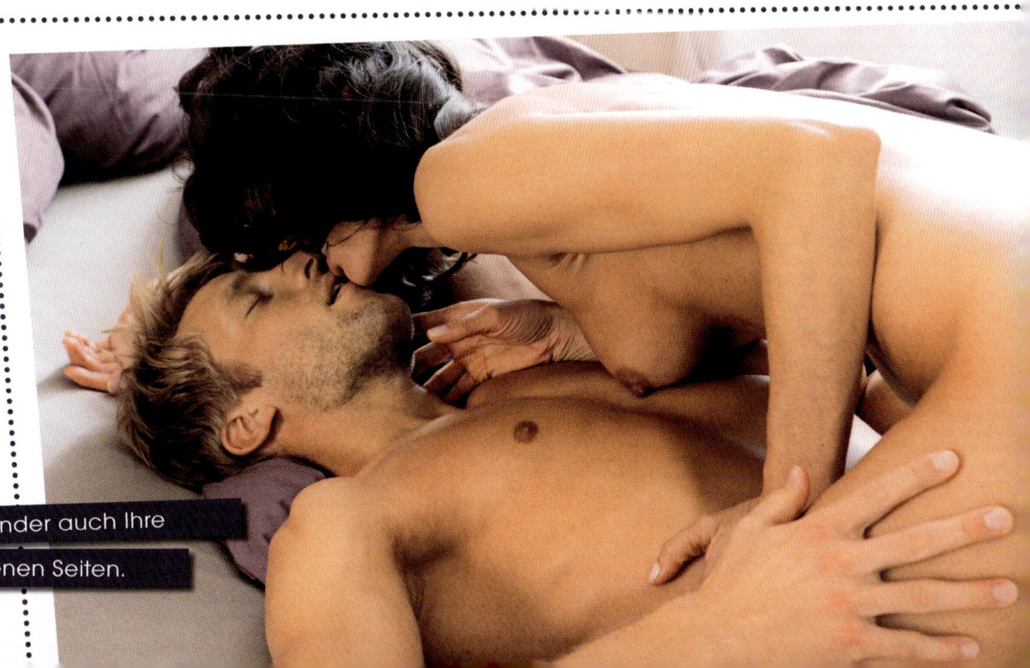

Zeigen Sie einander auch Ihre verborgenen Seiten.

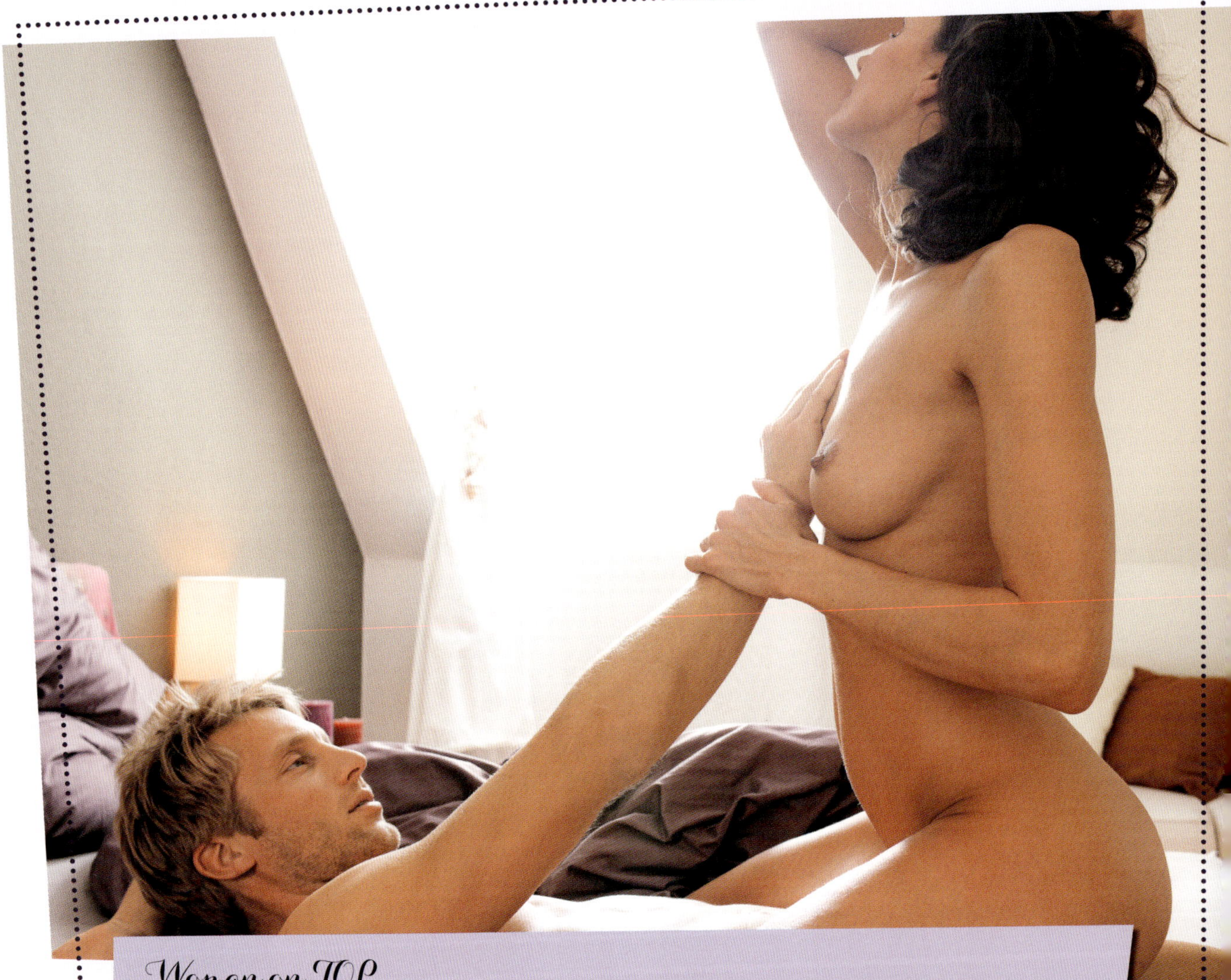

Woman on TOP

Beim Sex ist es besonders spannend, wenn Sie ganz bewusst einmal auf das alltägliche Programm verzichten und die gewohnten Verhaltensmuster vertauschen. Gehören Sie zu den Paaren, bei denen der Mann aktiver ist beim Liebesspiel? Probieren Sie aus, wie es sich anfühlt, wenn sie einmal in der führenden Rolle ist. Wählen Sie dazu ganz bewusst Positionen aus, in denen sie dominant sein kann. Wenn Sie als Frau zum Beispiel auf Ihrem Liebsten sitzen, dann hat das nicht nur den Vorteil, dass Ihr Schatz sich ausruhen kann, sondern Sie können damit auch den eigenen Höhepunkt und die Stimulation Ihrer Klitoris besser steuern. Ich selbst finde es großartig, wenn ich ab und an den Rhythmus vorgeben und mich in meiner eigenen animalischen Kraft so richtig austoben kann. Meiner Erfahrung nach mögen die meisten Männer es sehr, wenn sie auch einmal etwas passiver sein und sich ihrer Liebsten hingeben dürfen.

das Frühstück zu? Wer initiiert Sex? In welchen Stellungen lieben Sie sich meistens? Es ist interessant, sich ganz genau anzusehen, wie sich im Laufe der Zeit ganz allmählich bestimmte Rollenverteilungen eingestellt haben. Doch jetzt dürfen Sie einen Tag lang die Rollen vertauschen. Wie fühlen Sie sich dabei? Welche Rolle liegt Ihnen mehr? Sicher ergibt sich daraus interessanter Gesprächsstoff und dieses kleine Experiment wird Ihnen auch viele verdeckte Muster in Ihrer Beziehung aufzeigen. Vielleicht macht es Ihnen auch so großen Spaß, dass Sie öfter mal in eine andere Rolle schlüpfen wollen ...

Strap-on-Übung für Neugierige

Wenn Sie besonders experimentierfreudig sind, dann empfehle ich Ihnen, sogar einmal die Rollen so konsequent zu tauschen, dass Sie sich einen Strap-on besorgen, einen Umschnall-Dildo. Damit kann die Frau ihren Partner beglücken: Die Prostatadrüse ist bei Männern nämlich sehr empfindsam und es fühlt sich auch für viele Hetero-Männer sehr schön an, wenn sie penetriert werden. Sprechen Sie vorher über Ängste und Wünsche. Benutzen Sie für Ihr Liebesabenteuer ein gutes Gleitgel auf Wasserbasis. Wenn Sie einfühlsam miteinander umgehen, kann dieses Abenteuer Ihre erotische Erfahrungswelt sehr bereichern.

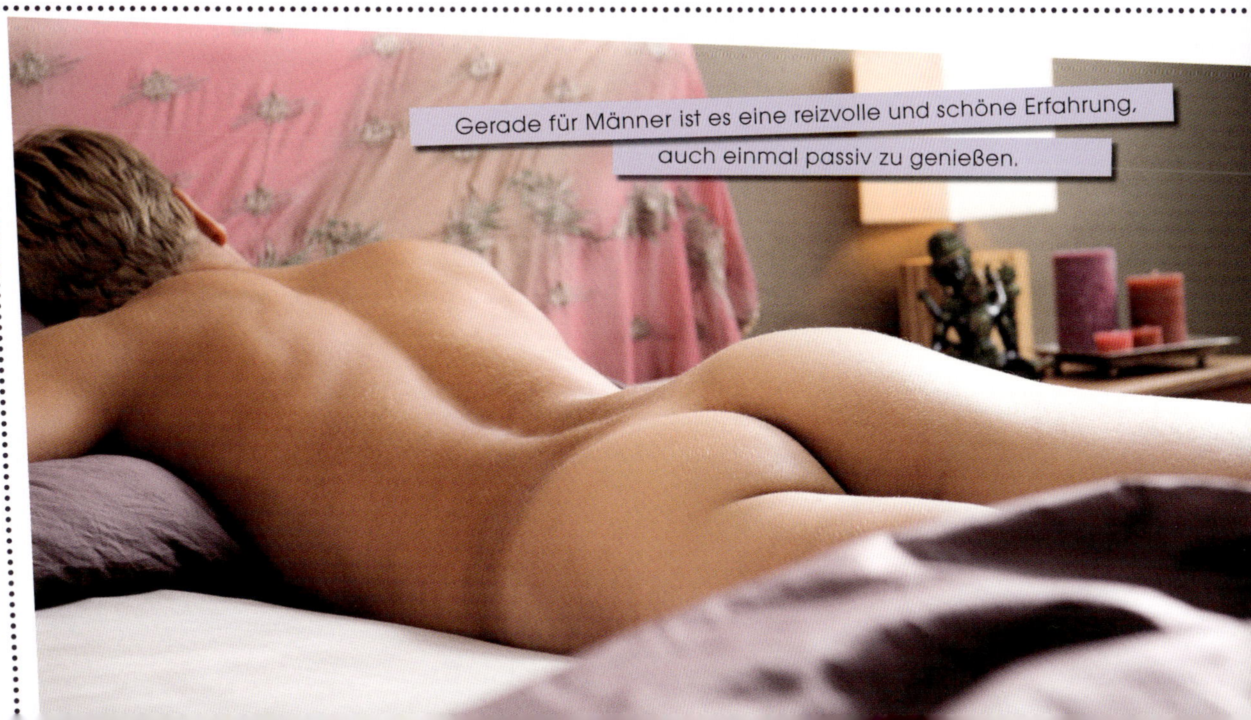

Gerade für Männer ist es eine reizvolle und schöne Erfahrung, auch einmal passiv zu genießen.

Fremde Haut

Wenn man lange Zeit in einer Beziehung zusammenlebt, dann entsteht oft zumindest bei einem Partner das Gefühl, dass er mal eine andere Person berühren möchte und fremde Haut riechen, schmecken und fühlen will. Oft wird das dann von dem anderen als große Verletzung empfunden. »Genüge ich ihm oder ihr etwa nicht mehr?«, fragt man sich dann. Es ist ein großer Schritt in einer Beziehung, wenn die emotionalen Grenzen geöffnet werden und man andere Menschen in die Intimsphäre einlädt. Und nicht jedes Paar möchte ihn gehen. Ich habe allerdings die Erfahrung gemacht, dass man dem Partner Freiheit nicht verbieten kann, man kann höchstens darüber diskutieren, wie weit diese gehen darf. Sie könnten sich zum Beispiel einmal mit Freunden verabreden, um Sinnlichkeit auszutauschen, aber ganz klar als Regel aufstellen, dass es an diesem Abend nicht um Sex geht und wirklich nur darum, zärtlich berührt zu werden! Damit können Sie die Intimität in Ihrer Partnerschaft bewahren, sich dennoch ein Stück weit aus einer monogamen Zweierbeziehung lösen und neue Impulse in Ihre Partnerschaft bringen.

> *Loslassen heißt nicht,*
> völlig auf alles zu verzichten.
> Es bedeutet, euer Festhalten
> *etwas zu lockern*
> und euch zu entspannen.
> (Lama Thubten Yeshe)[10]

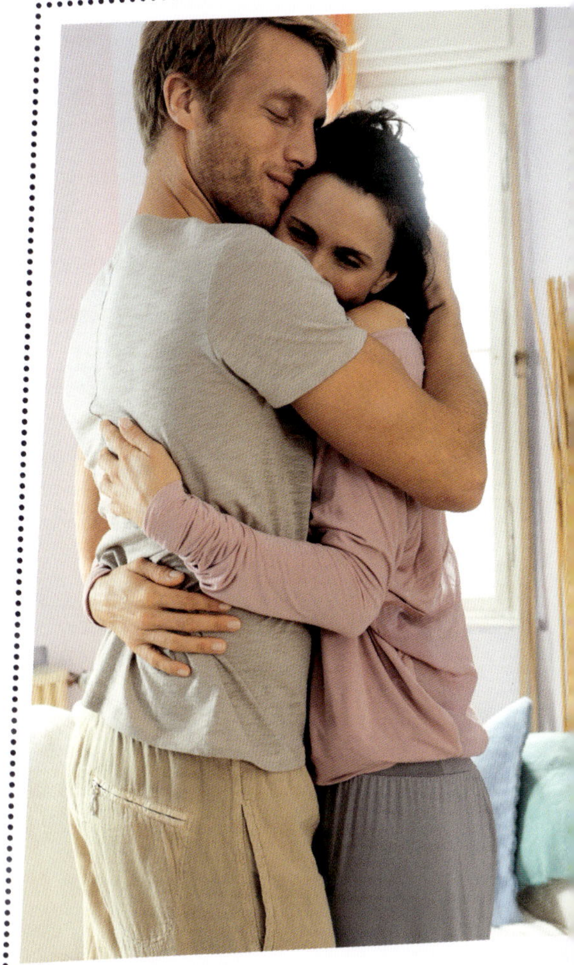

Die Kuschelparty

Finden Sie einige Gleichgesinnte, beispielsweise in einem Tantra-Datingportal im Internet, und laden Sie zu einer Kuschelparty ein (einen geeigneten Link finden Sie im Anhang auf Seite 159). Erklären Sie vorher, dass es dabei nicht um Sex geht, sondern wirklich nur um innige Berührung.

Legen Sie die Wohnung mit weichen Matten und Kissen aus und bitten Sie Ihre Gäste, in bequemer Kleidung zu kommen und diese auch den ganzen Abend anzubehalten – die Schuhe sollten am besten gleich bei der Ankunft ausgezogen werden.

Wenn alle Gäste eingetroffen sind, werden die Regeln erklärt: Man darf die anderen in den Arm nehmen und mit ihnen kuscheln, aber Brüste und Geschlechtsteile dürfen nicht berührt werden. Auch küssen ist nicht erlaubt. Niemand sollte etwas erdulden, was ihm nicht gefällt, und man kann jederzeit aus der Situation aussteigen. Zu Beginn sollten Sie sich alle reihum vorstellen und von sich erzählen: Was sind die Erwartungen für den Abend? Wer ist Single und wer ist in einer festen Beziehung? Wie geht es Ihnen heute?

Beginnen Sie den Kuschelabend mit einer kleinen Aufwärmübung: Jeder darf sich in ein Tier verwandeln, sich auf allen vieren durch den Raum bewegen und mit anderen »Tieren« über die Körpersprache kommunizieren. Berühren Sie sich gegenseitig mit dem ganzen Körper, mit Armen oder Beinen. Nach einer Weile ist dann Freestyle angesagt und es dürfen sich Kuschelgrüppchen finden, die sich gegenseitig im Arm halten und sich miteinander gut fühlen.

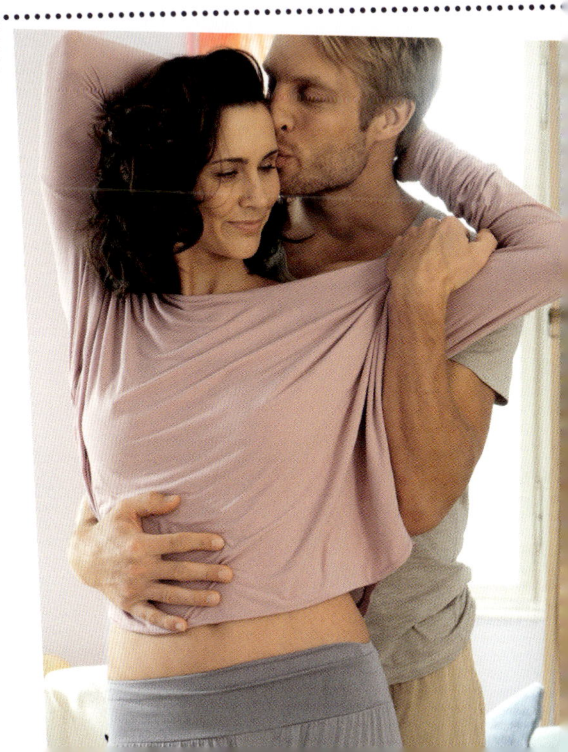

Ungewöhnliche Sinnesreize

Im Tantra werden alle Sinne stimuliert, denn dadurch kann man sich selbst und den Partner immer besser spüren. Letztendlich ist die in der Esoterik beschriebene »Erleuchtung« nichts anderes, als aufzuwachen und jeden Augenblick des Lebens mit großer Bewusstheit genießen zu können.

Mit ungewöhnlichen Sinnesreizen zu spielen ist ein wunderbares Erlebnis, das Sie mit Ihrem Partner teilen können. Dabei werden Sie Vertrauen aufbauen und neue Möglichkeiten der zärtlichen Berührung entdecken. Das folgende Sinnesritual eignet sich beispielsweise wunderbar als Auftakt für ein erholsames Wochenende. Sie können dabei vom Alltagsstress abschalten und wieder in Ihre Mitte kommen. Berührung ist immer auch ein Ausdruck von Nähe und Intimität – Sie werden dadurch auch innigeren Sex haben, falls Ihnen danach zumute ist.

Stimmungsvolle Vorbereitung

Machen Sie mit Ihrem Partner einen langen Spaziergang im Park oder anderswo in der Natur und sammeln Sie alles, was Ihnen gefällt und womit Sie Ihre Sinne stimulieren möchten. Natürlich ist das auch ein wenig von der Jahreszeit abhängig – wenn Sie dieses Ritual im Winter ausprobieren, können Sie nach dem Spaziergang noch einen kleinen Einkaufsbummel über den Wochenmarkt oder ins Reformhaus machen.

HIER EINIGE IDEEN, WAS SIE MITNEHMEN KÖNNTEN:

* Kieselsteine, Äste, Zweige mit Blättern, Erde, Blumen, süße Früchte wie Beeren, Äpfel, Pflaumen oder auch Pilze.
* Muscheln eignen sich hervorragend, um Töne zu hören, und auch mit größeren Steinen können Sie Laute erzeugen.
* Mit Federn oder Gräsern können Sie wunderbar streicheln.

Sie dürfen bei der Auswahl Ihrer Objekte kreativ sein. Aber alles, was Sie für dieses Ritual verwenden, sollte organisch sein und aus der Natur kommen. Natürlich können Sie auch zu Hause in Ihrem Kleiderschrank fündig werden und verschiedene Naturstoffe für das Ritual verwenden. Oder vielleicht haben Sie im letzten Griechenlandurlaub einen Naturschwamm gekauft? Schärfen Sie Ihre Sinne wieder für natürliche Materialien.

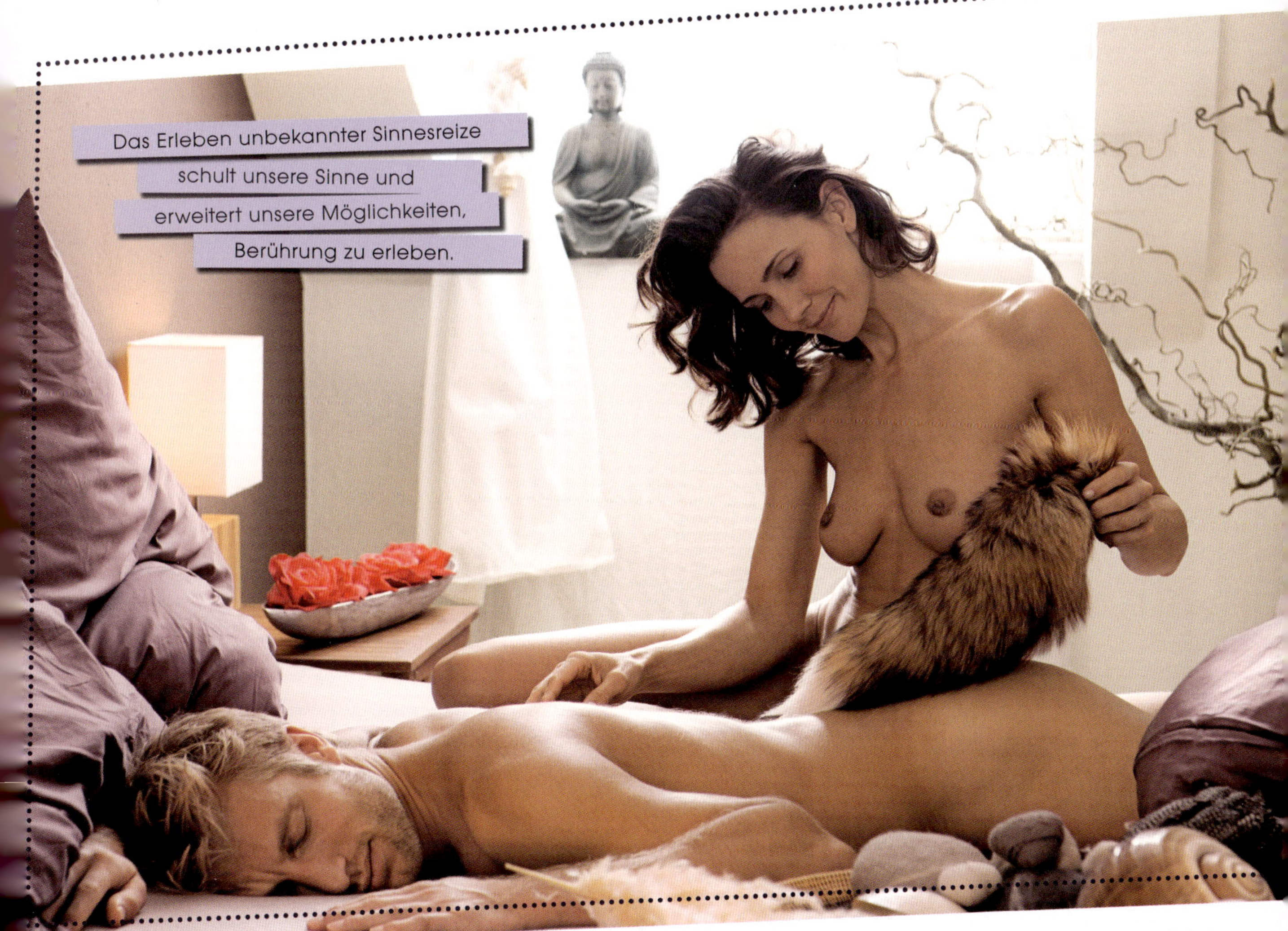

Das Erleben unbekannter Sinnesreize schult unsere Sinne und erweitert unsere Möglichkeiten, Berührung zu erleben.

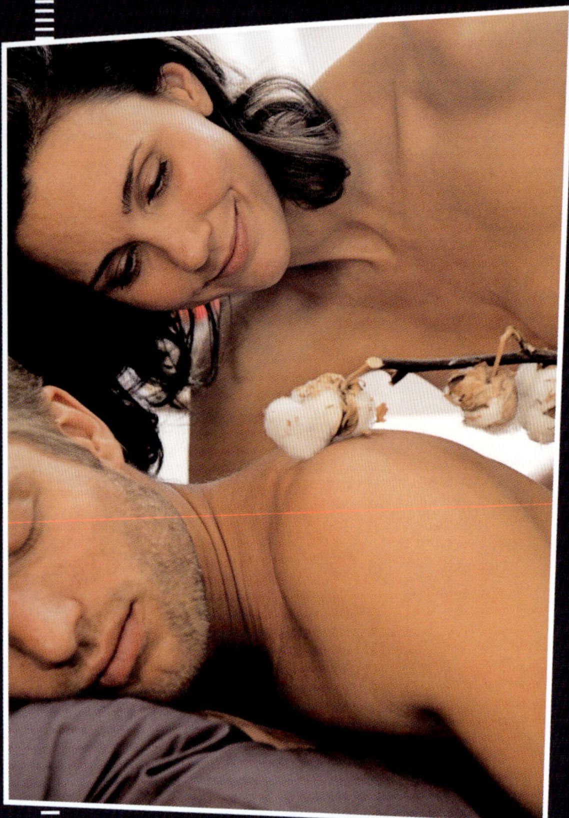

Ein sinnliches Ritual

Einer von Ihnen darf nun nackt und mit geschlossenen Augen auf einer Decke liegen und sich vom Partner verwöhnen lassen. Wie fühlt es sich an, wenn ein Kieselstein sanft über nackte Brüste streicht? Was kann man mit Zweigen alles anstellen? Wie duftet eine Sonnenblume im Vergleich zu einer Rose oder einer Lilie? Lassen Sie Ihren Schatz an einer Erdbeere riechen, streicheln Sie sanft mit der prallen Frucht über seine Lippen und dann darf er von dieser süßen Köstlichkeit naschen.

Probieren Sie aus: Kann man Erde riechen? Auch mit den Dornen einer Rose vorsichtig über die Haut zu streifen, kann ein erotisches Gänsehautfeeling hervorrufen.

Halten Sie Ihrem Liebsten eine Muschel ans Ohr – vielleicht hört er Meeresrauschen und beginnt von einem endlos langen Sommer in der Karibik unter Palmen zu träumen. Wedeln Sie ihm mit einigen Blättern und Zweigen ein wenig Luft zu, die zärtlich über seine nackte Haut streift.

Nehmen Sie mehrere Objekte in die Hand. Streicheln Sie beispielsweise mit einer Feder über seine Brust, während sie seine Beine mit kleinen Steinchen beklopfen.

Wie fühlen sich die verschiedenen Materialien an, zum Beispiel Leinen, Wolle oder Samt? Unterhalten Sie sich später darüber, was Ihnen am besten gefallen hat.

Dann können Sie die Rollen tauschen und der andere geht auf die Sinnesreise ...

Blind *Dinner*

Tantra schult die Sinne. Mit ein wenig Übung können Sie Ihre Empfindsamkeit so weit verfeinern, dass Sie ein herunterfallendes Blatt hören oder mit dem Finger kleinste Unebenheiten auf dem Papier ertasten können. Je mehr Sie Ihre Sinne erforschen, desto intensiver wird auch der Kontakt zu Ihrem Partner sein, denn Liebe ist letztendlich ein Spiel der Sinne. Welche Sinne sind bei Ihnen besonders stark entwickelt? Es gibt Menschen, die eher visuell begabt sind und beispielsweise alles sehen oder schwarz auf weiß lesen müssen, um es zu begreifen. Bei anderen ist das Hören stark entwickelt. Ganz allgemein gilt allerdings, dass das Auge unser wichtigstes Sinnesorgan ist, mit dem wir fast 70 Prozent aller Informationen aus unserer Umwelt aufnehmen und an das Gehirn weiterleiten. Umso dramatischer ist es, wenn dieser Sinn nicht mehr funktioniert oder eingeschränkt wird. Aber der menschliche Körper ist so genial und versucht solche Einschränkungen so weit es geht wettzumachen: Wenn wir nichts sehen können, werden andere Sinneseindrücke intensiver. Das kann natürlich auch in der Liebe zu einem reizvollen Erlebnis werden.

WUSSTEN SIE, DASS...

… das Auge von sechs Muskeln gesteuert wird, die sich etwa 100 000-mal am Tag bewegen?

… pro Sekunde etwa elf Millionen Informationen über die Augen aufgenommen und an das Gehirn weitergeleitet werden?

… jeder Mensch bis zu einer Million Farbnuancen erkennen kann, aber höchstens 200 Begriffe für diese Farbschattierungen kennt?

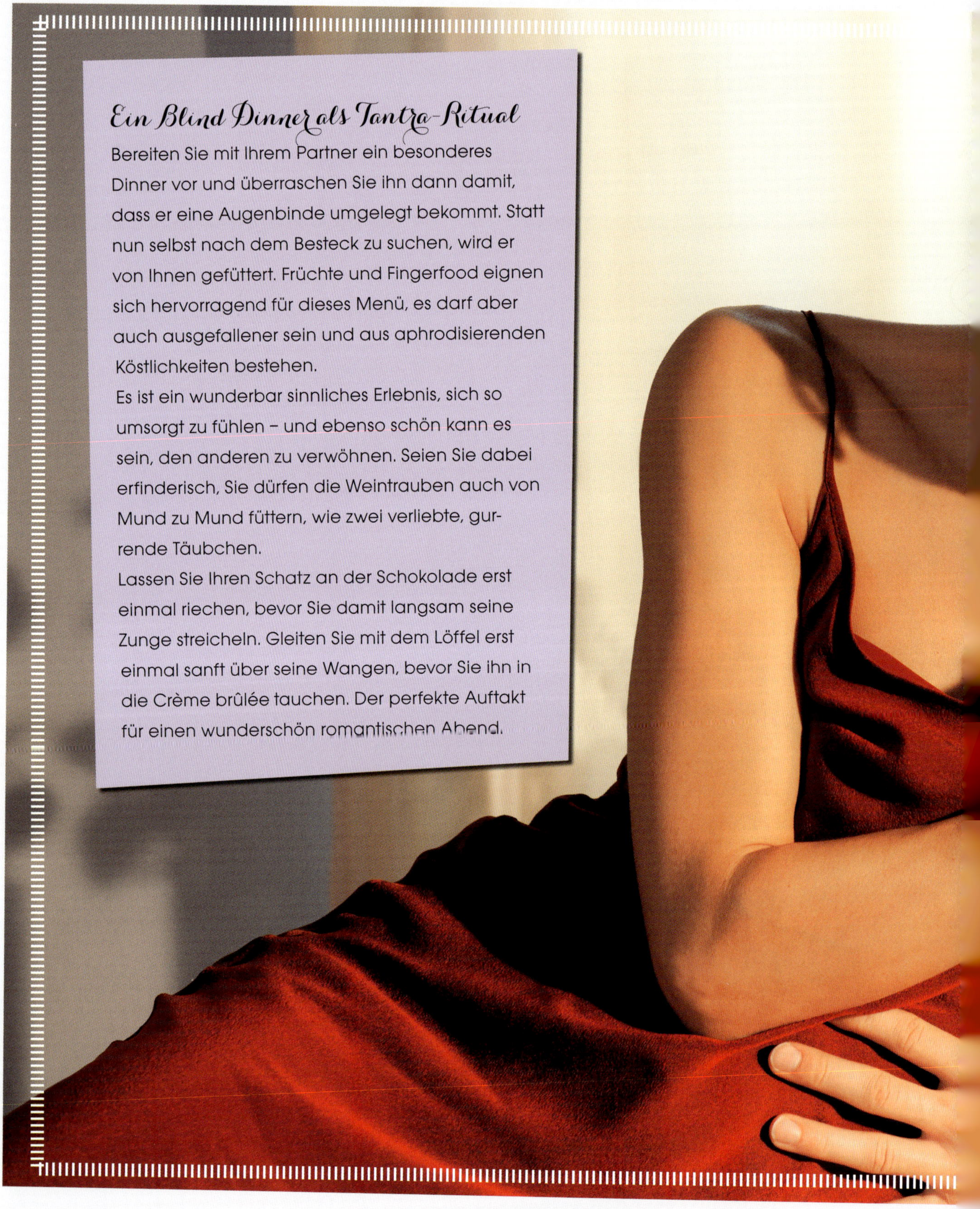

Ein Blind Dinner als Tantra-Ritual

Bereiten Sie mit Ihrem Partner ein besonderes Dinner vor und überraschen Sie ihn dann damit, dass er eine Augenbinde umgelegt bekommt. Statt nun selbst nach dem Besteck zu suchen, wird er von Ihnen gefüttert. Früchte und Fingerfood eignen sich hervorragend für dieses Menü, es darf aber auch ausgefallener sein und aus aphrodisierenden Köstlichkeiten bestehen.

Es ist ein wunderbar sinnliches Erlebnis, sich so umsorgt zu fühlen – und ebenso schön kann es sein, den anderen zu verwöhnen. Seien Sie dabei erfinderisch, Sie dürfen die Weintrauben auch von Mund zu Mund füttern, wie zwei verliebte, gurrende Täubchen.

Lassen Sie Ihren Schatz an der Schokolade erst einmal riechen, bevor Sie damit langsam seine Zunge streicheln. Gleiten Sie mit dem Löffel erst einmal sanft über seine Wangen, bevor Sie ihn in die Crème brûlée tauchen. Der perfekte Auftakt für einen wunderschön romantischen Abend.

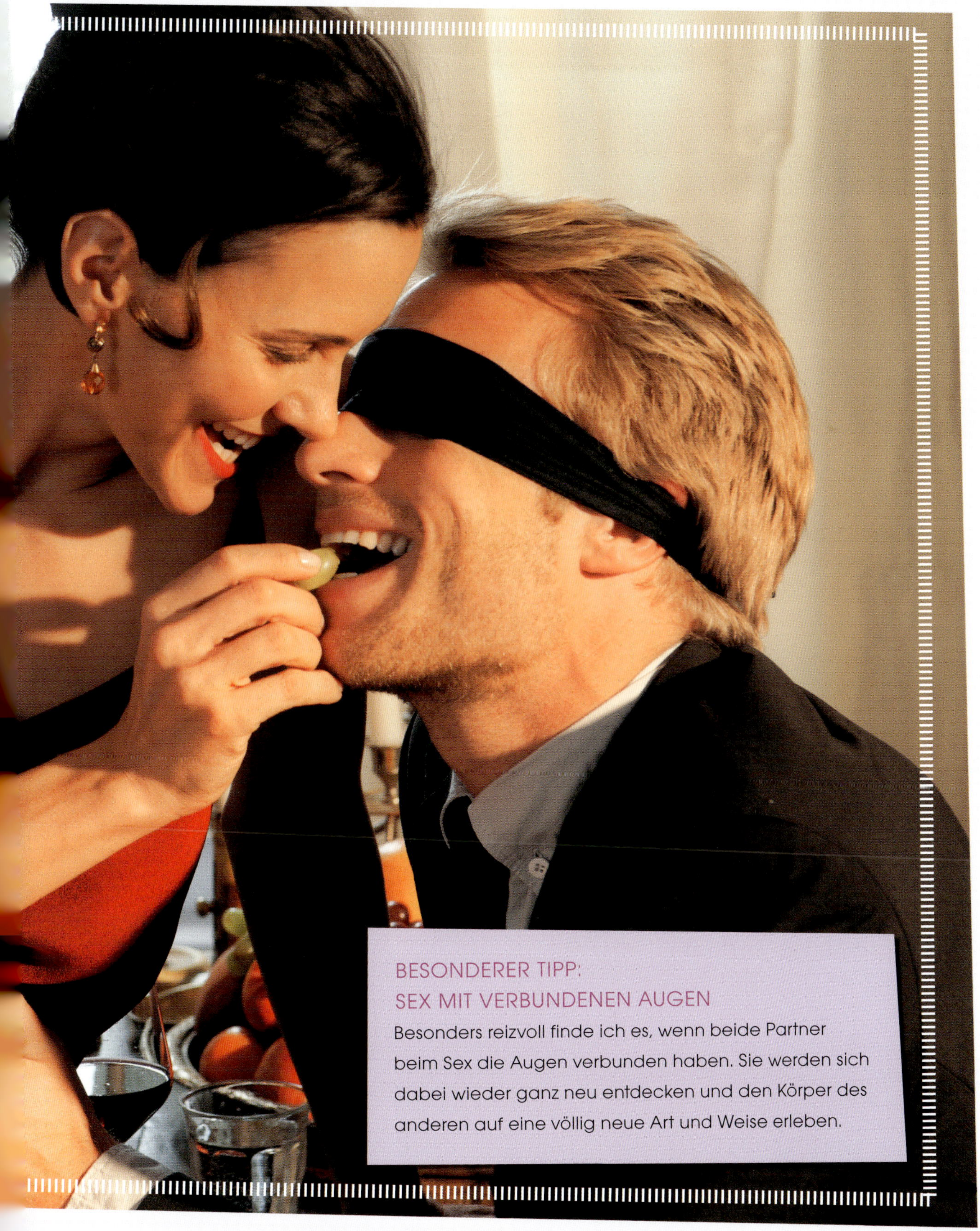

BESONDERER TIPP: SEX MIT VERBUNDENEN AUGEN

Besonders reizvoll finde ich es, wenn beide Partner beim Sex die Augen verbunden haben. Sie werden sich dabei wieder ganz neu entdecken und den Körper des anderen auf eine völlig neue Art und Weise erleben.

Dark Side of the Moon

> Erotik ist die Überwindung von Hindernissen. Das verlockendste und populärste Hindernis ist die Moral.
>
> (Karl Kraus)[11]

Ich beschäftige mich privat und auch beruflich mit den verschiedensten Spielarten der Lust und immer wieder werde ich von Freunden oder Klienten gefragt, wie ich denn Tantra unterrichten könne und gleichzeitig SM praktiziere. »SM hat doch etwas mit Schlagen zu tun«, erklärte mir eine Kundin entrüstet, und so etwas sei doch mit Liebe und Tantra nicht zu vereinen. Der indische Autor Vatsyayana widmet im Kamasutra gleich mehrere Kapitel den Themen: Kratzen, Beißen und Schlagen. Liebe hat viele Facetten und im Eifer des Gefechts darf es ruhig auch mal etwas wilder und leidenschaftlicher zugehen – vorausgesetzt natürlich, dass beide Partner das als schön empfinden und gegenseitiges Einvernehmen darüber besteht. Im Kamasutra wird sogar empfohlen, dem Liebsten einen tiefen Nagelabdruck auf der Haut zu hinterlassen, so dass in der Ferne die Liebe nicht in Vergessenheit gerät und man sich jedes Mal beim Betrachten dieser kleinen Narbe an die wunderschöne Liebesnacht erinnert, in der sie entstanden ist.

Kratzen

Probieren Sie an Ihrem eigenen Arm aus, wie es sich anfühlt, wenn Sie die Krallen ausfahren und sich Ihre Fingernägel in die Haut eingraben. Spielen Sie mit den verschiedenen Möglichkeiten, die es dabei gibt: Ziehen Sie sanfte Linien oder Kreise und drücken Sie einen Fingernagel oder mehrere gleichzeitig in den Arm. Testen Sie, wie sich die Berührung mit den Fingernägeln an anderen Stellen Ihres Körpers anfühlt, zum Beispiel unter dem Kinn, auf den Wangen oder an den Fußsohlen.

Probieren Sie anschließend mit Ihrem Partner aus, wie er auf diesen leichten Lustschmerz reagiert. Vielleicht werden Sie feststellen, dass Ihnen beiden diese Berührungen sehr angenehm sind – dann dürfen Sie ruhig ein wenig frecher werden. Je erregter Sie sind, desto mehr Schmerz ertragen Sie und damit steigern Sie gleichzeitig auch Ihre Lust. Ich selbst werde dabei ganz schwach …

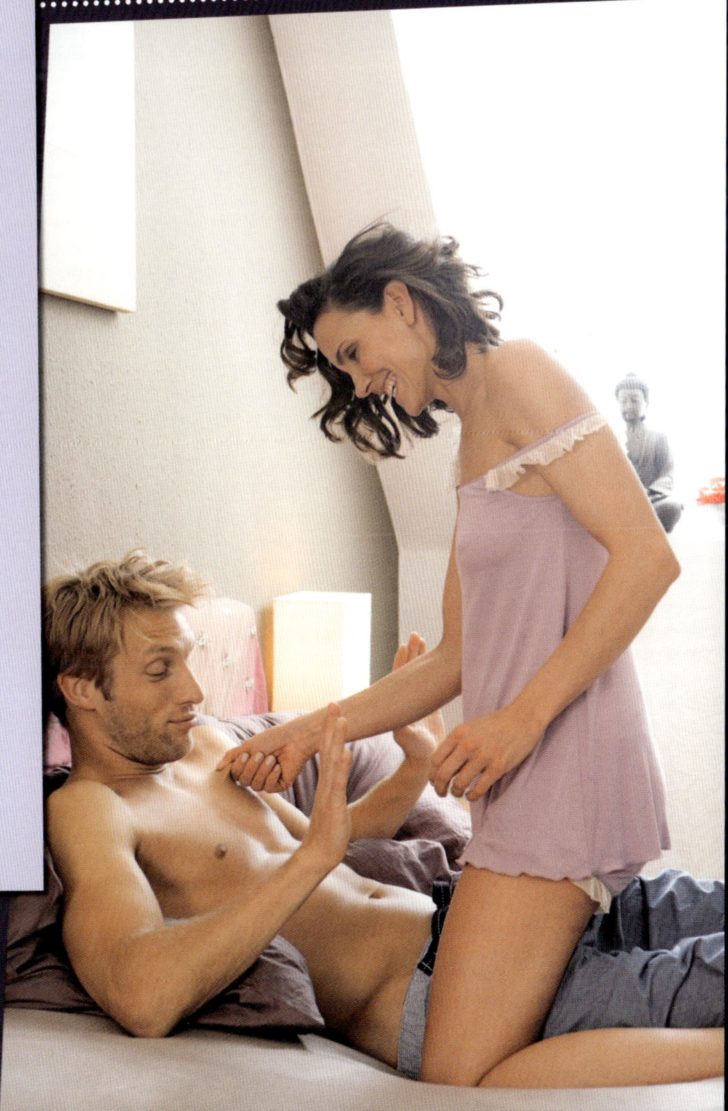

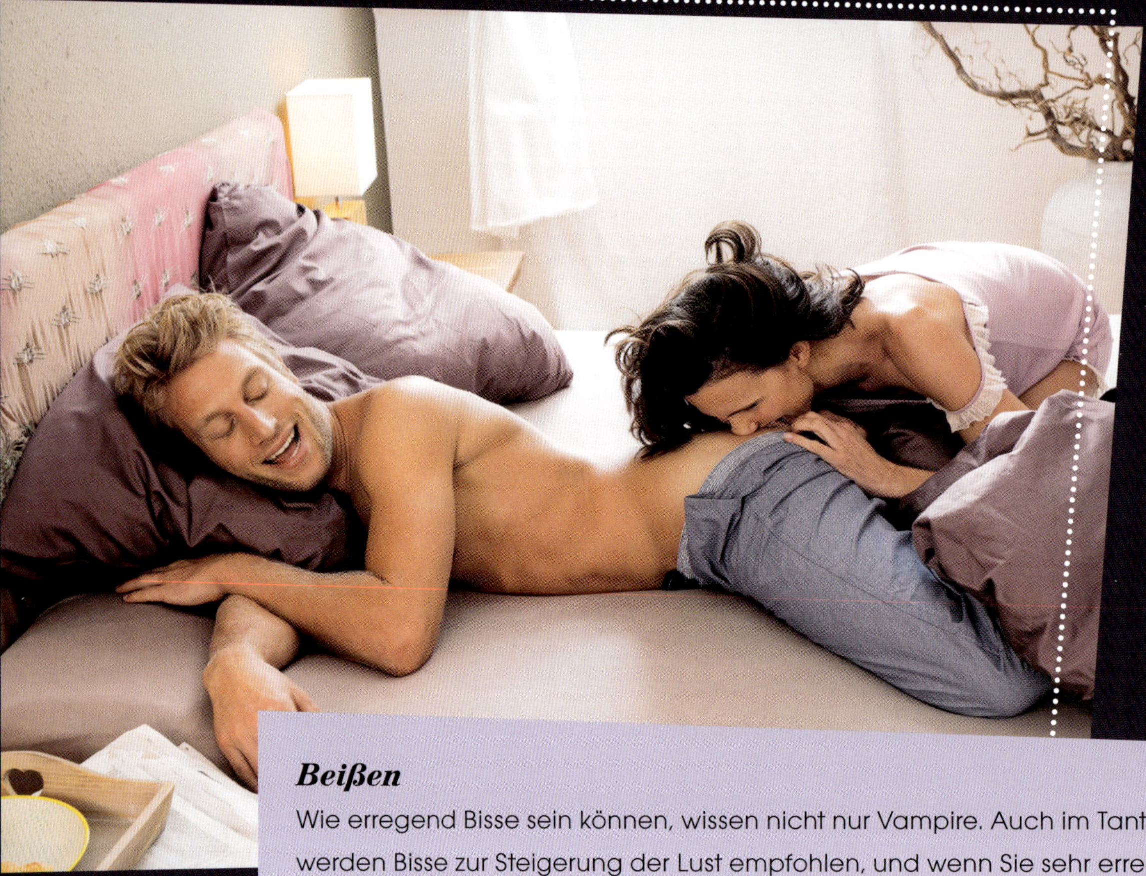

Beißen

Wie erregend Bisse sein können, wissen nicht nur Vampire. Auch im Tantra werden Bisse zur Steigerung der Lust empfohlen, und wenn Sie sehr erregt sind, wird dieser intensive Liebesbeweis eine lustvolle Erinnerung auf der Haut hinterlassen. Ich finde es wunderschön, wenn ich den Rücken meines Freundes mit Bissen markiere, als wollte ich sagen: du gehörst mir! Natürlich gehört er mir nicht wirklich, aber es ist reizvoll, mit dieser Idee zu spielen. Ein guter Biss ist mit einem leidenschaftlichen Kuss zu vergleichen. Setzen Sie Ihre Zähne an eine eher unempfindliche Körperstelle, um zu üben. Der Rücken ist dafür gut geeignet. Beißen Sie zunächst nur sanft zu und steigern Sie dann den Druck mit dem Unterkiefer, der wesentlich stärker ist als der Oberkiefer. Ich hatte anfangs Angst um meine überkronten Zähne, aber es hat ihnen nicht geschadet. Mit der Zeit können Sie den Druck weiter steigern, dabei sollten Sie die Reaktionen Ihres Partners beobachten. Wenn es ihm zu viel wird, wird er sich bestimmt lautstark bemerkbar machen. Und dann sollten Sie natürlich sofort aufhören und die Druckstelle mit Ihren Fingern oder der Zunge verwöhnen.

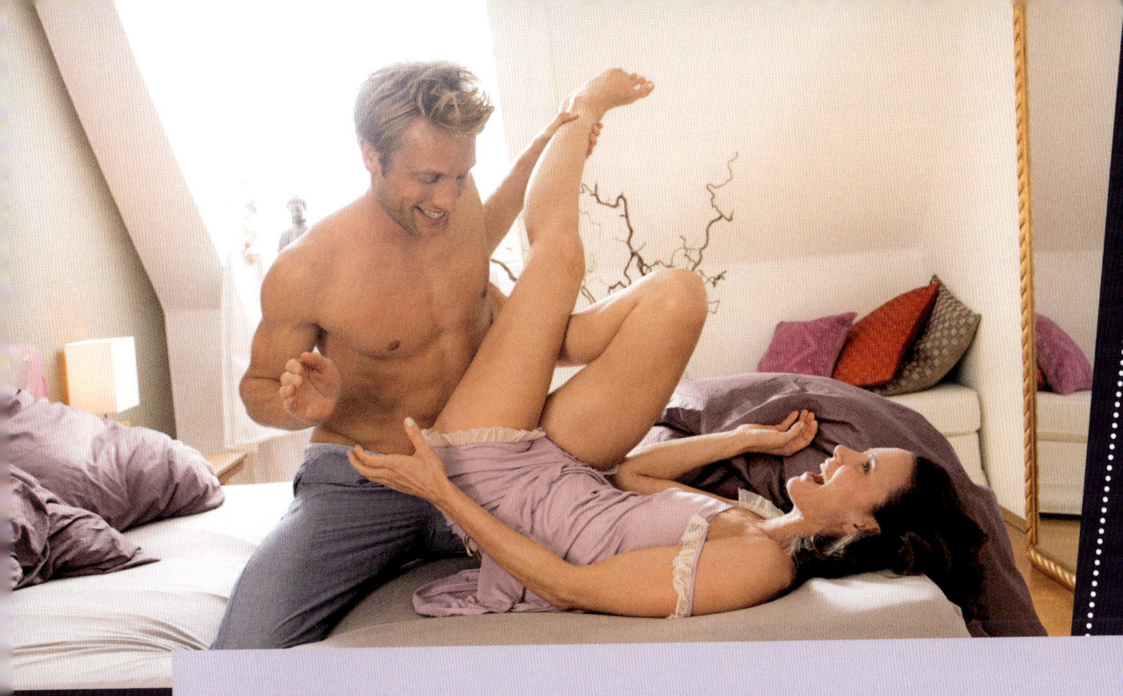

Schlagen

Probieren Sie auch hierbei wieder zuerst am eigenen Körper aus, wie es sich anfühlt, mit der flachen Hand ein paar Klapse zu bekommen. Schlagen Sie beide Händen zusammen und erfreuen Sie sich an dem satten Geräusch, das Sie dabei hören. Ich finde, Sex kann man unbedingt auch akustisch untermalen, mit Stöhnen, Schreien und auch mit mehr oder weniger sanften Schlägen. Das durchblutet den Körper und kann großen Spaß machen. Mit der Zeit verschiebt sich die Schmerzgrenze und dann dürfen Sie durchaus auch mal fester zuschlagen. Vorausgesetzt selbstverständlich, dass das alles freiwillig geschieht. Schlagen kann eine lustvolle sexuelle Spielvariante sein, aber es sollte niemals zu einer ernsthaften Verletzung führen oder gegen den Willen eines Menschen geschehen.

Raufen

Wer ist von Ihnen morgens der Frühaufsteher? Wie wäre es, wenn Sie Ihren Schatz ausnahmsweise mal nicht mit einem zärtlichen Kuss wecken, sondern mit einer Kissenschlacht? Dabei gerät das Blut in Wallung und aus spielerischer Leichtigkeit entsteht dann oft der beste Sex.

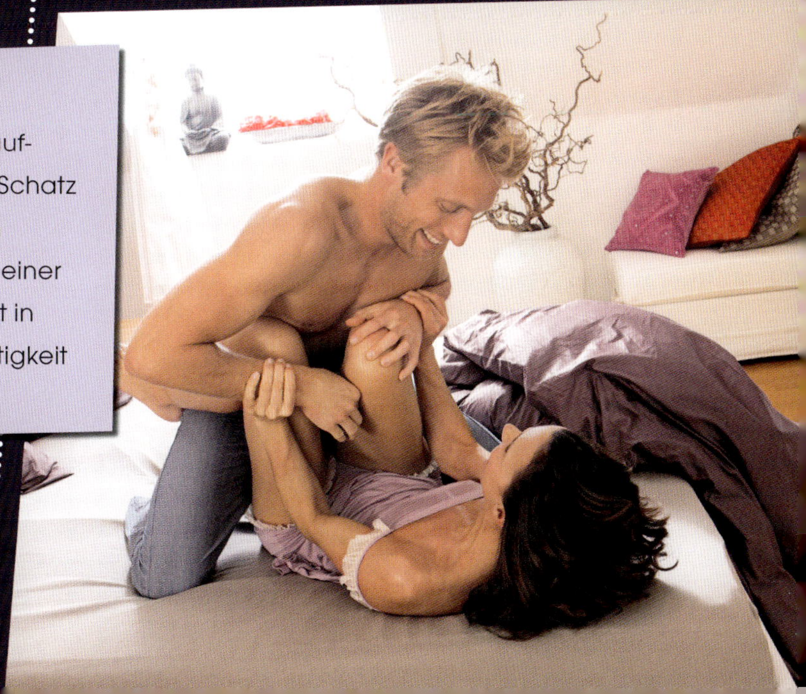

Aphrodisiaka

Aphrodisiaka sind Nahrungsmittel, Gewürze und Pflanzen, die eine anregende Wirkung auf das Liebesleben haben sollen. Sie sind benannt nach der griechischen Göttin Aphrodite, die aus dem Schaum des Meeres geboren wurde und deren Sinnlichkeit und Schönheit für Aufruhr im Olymp sorgte. Sie gilt als die Liebesgöttin schlechthin und verkörpert den Aspekt von sinnlicher Liebe und Lebenslust, der in uns allen steckt.

Dass Lebensmittel eine potenzsteigernde Wirkung haben können, wissen wir bereits aus der Bibel, als Eva ihren Adam mit einem Apfel verführte. Wenn man den Apfel in der Mitte teilt, ergeben die Kerne das Zeichen eines Pentagramms, ein altes magisches Symbol. Und auch heute noch ist es bei den Zigeunern ein alter Brauch, dem Brautpaar einen Apfel zu schenken, der Wohlstand und Fruchtbarkeit symbolisiert. In Indien wurde dem Safran eine luststeigernde Wirkung nachgesagt und sogar Marc Aurel badete angeblich regelmäßig in heißem Safranwasser, um seine Potenz zu steigern. Kurz: Fast jede Kultur hat eigene Bräuche entwickelt, um die Sexualhormone anzukurbeln. Aber was ist wirklich dran an dem Glauben, dass bestimmte Pflanzen die Lust steigern? Einige Kräuter oder Lebensmittel enthalten Wirkstoffe, die die Libido anregen können. Aber oft ist es auch einfach ihre äußere Form, die sinnlich wirkt und uns dazu verführt, beim Essen an das zu denken, was wir anschließend am liebsten tun würden.

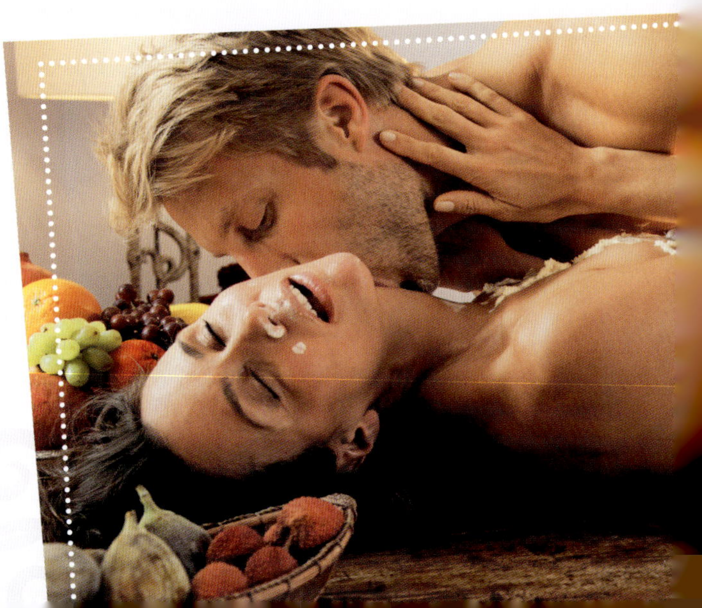

AUSTERN

In dieser Muschel sind große Mengen an Zink enthalten, und das regt die Produktion von Testosteron an. Der große Frauenverführer Casanova soll vor einer anstrengenden Liebesnacht bis zu 50 Austern verspeist haben, um seine Manneskraft zu erhöhen. Vielleicht liegt es aber auch an der Form der Austern, dass das Ausschlürfen dieser Meeresfrucht so anregend wirkt, denn mit ein wenig Fantasie können Sie darin durchaus eine Vagina erkennen.

CHILI

Dieses Gewürz hilft Ihnen, richtig scharf zu werden, denn das darin enthaltene Capsaicin, ein Alkaloid, das dafür sorgt, dass wir die Chili scharf finden, kurbelt den Stoffwechsel an. Durch den Schmerz, den ein scharfes Gewürz in uns auslöst, werden körpereigene Opiate ausgeschüttet, die eine anregende Wirkung haben.

ERDBEEREN

Die Form dieser Frucht ist sehr sinnlich. Erdbeeren halten jung und schön, denn diese süße Sommerfrucht enthält extrem viel Vitamin C und wirkt sich deshalb positiv auf Ihr Immunsystem aus.

FEIGEN

Wenn man über diese samtige mediterrane Frucht streichelt, erinnert sie an pralle Hoden – und die kleinen Kerne im Inneren der Frucht an Samenfäden. Wenn ein Mann in der Antike seiner Liebsten ein eindeutiges Angebot machen wollte, schenkte er ihr einen Korb voll Feigen. Und auch der griechische Gott Dionysos wird mit dieser süßen Frucht in Verbindung gebracht.

GRANATAPFEL

Der Granatapfelbaum ist in Griechenland der Liebesgöttin Aphrodite geweiht. Die pralle rote Frucht mit den glasigen Samenkernen regt die Sinne an und soll sogar gegen Impotenz helfen.

MUSKATNUSS

Die ätherischen Öle dieses Gewürzes wurden im Orient eigesetzt, um das Liebesleben anzukurbeln. Die berauschende Wirkung entfaltet sich mit einer Prise Muskatnuss in einem Glas Wein oder Milch. In großen Mengen kann dieses Gewürz allerdings giftig sein.

PETERSILIE

Die ätherischen Öle, die in den Blättern der Petersilie zu finden sind, regen die Durchblutung der Geschlechtsteile an, und das macht Lust. Aus diesem Grund wurde den Kriegern in Athen verboten, vor dem Kampf Petersilie zu essen, damit ihre Triebe nicht zu sehr erregt wurden. Ihre Aggression und Kraft sollten sie stattdessen lieber auf den Gegner konzentrieren.

SCHOKOLADE

Der süße Duft von Kakao entspannt die Nerven und öffnet das Herz. Beim genüsslichen Verzehr von Schokolade werden Endorphine ausgeschüttet, die sogenannten Glückshormone – das klingt doch wirklich nach einem guten Auftakt für eine sinnliche Nacht.

SPARGEL

Dieses Gemüse hat eine stark harntreibende Wirkung und stimuliert dadurch auch die Genitalien. Im Spargel sind aber auch größere Mengen von Kalzium, Vitamin E, Phosphor und Kalium enthalten, die die Bildung von Geschlechtshormonen anregen. Aber es ist natürlich auch die phallische Form des Spargels, die anregend wirkt. Wenn eine Frau ihren Liebsten verführen möchte, sollte sie vor seinen Augen genüsslich eine dicke Spargelstange verspeisen. Und zwar ganz, ganz langsam ...

TRÜFFEL

Dies ist ein besonderer Scharfmacher für Frauen, denn der köstliche Pilz enthält einen Verwandten des Testosterons, das Andostenol. Und das wirkt auf das weibliche Geschlecht sehr anregend. Aus diesem Grund sind es auch nur die weiblichen Schweine, die für die Trüffelsuche abgerichtet werden.

VANILLE

Das Liebesleben wird stark von Düften angeregt und vor allem der sanfte Geruch von Vanille öffnet das Herz und bereitet auf eine sinnliche Liebesnacht vor. Lassen Sie eine Vanilleschote in einer Thermoskanne mit heißem Wasser einige Stunden lang ziehen und servieren Sie den Tee dann Ihrem Liebsten.

Anhang

Glossar

Aphrodisiakum
Ein natürliches Potenzmittel, das die Liebeslust bei Mann und Frau steigern soll. Es ist nach der griechischen Liebesgöttin Aphrodite benannt, die aus dem Schaum des Meeres geboren wurde.

Chakra
Die Energiezentren, die in der Aura des Menschen liegen, werden als Chakren (Räder) bezeichnet. Sie korrespondieren mit den verschiedenen Lebensaufgeben und Organen des Menschen. Insgesamt gibt es sieben Chakren, die von hellsichtigen Menschen in verschiedenen Farben wahrgenommen werden.

Kamasutra
Einer der ältesten Erotik-Ratgeber, der in Indien um etwa 200 nach Christus entstanden ist und von dem Gelehrten Vatsyayana Mallanaga stammt. Bekannt wurde das Kamasutra durch die detaillierte Beschreibung der Kamasutra-Positionen, die verschiedenen Sexstellungen.

Kundalini
Im Tantra wird die universelle Lebensenergie als Schlange symbolisiert, die am Ende der Wirbelsäule zusammengerollt liegt. Wird diese schlafende Urkraft im Laufe des Lebens und durch bestimmte Übungen und tiefe mystische Erfahrungen erweckt, steigt sie durch einen Nervenkanal entlang der Wirbelsäule nach oben. Das soll zur Erleuchtung führen.

Lingam
Das männliche Geschlechtsteil wird in Indien Lingam genannt und steht als Symbol für die Schöpferkraft Shivas.

Maithuna
Der ritualisierte Geschlechtsverkehr wird im Tantra als Maithuna bezeichnet. Er kann rein körperlich stattfinden oder auch in Form einer Visualisierung.

Makara
Beim traditionellen indischen Tantra-Ritual werden Symbole für die verschiedenen Elemente verwendet, die als Makara bezeichnet werden. Da sie alle mit dem Buchstaben M beginnen, spricht man auch von den »5M« und sie verstießen teilweise auch gegen die damaligen Moralvorstellungen. Bei den gläubigen Hindus war beispielsweise das Essen von Fleisch und Fisch nicht erlaubt und Sexualität durfte nur zwischen Eheleuten

stattfinden. Zu den fünf Makaras zählen: Madya (Wein), Mamsa (Fleisch), Matsya (Fisch), Mudra (Getreide), Maithuna (Geschlechtsverkehr).

Mudra
Bestimmt Hand- und Fingerhaltung, die eine positive Wirkung auf Körper, Geist und Seele haben. Damit sollen blockierte Energieströme im Körper zum Fließen gebracht werden.

Shakti
Diese indische Göttin verkörpert das weibliche Prinzip und ist im Tantra die Sexualpartnerin von Shiva. Sie ist die Schöpferkraft und wird auf Bildern oft nackt und in Meditationshaltung dargestellt.

Shiva
Der indische Gott Shiva ist eine der Hauptgottheiten im Hinduismus und verkörpert das Prinzip der Zerstörung. Damit wird er gleichzeitig auch zum Wegbereiter für neue Impulse. Er verkörpert das männliche Prinzip und auf Bildern wird er oft auf einem Tigerfell sitzend im Himalaya gezeigt, umschlungen von einer Kobra.

Tantra
Die Tantras sind eine Reihe religiöser indischer Schriften, die einen Erleuchtungspfad beschreiben, der auch die Sinnlichkeit in die spirituelle Praxis mit einbezieht und zu ewiger Glückseligkeit führen soll. Gleichzeitig wird auch diese in den Schriften beschriebene Lebensphilosophie als Tantra bezeichnet. Die Anhänger dieses Wegs nennen sich Tantriker.

Yabyum
Dies ist die klassische Vereinigungshaltung im Tantra, bei der die Frau auf dem Schoß des Mannes sitzt. In dieser Position ist die Wirbelsäule von Frau und Mann aufgerichtet und die sexuelle Kundalini-Energie kann ungehindert nach oben steigen.

Yantra
Ein mystisches Bild, das beim Ansehen eine meditative Wirkung auf den Betrachter hat und ihn seiner Göttlichkeit näher bringen soll.

Yoga
Yoga ist in Indien entstanden und bedeutet eigentlich, *sich mit dem Göttlichen zu vereinigen*, und dazu wurden unterschiedliche Wege aufgezeigt. Am bekanntesten ist das Hatha-Yoga, das aus körperlichen Übungen besteht und den Menschen nicht nur zur körperlichen Beweglichkeit verhilft, sondern ihm auch mit seinem geistigen Ursprung verbinden soll.

Yoni
Das weibliche Geschlechtsteil wird in Indien Yoni genannt und wird auch als Ursprung allen Lebens verehrt.

Interessante Tantralinks

Tantra-Kurse und Coaching

Tantra-Kurse, Coaching und ein regelmäßiger Erotikblog von Christine Janson unter: www.christinejanson.de

Dating für Tantriker

Wer nach einem ganzheitlichen Lebenspartner sucht oder auch Gleichgesinnte treffen möchte für ein Massageritual, der sollte sich hier umsehen: www.lotuscafe.de

Kuschelpartys

Wer eine Kuschelparty nicht selbst organisieren möchte, der kann in verschiedenen Städten an Kuschelseminaren teilnehmen: www.die-kuschelparty.de

Tantramassage

In verschiedenen Städten werden Tantramassagen angeboten. Achten Sie darauf, dass das Institut dem deutschen Tantramassageverband angeschlossen ist und die Frauen dadurch eine gute Massageausbildung erhalten haben. Dort erhalten Sie Adressen in Ihrer Nähe: www.tantramassage-verband.de. Ich persönlich kann das Avalon-Institut in Frankfurt empfehlen, denn dort habe ich mir selbst eine Tantra-Massage geben lassen: www.dietantramassage.de

Tantra-Zeitschrift

Ich habe einige Jahre lang die Redaktion der Tantra-Zeitschrift des Connection Verlags von Wolf Schneider geleitet. Wolf Schneider ist eine führende Persönlichkeit der spirituellen Szene und er ist seit über 20 Jahren der Herausgeber der Zeitschrift *connection spirit*. Die Tantra-Zeitschrift ist ein Spezialheft und erscheint zweimal im Jahr: www.connection.de

Sinnliche Tantra-Produkte

Wenn Sie Kerzen, Öle oder andere sinnliche Tantra-Produkte suchen, werden Sie hier sicherlich fündig werden: www.tantra-world.de
Die Zutaten für sinnliche Räuchermischungen können Sie online bestellen, etwa bei: www.raeucherlounge.de

Club der Sinne

Auf dieser Internetplattform können Sie Gleichgesinnte kennenlernen, etwa für erotische Treffen. Diese niveauvolle Website bietet auch viele Infos und Foren über erotische Kunst: www.joyclub.de

Experimentelle Lebensgemeinschaft

Das ZEGG (Zentrum für experimentelle Gesellschafts-Gestaltung) ist eine Lebensgemeinschaft, die Seminare anbietet und sich mit alternativen Wegen von Liebe und Sexualität auseinandersetzt: www.zegg.de

Tantra, Kunst und Körpererfahrung

Die Schwelle7 in Berlin ist ein außergewöhnlicher Ort, an dem experimentelle Veranstaltungen im Bereich Tantra, SM und Polyamorie stattfinden: www.schwelle7.de

Interessante Bücher über Tantra

Anand, Margot: *Tantra oder die Kunst der sexuellen Ekstase.* Goldmann, München 1996

Douglas, Nik/Slinger, Penny: *Das große Buch des Tantra.* Irisiana, München 1999

Govinda, Kalashtra: *Tantra Massage – Die hohe Kunst der erotischen Berührung.* Irisiana, München 2012

Janson, Christine: *Lust auf Liebe – Erotische Fantasien und Tantrische Spiele.* Christine Janson Verlag, Frankfurt 2011

Lama Thubten Yeshe: *Wege zur Glückseligkeit – Einführung in das buddhistische Tantra.* Diamant Verlag, München 2006

Osho: *Tantra – Die höchste Einsicht.* Innenwelt Verlag, Köln 2004

Vatsyayana, Mallanaga: *Das Kamasutra.* Dorling Kindersley, München 2009

Quellenverzeichnis

1 Osho: Die tantrische Vision, Innenwelt Verlag 2006, Seite 190

2 Daniel Odier: Das entflammte Herz, Aquamarin Verlag 2009, Seite 145

3 Karin Kastner: Das Geheimnis der Erotik, Allinti Verlag 2009, Seite 11

4 Mantak Chia: Tao Yoga des Heilens, Ansata Verlag 1987, Seite 23

5 Sprichwörter der Völker, Verlag Eugen Diederichs 1963, Seite 155

6 Christian Morgenstern: Stufen: Eine Entwickelung in Aphorismen und Tagebuchnotizen, Piper Verlag 1918, Seite 189

7 Osho: Liebe beginnt nach den Flitterwochen, Osho Verlag 1995, Seite 13

8 Hans-Horst Skupy: Das große Handbuch der Zitate, Bertelsmann Lexikon Verlag GmbH 1993, Seite 861

9 Das Kamasutra, Dorling Kindersley 2009, Seite 77

10 Lama Thubten Yeshe, Wege zur Glückseligkeit: Einführung in das buddhistische Tantra, Diamant Verlag 2006, Seite 58

11 Die Fackel, Verlag Druck von M. Frisch, Ausgaben 192-199, 1906: Seite 3

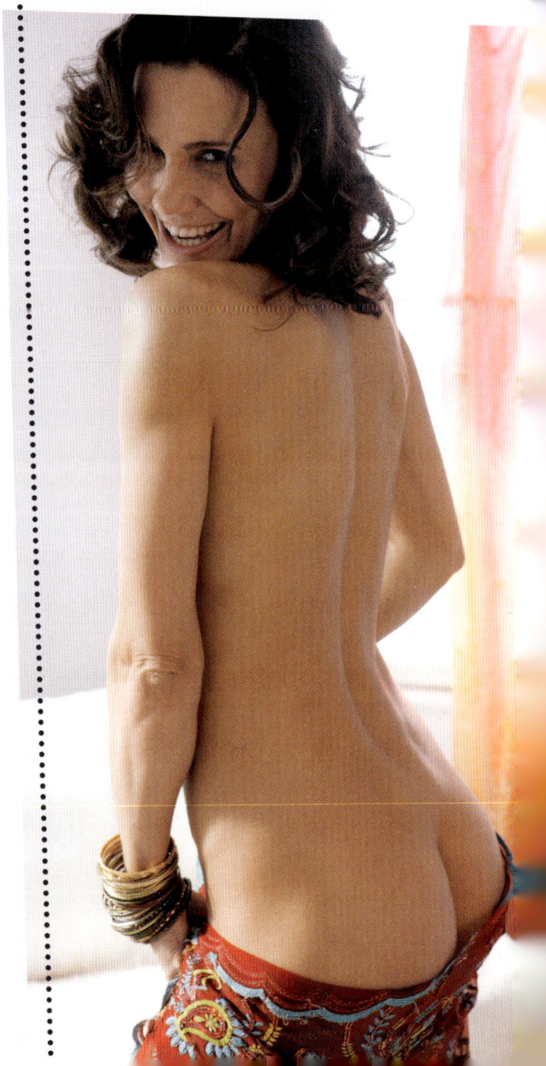

Für die freundliche Unterstützung der Fotoproduktion danken wir:
GRAZIA'LLIANI (www.grazialliani.com), FABIANA FILIPPI (www.fabianafilippi.com), EUROPEAN CULTURE (www.european-culture.it), ALBERTO FERMANI (www.albertofermani.it), Shangrila Versand (Seelingstrasse 21, 14059 Berlin, www.shangrila-versand.de), Kokon (Lenbachplatz 3, 80333 München, www.kokon.com), Azzurina Living (Hohenzollernstrasse 70, 80801 München, www.azzurina.com) , Profil (Hohenzollernstrasse 43, 80801 München, www.indien-house.de), Sinneswahn (Hohenzollernstrasse 37, 80801 München, www.sinneswahn-wohnideen.de)

ISBN 978-3-517-08901-0

1. Auflage 2013

Redaktionsleitung: Silke Kirsch
Lektorat: Ina Raki
Umschlaggestaltung und Konzeption: zeichenpool, München, unter Verwendung einer Illustration von shutterstock/Viktoria und eines Musters von shutterstock/Olga Drozdova
Layout: zeichenpool, München
Bildredaktion und Leitung der Fotoproduktion: Sabine Kestler
Bildnachweis: Cover: shutterstock (Illustration: Viktoria, Muster: Olga Drozdova)
Fotografie: Nicolas Olonetzky
Assistenz: Nena Jägersberger
Styling: Kathinka Ruthel
Haare/Make up: Nilgün Konya
Satz: Nadine Thiel | kreativsatz, Baldham
Reproduktion: Regg Media GmbH, München
Druck und Verarbeitung: Mohn media Mohndruck GmbH, Gütersloh

Printed in Germany

FSC www.fsc.org MIX Papier aus verantwortungsvollen Quellen FSC® C011124

Verlagsgruppe Random House FSC® N001967
Das für dieses Buch verwendete FSC®-zertifizierte Papier *Profisilk* wurde produziert von Sappi Alfeld

www.suedwest-verlag.de